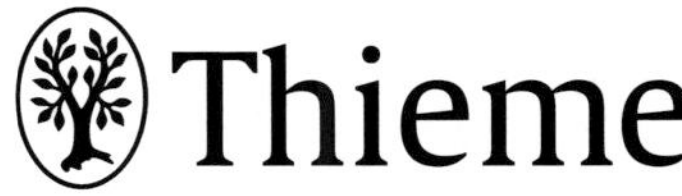
Thieme

Edition Radiopraxis
MRT-Guide für MTRA/RT

Wolfgang R. Nitz

340 Abbildungen

Georg Thieme Verlag
Stuttgart · New York

Priv.-Doz. Dr. rer. nat. Wolfgang R. Nitz
Siemens AG/Healthcare Sector
Imaging & Therapy Division/Magnetic Resonance
Allee am Röthelheimpark 2
91052 Erlangen

Bibliografische Information
der Deutschen Nationalbibliothek

Die Deutsche Nationalbibliothek verzeichnet diese Publikation in der Deutschen Nationalbibliografie; detaillierte bibliografische Daten sind im Internet über http://dnb.d-nb.de abrufbar.

Wichtiger Hinweis: Wie jede Wissenschaft ist die Medizin ständigen Entwicklungen unterworfen. Forschung und klinische Erfahrung erweitern unsere Erkenntnisse, insbesondere was Behandlung und medikamentöse Therapie anbelangt. Soweit in diesem Werk eine Dosierung oder eine Applikation erwähnt wird, darf der Leser zwar darauf vertrauen, dass Autoren, Herausgeber und Verlag große Sorgfalt darauf verwandt haben, dass diese Angabe **dem Wissensstand bei Fertigstellung des Werkes** entspricht.

Für Angaben über Dosierungsanweisungen und Applikationsformen kann vom Verlag jedoch keine Gewähr übernommen werden. **Jeder Benutzer ist angehalten,** durch sorgfältige Prüfung der Beipackzettel der verwendeten Präparate und gegebenenfalls nach Konsultation eines Spezialisten festzustellen, ob die dort gegebene Empfehlung für Dosierungen oder die Beachtung von Kontraindikationen gegenüber der Angabe in diesem Buch abweicht. Eine solche Prüfung ist besonders wichtig bei selten verwendeten Präparaten oder solchen, die neu auf den Markt gebracht worden sind. **Jede Dosierung oder Applikation erfolgt auf eigene Gefahr des Benutzers.** Autoren und Verlag appellieren an jeden Benutzer, ihm etwa auffallende Ungenauigkeiten dem Verlag mitzuteilen.

Rüdigerstraße 14
70469 Stuttgart
Deutschland
Telefon: +49/(0)711/8931-0
Unsere Homepage: www.thieme.de

Printed in Germany

Zeichnungen: Wolfgang R. Nitz, Erlangen, und Helmut Holtermann, Dannenberg
Umschlaggestaltung: Thieme Verlagsgruppe
Umschlagfoto: Siemens AG, Erlangen
Redaktion: Julia Waldherr, Billigheim
Satz: Ziegler + Müller, Kirchentellinsfurt
gesetzt mit APP/3B2, Version 9 Unicode
Druck: Grafisches Centrum Cuno GmbH & Co. KG, Calbe

ISBN 978-3-13-154801-6 1 2 3 4 5 6
Auch erhältlich als E-Book:
eISBN (PDF) 978-3-13-170081-0

Geleitwort

Der vorliegende „Guide" richtet sich zwar primär an in der Kernspintomografie tätige MTRA, er ist aber ebenso exzellent geeignet, den Ärztinnen und Ärzten in Ausbildung die Grundlagen der Methode in verständlicher Weise zu vermitteln. Man kann sicher davon ausgehen, dass sich letztlich der überwiegenden Zahl des Personals, welches die Untersuchungen durchführt oder interpretiert, die „Feinheiten" des physikalischen Backgrounds dieser faszinierenden Bildgebung nur begrenzt erschließt, ohne dass dies zu Defiziten (weder in der Untersuchungstechnik noch in der Bildinterpretation) führen muss. Dieser „Binsenweisheit", die wir ja aus dem klinischen Alltag nur zu gut kennen, trägt das vorliegende Buch konsequent Rechnung: Physik und Technik werden stringent in jedem Abschnitt zunächst im Fließtext gut verständlich erklärt, sodass beispielsweise das Grundprinzip einer Messsequenz, ihre Abbildungsziele und damit ihr „klinischer Sinn" verständlich wird – wer mag und es versteht, darf dem Autor dann auch in die „Welt der Formeln" folgen. Diese didaktische Struktur des Buches ist ein exzellenter Weg, auch vor allem klinisch und weniger physikalisch orientierten Leserinnen und Lesern die Methode näher zu bringen. Das Buch besticht auch durch seine Vollständigkeit, alle Aspekte, die bei der klinischen Anwendung bedeutsam sind, finden Erwähnung. Der Text wird durch verständliche, sinnvolle Bildbeispiele und Skizzen sehr gut ergänzt. Man kann dem „Guide", der trotz seiner Vollständigkeit angenehm knapp gehalten und nicht zu umfangreich ist, nur viel Erfolg wünschen. Er hätte es verdient.

Regensburg, im Frühjahr 2012

Prof. Dr. Stefan Feuerbach

ehem. Leiter des Instituts für Röntgendiagnostik des Klinikums der Universität Regensburg

Vorwort

Es war eine glückliche Fügung, als ich gegen Abschluss meines kernphysikalischen Studiums im Jahr 1985 auf die Anzeige eines deutschen Herstellers für Kernspintomografen stieß. 1983 waren die ersten Geräte installiert worden und ein riesiges Feld bis dato nicht verfügbarer und somit auch noch nicht gebrauchter Anwendungen lag vor uns. Als vorteilhafte Entscheidung stellte sich die Zusammenarbeit mit Nick Bryan am Texas Medical Center Houston, Texas, heraus, die letztlich schon 1987 zu einer Einbindung in das Fortbildungsprogramm des „Baylor College of Medicine" führte: Was sehen wir in der Kernspintomografie überhaupt? Was ist der Stand der Technik und welche Zukunftsperspektiven erwarten uns? Diese Thematik hat sich seitdem durch mein Berufsleben gezogen und wird mich auch weiterhin begleiten. Eine ganze Reihe von Lehrern, Mentoren und Kollegen haben mich inspiriert und letztlich auch Einfluss auf Struktur und Inhalt des Buches gehabt. An dieser Stelle sei Ihnen herzlich gedankt. Bei einer derartig langen Lehrtätigkeit besteht natürlich die Gefahr, dass man die Schwierigkeiten nicht mehr zur Kenntnis nimmt, die man hat, wenn man gerade erst versucht, sich in die Materie einzuarbeiten. An dieser Stelle darf ich mich bei den vielen Teilnehmern meiner Seminare und Vorlesungen bedanken, für die Kritiken und die durchaus konstruktiven Rückmeldungen. Aus dieser Perspektive heraus habe ich ein gutes Gefühl, dass der nachfolgende Beitrag sicher nicht der schlechteste ist und hilfreich dazu beiträgt, eine aus meiner Sicht bestehende Lücke in der deutschsprachigen Fachliteratur zu schließen. Als Physiker bin ich von Formeln insofern fasziniert, dass sie, zumindest meistens, auf einen Blick einen komplexen Sachverhalt in komprimierter Form präsentieren. Diese Faszination konnte ich nicht ganz unterdrücken und es finden sich in diesem Buch eine Reihe von Formeln. Es sei allerdings versichert, dass diese Formeln nur eine ergänzende Information darstellen und der Sachverhalt im Fließtext und den Abbildungen zum Verständnis hinreichend erläutert wird. Es ist mir bewusst, dass es traumatisierte Personen gibt, die beim Anblick einer Formel gleich eine Blockadehaltung einnehmen, aber ich habe auch eine Reihe von MTRA kennengelernt, die meine obige Ansicht zu Formeln teilen. Den anderen Lesern sei empfohlen, die Formeln zuzukleben. Der Inhalt des Buches wird dadurch nicht wesentlich geschmälert. Der Schwerpunkt dieses Buches zielt auf ein „Verständnis" der Effekte der in einem Protokoll möglicherweise anwählbaren Parameter und es sind weiter keine pathologiespezifischen Protokollvorschläge vorgesehen. Zu letzterem Thema ist hinreichend Literatur verfügbar, die mit fortschreitender technologischer Entwicklung auch einem sukzessiven Wandel unterworfen sein dürfte. Das Wissen um das Wirken der Parameter allerdings dürfte Bestand haben.

Weisendorf, im Frühjahr 2012

Wolfgang R. Nitz

Meinen Töchtern,
Alexandra und Raphaela,
meiner Frau Angelika,
meinem Vater
und meiner Mutter, die während der Fertigstellung
dieses Buches plötzlich und für alle unerwartet
am 15. Februar 2012 verstorben ist,
in Liebe, Zuneigung und Dankbarkeit.

Inhaltsverzeichnis

Fortgeschrittene Themen 109

Grundlagen

1 Vom Kernspin zur Magnetresonanz

Historie

Man könnte argumentieren, dass es die Beatles waren (**Abb. 1.1**), die einen wesentlichen Beitrag zur Entwicklung der Magnetresonanztomografie (MRT) geleistet haben, oder besser gesagt, die Fans der Beatles. Die Gewinne, die die britische Schallplattenfirma EMI Ltd. mit den Beatles eingefahren hatte, wurden u. a. in die „Spielereien" von Godfrey N. Hounsfield investiert. Der stellte 1969 die Grundlagen der Computertomografie über eine Transmissionsmessung vor, durchgeführt mit einer Isotopenquelle mit einer Abtastzeit von 9 Tagen pro Bild. Die medizinische Großgeräteindustrie fand sowohl Bildqualität als auch die Messzeiten unpraktikabel. EMI baute als Außenseiter und Seiteneinsteiger den ersten Computertomografen. 1972 gab es die ersten klinischen Untersuchungen und 1973 die ersten Veröffentlichungen. Zwei Jahre sollte EMI eine Monopolstellung auf dem Medizingerätemarkt behalten, bevor die klassischen Medizingerätehersteller den Anschluss gefunden hatten. Als die gleiche englische Firma EMI 1976 die Entwicklung eines „Radiowellenscanners" ankündigte und die EMI-Mitarbeiter Hugh Clow und Ian Young 1978 die erste kernspintomografische Abbildung eines menschlichen Kopfes vorstellten, lief der Entscheidungsprozess in der Medizingeräteindustrie fast übereilt ab. Am 14. Februar 1980 gelangen bei der Firma Siemens mit einem Prototypen die ersten Bilder des Querschnitts einer Paprikaschote. 1983 wurde die erste supraleitende Siemens-Anlage mit einer Feldstärke von 0,35 T, für die klinische Anwendung, am Mallinckrodt Institute in St. Louis, USA, in Betrieb genommen.

1924 hatte Wolfgang Pauli die Existenz des Kernpins postuliert. Im Jahr 1946 weisen 2 amerikanische Wissenschaftler, Felix Bloch und Edward Purcell, unabhängig voneinander das Phänomen der „nuclear magnetic resonance" (NMR) nach, welches sich aus der Existenz eines Kernspins ergibt. Im Jahr 1972 weist Raymond Damadian auf die mögliche Anwendung in der Medizin hin, basierend auf den unterschiedlichen Relaxationszeiten gemessen an gutartigem Gewebe im Vergleich zu Krebszellen. 1973 veröffentlicht Paul Lauterbur von der „State University of New York at Stony Brook" in „Nature" ein NMR-Bild von 2 Wasserröhrchen.

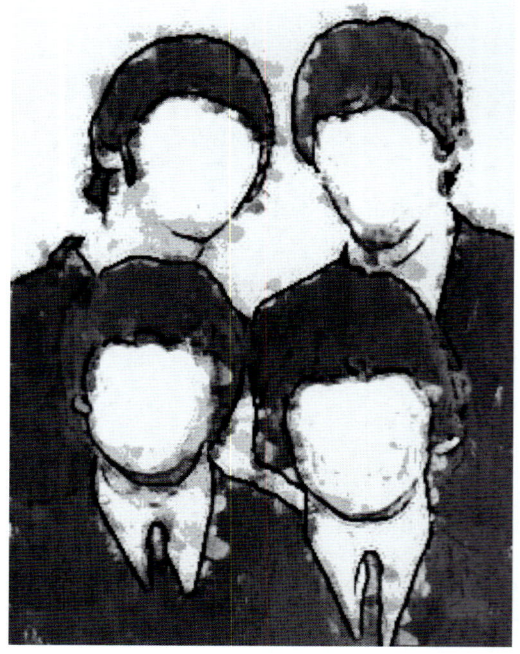

Abb. 1.1 Der durch die Beatles produzierte Gewinn für die Firma EMI Ltd. wurde in die Entwicklung von „Medizintechnik" investiert.

Im Jahr 1975 erkennt Richard Ernst von der Universität Zürich, dass Paul Lauterburs gefilterte Rückprojektion durch eine Kombination von Frequenz- und Phasenkodierung ersetzt werden kann. Im Jahr 1975 gelingt Peter Mansfield und Andrew A. Maudsley von der Universität von Nottingham das erste Bild menschlicher Anatomie (Querschnitt durch den Finger). 1978 dann der schon erwähnte Durchbruch bei EMI: der erste Axialschnitt durch einen menschlichen Kopf. Auf dem RSNA 1982 stellt die Firma Technicare das erste kommerziell erhältliche MR-System vor.

Die ersten Veröffentlichungen zur Ausnutzung der Kernspintomografie (KST) verwendeten den Ausdruck „nuclear magnetic resonance" (NMR). Um hier in Zeiten des „Kalten Krieges" keine Missverständnisse aufkommen zu lassen, wurde ab

1980 das Wort „nuclear“ vermieden und aus NMR wurde MR. Im Zusammenhang mit der Spektroskopie wird daraus MRS, und mit der Bildgebung, dem „Imaging“, das MRI bzw. die Magnetresonanztomografie (MRT).

MERKE

KST, MRT, MRI und NMR sind also alles Begriffe für ein und dieselbe Technologie.

Grundlegende Kontraste

MERKE

Die Magnetresonanztomografie (MRT) gehört zu den sog. Schnittbildverfahren.

Wie später noch erläutert wird, können anatomische Schichten selektiv ausgewählt und zur Darstellung gebracht werden, ähnlich der anderen Schnittbildverfahren Computertomografie und Ultraschall.

Wie wir später noch näher erläutern werden, stützt sich die Kernspintomografie auf ein Signal, welches seinen Ursprung in Protonen findet. Protonen bilden neben den Neutronen die Bausteine eines Atomkerns. Stellt man die Messparameter so ein, dass die Anzahl der Protonen den Bildkontrast dominieren (je mehr Protonen, je heller), so spricht man von protonendichte-gewichteter Bildgebung (PDw; **Abb. 1.2**). Nach einer Anregung braucht das Gewebe unterschiedliche Zeiten, um sich wieder zu erholen. Die Zeitkonstante der Erholung wird mit T1 bezeichnet. Stellt man die Messparameter so ein, dass die unterschiedlichen Erholzeiten im Bildkontrast zum Ausdruck kommen (je schneller, je heller), so spricht man von T1-gewichteter Bildgebung (T1w; **Abb. 1.3**). Nach einer Anregung verschwindet das erzeugte Signal mit einer gewebespezifischen Zeitkonstante, die mit T2 bezeichnet wird. Stellt man die Messparameter so ein, dass die unterschiedlichen Signalabfallzeiten im Bildkontrast zum Ausdruck kommen (je langsamer, je heller), so spricht man von T2-gewichteter Bildgebung (T2w, **Abb. 1.4**). Welche Wichtungen und welche Orientierungen zu fahren sind, ist in erster Linie in den Richtlinien der Bundesärztekammer vorgegeben, auf den sich der Einheitsbewertungsmaßstab (EBM) der kassenärztlichen Bundesvereinigung bezieht. Die Richtlinien der Bundesärztekammer (BÄK) geben unter anderem ein Mindestmaß für die räumliche Auflösung vor, die Schichtlage und das abzudeckende Volumen.

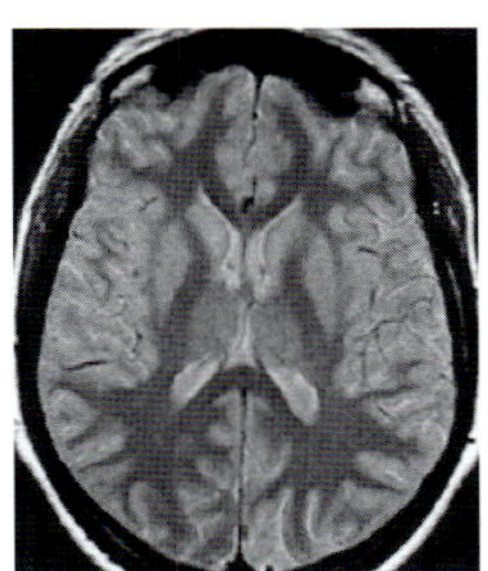

Abb. 1.2 Axiale Bildgebung des Kraniums auf Höhe des Corpus callosum. Die Protokollparameter sind so eingestellt, dass die Höhe der Protonendichte in einem Raumelement die Helligkeit des Bildpunkts bestimmt (PDw).

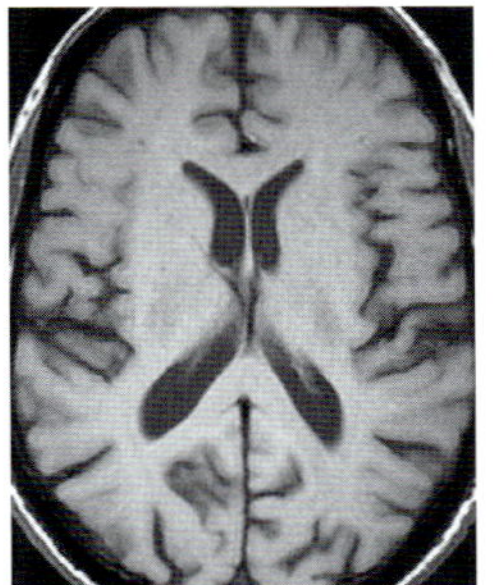

Abb. 1.3 Axiale Bildgebung des Kraniums auf Höhe des Corpus callosum. Die Protokollparameter sind so eingestellt, dass die Schnelligkeit der „Geweberholung“ nach Anregung die Helligkeit des Bildpunkts bestimmt (T1w).

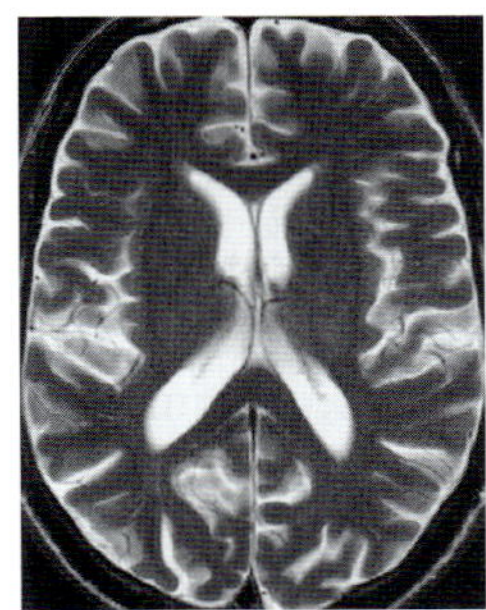

Abb. 1.4 Axiale Bildgebung des Kraniums auf Höhe des Corpus callosum. Die Protokollparameter sind so eingestellt, dass die Langsamkeit der „Signalverschwindens“ nach Anregung die Helligkeit des Bildpunkts bestimmt (T2w).

Bei der Wichtung werden keine Protokollparameter vorgeschrieben. Hier folgt nur eine indirekte Vorgabe über die Abgrenzbarkeit anatomischer Strukturen. Alle Hersteller haben Messprogramme hinterlegt, nach denen eine Untersuchung gefahren werden kann. Diese Messprogramme werden in der Regel vom Radiologen entsprechend der Erfahrung und Ausbildung modifiziert.

Diese Messprogramme erfahren eine kontinuierliche Veränderung entsprechend den Empfehlungen der einzelnen radiologischen Arbeitsgruppen, entsprechend der Änderung der Leistungsfähigkeit der Kernspintomografen und als Folge neuer klinischer Erkenntnisse.

Vom Bild zum Kernspin

MERKE

Beim Kernspinsignal handelt es sich um eine elektromagnetische Strahlung, die mit einer Antenne empfangen werden kann. Die Signalinduktion in eine solche Antenne lässt sich vergleichen mit der Signalinduktion, die durch einen rotierenden Magneten verursacht wird (**Abb. 1.5**).

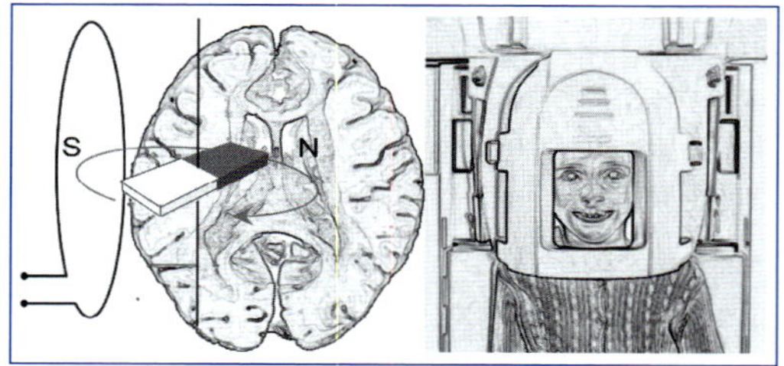

Abb. 1.5 Illustration der Signalinduktion in eine Antenne durch eine rotierende „Kernmagnetisierung".

- Diese Magnetisierung ist tatsächlich nachweisbar, wird über die magnetischen Momente der Wasserstoffkerne (Protonen) gebildet und heißt aus diesem Grunde „Kernmagnetisierung".
- Die Komponente, die ein Signal induziert, rotiert in der Transversalebene und heißt daher „transversale Kernmagnetisierung".
- Die Rotationsfrequenz dieser in der Transversalebene rotierenden Kernmagnetisierung heißt „Larmorfrequenz" und ist proportional zu der von den Wasserstoffkernen „gespürten" Magnetfeldstärke.
- Der Begriff „Magnetresonanz" rührt daher, dass man über eine kleine Variation der Magnetfeldstärke in Abhängigkeit des Ortes die Larmorfrequenz ebenfalls zu einer Funktion des Ortes macht. Die „Resonanzbedingung" erlaubt, dass nur die Schicht angeregt wird, deren Larmorfrequenzen mit den Frequenzen des eingestrahlten Hochfrequenzpulses (HF-Puls) übereinstimmen.
- Die gleiche Abhängigkeit der Larmorfrequenz von der örtlich vorliegenden Magnetfeldstärke wird bei der räumlichen Kodierung verwendet. Während der Datenakquisition wird in eine Richtung ein Magnetfeldgradient eingeschaltet, der die Frequenz des empfangenen Signals zu einer Funktion des Ortes macht. Die Richtung wird entsprechend „Frequenzkodierrichtung" genannt. Senkrecht zur Frequenzkodierrichtung lässt sich noch die Phasenlage der transversalen Kernmagnetisierung analysieren und zur Berechnung der zweiten Raumdimension verwenden (**Abb. 1.6**). Diese Richtung heißt entsprechend „Phasenkodierrichtung".

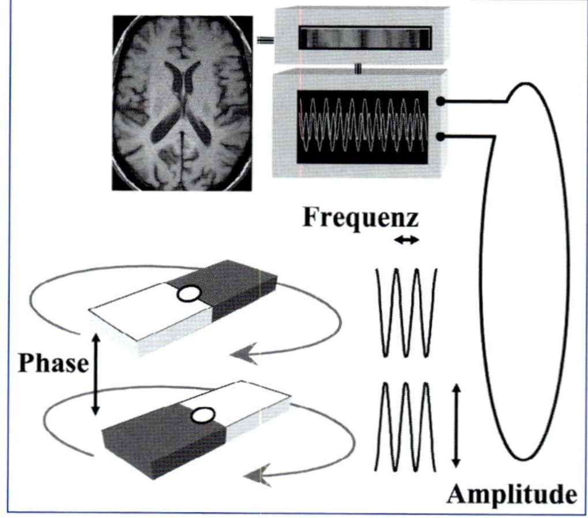

Abb. 1.6 Illustration der räumlichen Kodierung.

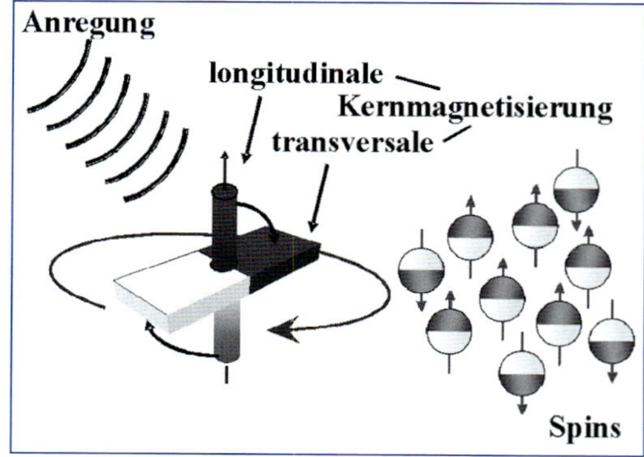

Abb. 1.7 Illustration der Entstehung der „transversalen Kernmagnetisierung". Es bildet sich eine longitudinale Kernmagnetisierung, weil sich mehr Kernspins parallel zum Feld ausrichten als antiparallel. Über einen HF-Anregungspuls wird diese longitudinale Kernmagnetisierung in eine transversale Kernmagnetisierung umgewandelt. Letztere rotiert mit der Larmorfrequenz und induziert das „Kernspinsignal".

Die Amplitude des induzierten Signals führt dann zu einem entsprechenden Helligkeitswert des Bildpunktes, der den Ort im Patienten repräsentiert. Die transversale Kernmagnetisierung wird über einen hochfrequenten elektromagnetischen Anregungspuls (HF-Puls) aus der longitudinalen Kernmagnetisierung erzeugt. Letztere bildet sich, weil sich in Gegenwart eines starken Magnetfeldes mehr Kernspins parallel zum Feld ausrichten, als antiparallel (**Abb. 1.7**). Der Kernspin setzt sich zusammen aus einem magnetischen Moment verbunden mit einem Drehimpuls. Letzterer führt dazu, dass eine Abweichung der so gebildeten longitudinalen Kernmagnetisierung von der Parallelausrichtung zum Magnetfeld, zu einer Torkelbewegung führt. Die Frequenz der Torkelbewegung entspricht der oben erwähnten Larmorfrequenz.

Vom Atom zum Kernspin

Im vorherigen Abschnitt wurde erläutert, dass die Helligkeit eines Punktes im Bild ein induziertes Signal repräsentiert, welches durch eine in der Transversalebene rotierende „Kernmagnetisierung" erzeugt wird. Diese Kernmagnetisierung bildet sich auf Grund der Tatsache, dass sich mehr Kernspins mit ihrem magnetischen Feld parallel zu einem externen Magnetfeld orientieren, als anitparallel. Wie man letztlich auf den Kernspin gekommen ist, ist eine faszinierende Geschichte. Nachfolgend seien auf einer Zeitskala alle „Entdeckungen" aufgeführt, die letztlich zum „Kernspin" geführt haben, einschließlich einiger Begriffe, die zum weiteren Verständnis der MRT hilfreich sind:

- 450 v. Chr.: Der griechische Philosoph Demokrit prägt den Begriff „atomos".

In einer Zeit, als man Materie als Zusammensetzung aus den 4 Grundelementen Wasser, Erde, Feuer, Luft, verstanden hat, wird der Begriff „Atom" eingeführt, als nicht weiter zerlegbarer Grundstoff (**Abb. 1.8**).

- 1820: Der dänische Physiker und Chemiker Hans Christian Ørsted entdeckt die magnetische Wirkung eines elektrischen Stromes.
- 1822: Jean Baptiste Joseph Baron de Fourier veröffentlicht die nach ihm benannte Fourier-Analyse.

Bezogen auf ein empfangenes Signal erlaubt die Fourier-Transformation eine Zerlegung in einzelne Frequenzanteile. Praktisch bedeutet dies einen Übergang von der Betrachtung eines Signals entlang einer Zeitachse auf die Betrachtung des Signals entlang einer Frequenzachse (**Abb. 1.9**). Die Amplitude des auf der Frequenzachse dargestellten Signals wird später den Helligkeitswert eines Bildpunktes auf dem Monitor bestimmen.

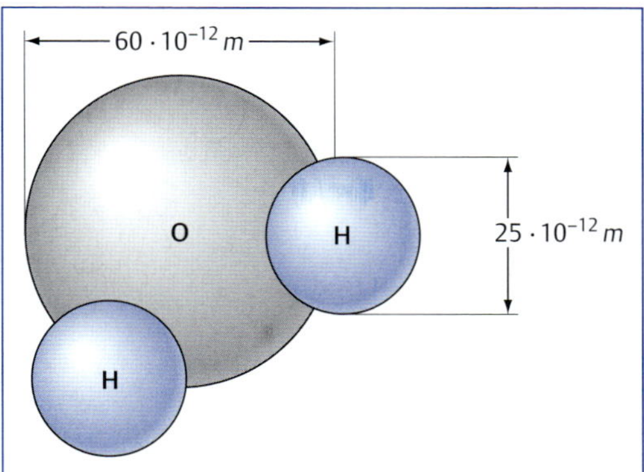

Abb. 1.8 Darstellung eines Wassermoleküls H_2O, bestehend aus einem Sauerstoffatom (Oxygenium, O) und 2 Wasserstoffatomen (Hydrogenium, H). 10^{-12} m = 1 pm (Pikometer) = 0,000000000001 m.

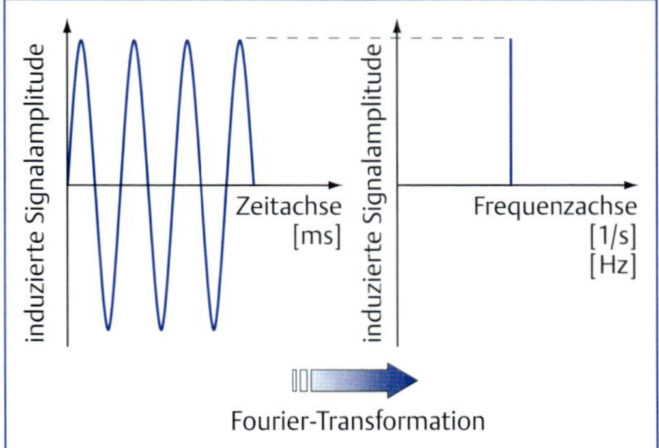

Abb. 1.9 Darstellung einer Fourier-Transformation. Die Oszillation eines Signals entlang einer Zeitachse wird als Linie auf einer Frequenzachse dargestellt.

- 1861: Der schottische Physiker James Clerk Maxwell formuliert die nach ihm benannten Gleichungen.

Die Maxwell-Gleichungen beschreiben das Zusammenspiel zwischen elektrischen und magnetischen Feldern. Ein hochfrequenter Wechsel (HF) eines elektrischen Feldes führt zur Ablösung des Feldes von einer Antenne und zu einer wellenförmigen Ausbreitung im Raum. Dabei pendelt die Energie zwischen der elektrischen Welle und einer korrespondierenden magnetischen Welle. Man spricht von einer elektromagnetischen Welle (**Abb. 1.10**).

MERKE

Elektromagnetische Wellen sind elementare Bestandteile von Radar, Funk und Fernsehen, von der Mikrowelle und der Magnetresonanztomografie.

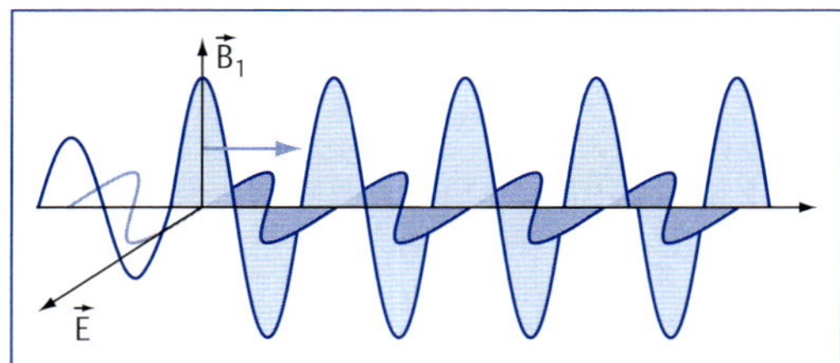

Abb. 1.10 Darstellung der Ausbreitung einer elektromagnetischen Welle im Raum. B steht für das magnetische Feld. Die magnetische Feldstärke H gemessen in A/m (alte Bezeichnung Ørsted; 1820) wird durch Multiplikation mit der magnetischen Permeabilität zur magnetischen Flussdichte, gemessen in Tesla, was in der Medizintechnik als Magnetfeldstärke bezeichnet wird. E steht für das elektrische Feld, gemessen in V/m.

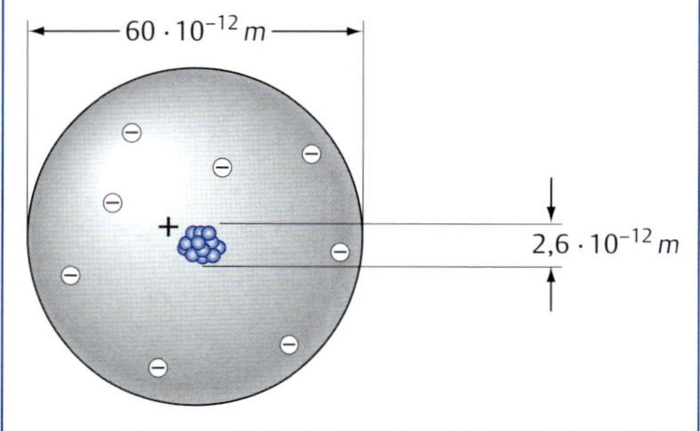

Abb. 1.11 Die Streuexperimente von Ernest Rutherford (1911) zeigen eine dramatische Ladungsverteilung: ein kleiner, positiver geladener „Atomkern" umgeben von einer negativ geladenen Wolke.

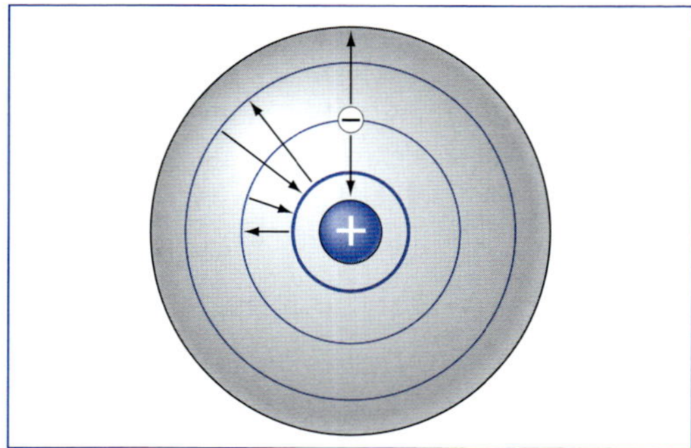

Abb. 1.12 Darstellung des bohrschen Atommodels: Das negativ geladene Elektron wird vom positiv geladenem Kern elektrostatisch angezogen. Die Zentrifugalkraft, die das Elektron auf Grund seiner Kreisbewegung nach außen schleudert, kompensiert die Anziehungskraft.

- 1885: Der Schweizer Mathematiklehrer an der „Unteren Töchterschule" in Basel beschreibt die nach ihm benannten Spektrallinien des Wasserstoffs.

Angeregter Wasserstoff (Licht, Hitze) strahlt nur ganz bestimmte Farben ab (Spektrallinien). Balmer etabliert empirisch eine Formel, die das Auftreten dieser Linien beschreibt.

- 1895: Röntgen entdeckt die nach ihm benannten Röntgenstrahlen.
- 1896: Der niederländische Physiker Pieter Zeeman entdeckt und beschreibt die Aufspaltung von Spektrallinien für Materie in einem Magnetfeld (normaler Zeeman-Effekt und anomaler Zeeman-Effekt)
- 1896: Der irische Physiker und Mathematiker Joseph Larmor beschreibt den „Einfluss eines Magnetfeldes auf elektromagnetische Strahlung".

Später wird die nach Larmor benannte Larmorfrequenz, der Präzessionsfrequenz einer Kernmagnetisierung zugeordnet (oft nicht ganz korrekt als Präzessionsfrequenz des Spins bezeichnet).

- 1897: Der britische Physiker Joseph John Thomson entdeckt das Elektron.
- 1905: Der Deutsche Physiker Albert Einstein formuliert seine berühmte Beziehung zwischen der Energie einer elektromagnetischen Welle (HF) und seiner Frequenz: $E = h \cdot v$
- 1911: Der in England arbeitende neuseeländische Physiker Ernest Rutherford zeigt durch Streuung von geladenen Heliumatomen an einer Goldfolie, dass Atome aus einem positiv geladenem Kern bestehen müssen, umgeben von einer negativ geladenen Elektronenwolke (**Abb. 1.11**).
- 1913: Der dänische Physiker Niels Henrik David Bohr stellt sein Atommodell vor.

Nach dem bohrschen Atommodel bewegen sich die negativ geladenen Elektronen auf Kreisbahnen um den positiv geladenen Kern (**Abb. 1.12**). Niels Bohr verwendet die bekannten Kräfte der elektrostatischen Anziehung ungleicher Ladungen und die Zentrifugalkraft, die eine kreisende Masse nach außen treibt, um die Kreisbahn zu rechtfertigen. Die Sprünge von einer Bahn auf die nächste sind mit Energieabsorption bzw. Energieemission verbunden, d. h. es kommt zur Ausendung elektromagnetischer Strahlung, die evtl. auch im sichtbaren Bereich liegen kann. Das Model von Niels Bohr erlaubt die Berechnung der von Balmer analysierten Linienspektren des Wasserstoffatoms (1885).

Um zu erklären, dass nur bestimmte Elektronenbahnen erlaubt sind, musste Bohr auf das Konzept gequantelter Energieniveaus zurückgreifen, auch als „alte Quantenmechanik" bezeichnet.

Aus der alltäglichen Praxis lässt sich hier ein einfaches Beispiel beschreiben: Innerhalb eines Raumes können wir uns entweder auf dem Boden bewegen oder auf den Tisch steigen. Jede Änderung unseres Höhenniveaus bedarf der Unterstützung eines Gegenstandes, der unser Gewicht trägt. Das ist aus vereinfachender Perspektive Quantenmechanik. Für das Elektron gibt es so gesehen „unsichtbare" Tische. Leider konnten mit diesem einfachen Atommodell nicht alle Spektrallinienaufspaltungen erklärt werden. Zu ihrer Erklärung mussten weitere Phänomene herangezogen werden.

- 1915: Der deutsche Mathematiker und theoretische Physiker Arnold Sommerfeld stellt eine Verfeinerung des bohrschen Atommodells vor.

Nach dem bohr-sommerfeldschen Atommodell (**Abb. 1.13**) bewegen sich die negativ geladenen Elektronen nicht nur auf reinen Kreisbahnen um den positiv geladenen Kern, sondern auf Ellipsenbahnen. Die Kreisbahn kommt nur noch als Spezialfall der Ellipse vor. Die jeweils erlaubte Kreisbahn wird mit einer „Hauptquantenzahl n" charakterisiert. Mit der Einführung der „Elliptizität" als „Nebenquantenzahl" konnten weitere Aufspaltungen des Linienspektrums erklärt werden.

Das kreisende Elektron erzeugt ein Magnetfeld (s. Ørsted 1820) und das koppelt mit einem externen Magnetfeld und endlich ist der normale Zeeman-Effekt (s. Zeeman 1896) verstanden, nicht aber der anomale.

- 1922: Den Deutschen Physikern Otto Stern und Walther Gerlach gelingt mit dem Stern-Gerlach-Versuch (Ablenkung von Silberatomen in einem inhomogenen Magnetfeld) der Beweis der Richtungsquantelung des Elektronenspins (Versuchsergebnisse wurden retrospektive gedeutet).
- 1925: Die niederländischen Physiker Samuel Abraham Goudsmit und George Eugene Uhlenbeck postulieren den Elektronenspin.

Goudsmit ist zu dem Zeitpunkt 23 Jahre alt und studiert noch an der Universität Leiden zusammen mit Uhlenbeck, der mit 25 Jahren auch nicht viel älter ist. Wenn man dem Elektron neben der negativen Ladung und der Masse weitere Eigenschaften zuschreibt, dann lassen sich sowohl die Feinstrukturaufspaltung von Linien in den Spektren wasserstoffartiger Atome erklären, als auch der anomale Zeeman-Effekt. Die erste Eigenschaft ist ein magnetisches Moment, die zweite Eigenschaft ist ein Drehimpuls – und beides zusammengefasst haben Goudsmit und Uhlenbeck „Spin" genannt (**Abb. 1.14**). Eine dritte Eigenschaft besteht aus der Bedingung, dass dieser Elektronenspin sich nur parallel oder antiparallel zu einem externen Magnet-

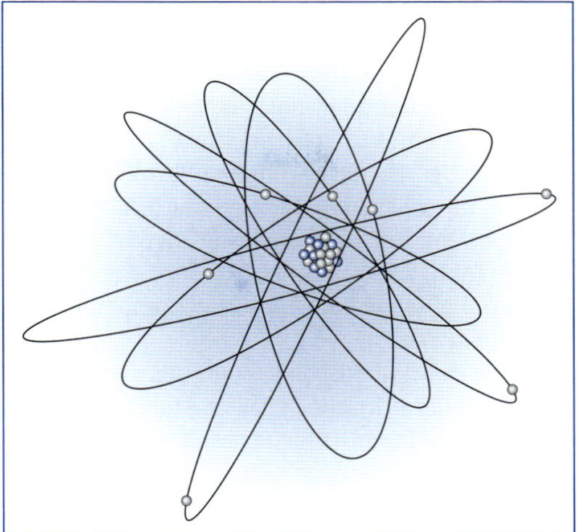

Abb. 1.13 Darstellung des bohr-sommerfeldschen Atommodells. Negativ geladene Elektronen bewegen sich auf Ellipsenbahnen um den positiv geladenen Kern.

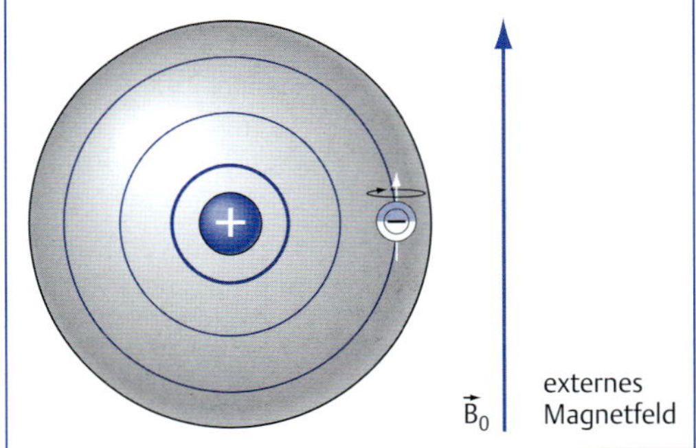

Abb. 1.14 Darstellung des „spinnenden Elektrons". Der „Spin" beschreibt ein magnetisches Moment in Kombination mit einem Drehimpuls. Der Elektronenspin darf per Definition, relativ zu einem externen Magnetfeld, nur 2 Orientierungen einnehmen: parallel oder antiparallel. Die Stärke eines externen Magnetfeldes wird allgemein mit der Variablen B_0 bezeichnet und hat die Einheit Tesla. Der Pfeil über der Variablen kennzeichnet, dass es sich um eine gerichtete Größe handelt. Ein Magnetfeld hat einen Nord- und einen Südpol.

feld ausrichten kann. Damit ist auch das Ergebnis des Stern-Gerlach-Versuchs erklärt (1922). Zur vollständigen Erklärung der Spektrallinienaufteilung verbleibt immer noch eine Kleinigkeit: die sog. „Hyperfeinstrukturaufspaltung".

- 1924: Der Deutsche Physiker Wolfgang Ernst Pauli postuliert den Kernspin zur Erklärung der Hyperfeinstrukturaufspaltung der Atomspektren (**Abb. 1.15**).

Gleichzeitig wäre damit auch der anomale Zeeman-Effekt erklärt.

- 1926: Der italienische Kernphysiker Enrico Fermi und der britische Physiker Paul Dirac formulieren ihre Fermi-Dirac-Statistik.

Nach dieser Theorie lässt sich die Besetzungswahrscheinlichkeit von Energieniveaus berechnen. Ein Kernspin, der sich parallel zu einem externen Magnetfeld ausrichtet, befindet sich in einer bequemeren Position (niedrigeres Energieniveau) als ein Kernspin, der sich antiparallel zu einem externen Magnetfeld ausgerichtet hat (höheres Energieniveau). Da sich nach der Theorie mehr Kernspins parallel zum Magnetfeld ausrichten als antiparallel, kommt es zur Ausbildung einer longitudinalen Kernmagnetisierung (**Abb. 1.16** und **1.17**).

- 1933: Den Deutschen Physikern Otto Stern und Walther Gerlach gelingt der Nachweis des Kernspins durch Ablenken eines Strahls von Wasserstoffmolekülen in einem inhomogenen Magnetfeld.
- 1937: Isidor Issac Rabi, ein in Österreich-Ungarn geborener US-amerikanischer Physiker, weist das magnetische Moment des Protons nach.

Der Nachweis gelingt mit Hilfe einer Molekularstrahlmagnetresonanzdetektionsmethode, mit der nicht nur das magnetische Moment des Protons nachgewiesen wird, sondern es wird auch das Phänomen des Umklappens der Spinorientierungen gezeigt, durch Einstrahlen einer hochfrequenten elektromagnetischen Strahlung im Resonanzbereich. Im Zusammenhang mit diesem Umklappen der Kernspins in Kombination mit elektromagnetischen Wellen im Resonanzbereich wurde der Begriff „Nuclear Magnetic Resonance" (NMR) eingeführt.

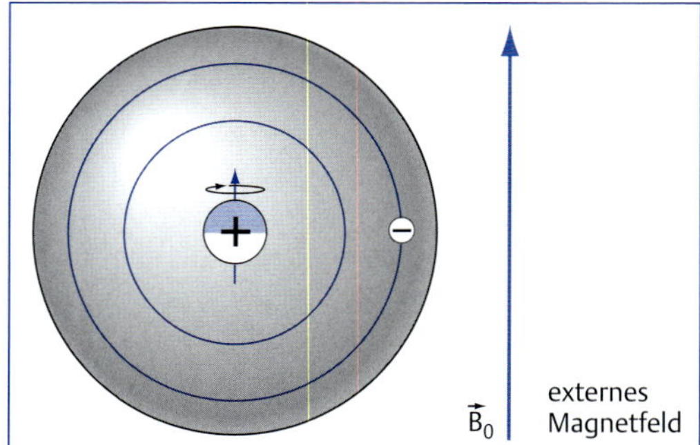

Abb. 1.15 Illustration des Kernspins eines Protons, wie von Wolfgang Pauli postuliert.

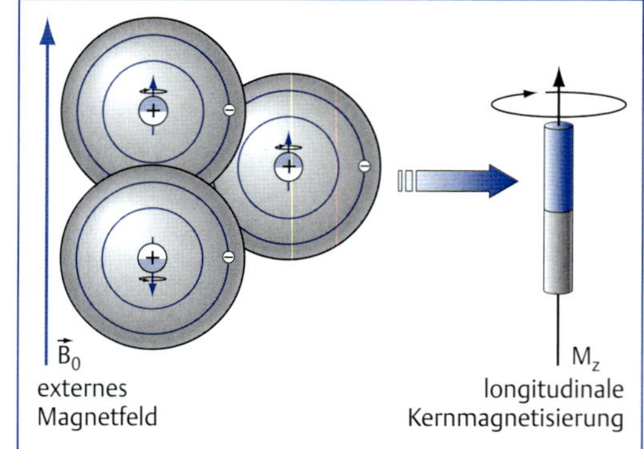

Abb. 1.16 Da sich nach der Fermi-Dirac-Statistik mehr Kernspins parallel zu einem externen Magnetfeld ausrichten als antiparallel, kommt es zur Ausbildung einer longitudinalen Kernmagnetisierung M_z.

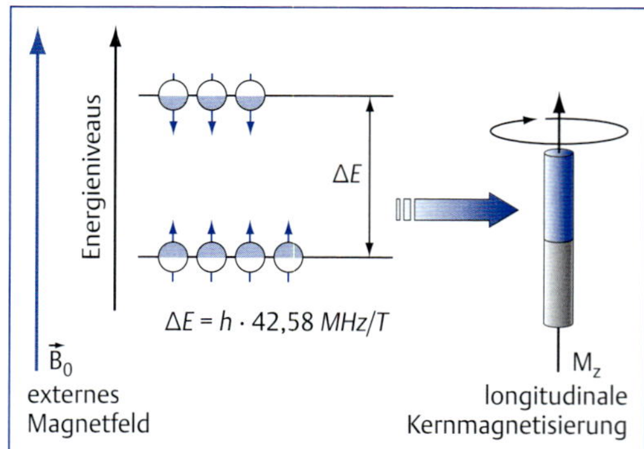

Abb. 1.17 Darstellung der Energieniveaus parallel und antiparallel ausgerichteter Kernspins mit ungleicher Besetzungszahl, entsprechend der Fermi-Dirac-Statistik, und mit einer damit verbundenen Ausbildung einer longitudinalen Kernmagnetisierung M_z. ΔE = Energiedifferenz der beiden Energieniveaus.

Vom Kernspin zur Magnetresonanz

Zur Erklärung der Überwindung der Energiedifferenz zwischen parallel und antiparallel ausgerichteten Kernspins verwendet man die von Albert Einstein im Jahre 1905 aufgestellte Beziehung:

$$E_{HF} = h \cdot \nu$$

MERKE

Um die Energielücke zu überwinden, muss die Frequenz der eingestrahlten Strahlung die gleiche Wellenlänge haben wie die äquivalente Wellenlänge der Energiedifferenz. Wenn etwas die gleiche Wellenlänge hat, spricht man auch von Resonanz.

Da sich diese Resonanz auf die Kernmagnetisierung bezieht, wurde der Begriff „nuclear magnetic resonance“ (NMR) geprägt. Wie schon im Abschnitt „Historie“ beschrieben, wurde wegen der sprachlichen Ähnlichkeit zur „nuclear bomb“ das „nuclear“ nach 1980 größtenteils vermieden – und es blieb Magnetic Resonance (MR), oder auf Deutsch die Magnetresonanztomografie (MRT). Die Frequenz, die zur Überwindung der Energiedifferenz notwendig ist, bezeichnet man auch als Larmorfrequenz und beträgt

$$\nu_{Larmor} = 42{,}58\ \text{MHz/T}$$

Der Anregungsprozess wird anschaulicher, wenn die Wirkung der elektromagnetischen Strahlung auf die Kernmagnetisierung betrachtet wird. Eine longitudinale Kernmagnetisierung hat sich parallel zum B_0-Feld ausgerichtet, weil sich mehr Spins parallel zu diesem Feld ausrichten als antiparallel. Mit dem Anlegen eines zweiten Feldes B_1 kommt es zu einer Neuorientierung der Kernmagnetisierung. Das Verlassen der Parallelausrichtung ist entsprechend der Drehimpulseigenschaft des Spins mit einer Präzessionsbewegung der Kernmagnetisierung verbunden. Wird das B_1-Feld mit dieser Präzessionsbewegung mitgeführt, kann die Magnetisierung um jeden Winkel gedreht werden. Beträgt der Drehwinkel 90°, so spricht man von einer 90°-Anregung. Ein rotierendes B_1-Feld lässt sich mit Hilfe einer hochfrequenten elektromagnetischen Welle erzeugen (**Abb. 1.18** und **1.19**).

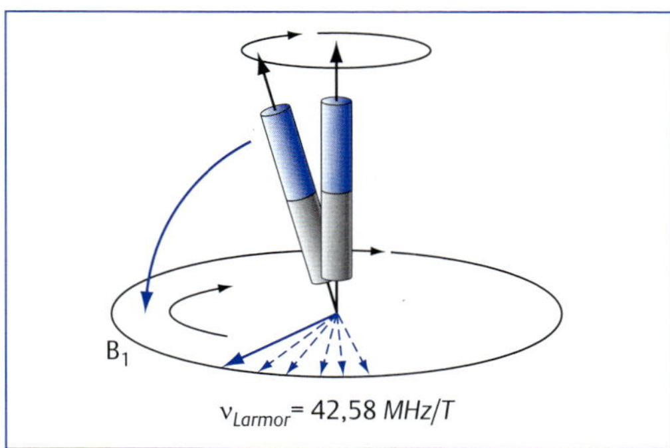

Abb. 1.18 Darstellung der Ablenkung der longitudinalen Kernmagnetisierung von der Parallelausrichtung durch ein rotierendes B_1-Feld, welches mit der Larmorfrequenz „mitläuft“. Die Einstrahldauer und die B_1-Amplitude bestimmt den Drehwinkel der longitudinalen Kernmagnetisierung. Wird die longitudinale Kernmagnetisierung vollständig in eine transversale Kernmagnetisierung umgewandelt, so spricht man von einer 90°-Anregung.

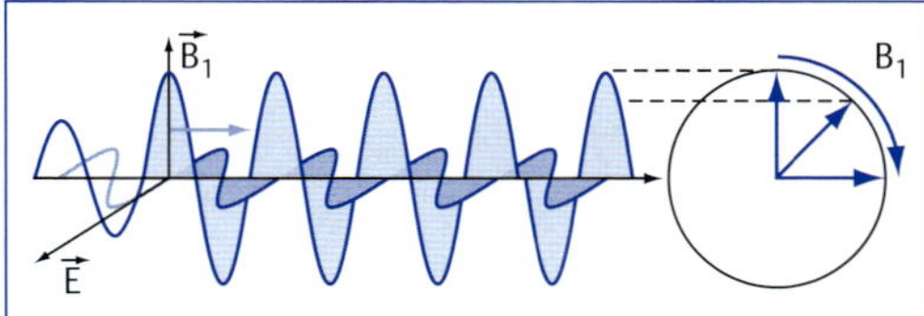

Abb. 1.19 Darstellung der Erzeugung einer in der Transversalebene rotierenden magnetischen Feldkomponente B_1 mit Hilfe einer elektromagnetischen Welle (Hochfrequenzpuls, HF-Puls).

- 1946: Der in der Schweiz geborene amerikanische Physiker Felix Bloch weist an der Universität Stanford das Kernspinsignal nach. Der amerikanische Physiker Edward M. Purcell weist die Existenz des Kernspins über die Resonanzabsorption nach.

2 Gewebespezifische Parameter in der MRT

Die Intensität eines Bildpunktes auf dem Monitor wird durch die Signalamplitude aus dem zugehörigen Raumelement innerhalb des Patienten bestimmt. Die Größe dieses Raumelements innerhalb eines Patienten ist zum einen vorgegeben durch die gewählte Schichtdicke und wird zum anderen bestimmt durch das gewählte Messfeld (Field of View, FoV), eingeteilt in einzelne Raumelemente durch die gewählte Matrixgröße (**Abb. 2.1**). Es gibt auch Hersteller, die eine andere Priorisierung wählen und über die anwählbare Größe des Raumelements bei gegebenem FoV vom System automatisch die Matrixgröße bestimmen lassen. Hinsichtlich der biochemischen Zusammensetzung des Inhalts eines solchen Raumelements interessieren in erster Linie Wasser- und Fettmoleküle.

Protonendichte (PD)

MERKE

Die Anzahl der Protonen innerhalb eines Raumelements (Voxel) ist immer mitbestimmend für die Größe der Kernmagnetisierung und damit der Signalstärke.

Dabei geht es ausschließlich um jene Protonen, die als Kerne in Wasserstoffatomen vorliegen, die sich an relativ frei beweglichen Wasser- oder Fettmolekülen befinden. Nur die longitudinalen Kernmagnetisierungen, gebildet aus den überzähligen parallel ausgerichteten Kernspins dieser Protonen, liegen im Resonanzbereich des Anregungspulses oder zeigen ein Signalverhalten, welches detektierbar ist.

MERKE

Sind in einem Raumelement keine Protonen vorhanden, so ist von diesem Raumelement auch kein Signal zu erwarten.

Das Gewebe mit der höheren Protonendichte hat die beste Vorraussetzung, hell, d.h. hyperintens, zur Darstellung zu kommen. Nach einer Anregung braucht die longitudinale Kernmagnetisierung Zeit, um sich wieder aufzubauen. Direkt nach der Anregung verschwindet das mit der Anregung erzeugte Signal mit einer ebenfalls vom Gewebe abhängigen Geschwindigkeit. Wählt man eine lange Zeit zwischen den Anregungen und misst das Signal direkt nach der Anregung (langes TR, kurzes TE), so ist der Einfluss dieser gewebespezifischen Zeiten unterdrückt und es bleibt die Abhängigkeit des Bildkontrastes von der Protonendichte (PDw; **Abb. 2.2**).

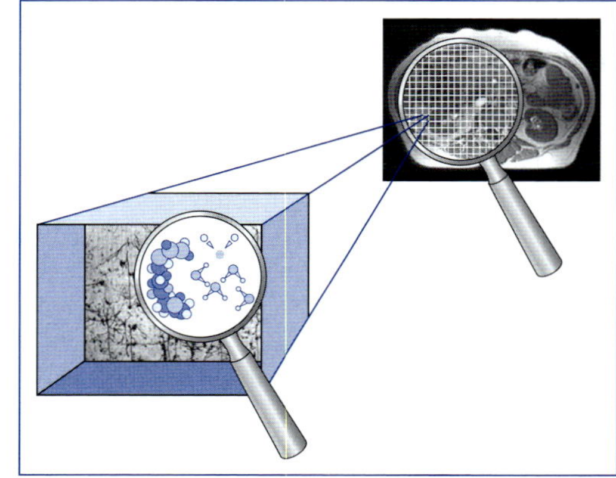

Abb. 2.1 Illustration der Definition eines Raumelements über das gewählte FoV und die Matrixgröße.

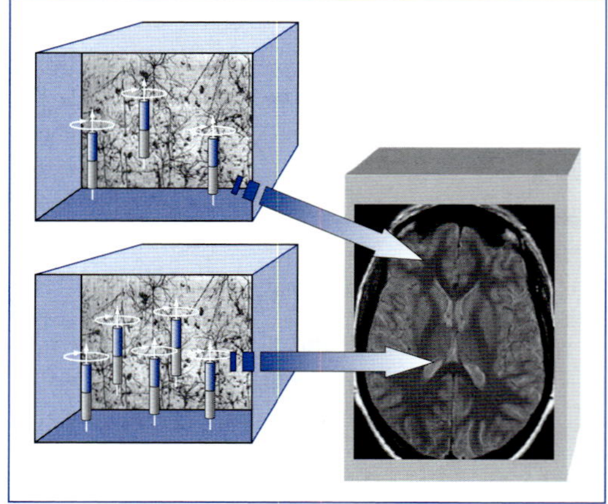

Abb. 2.2 Illustration der Protonendichte innerhalb eines Raumelements als bestimmender Faktor für den Bildkontrast. Der Liquor mit seiner höheren Protonendichte sollte in einem PDw Bild hyperintens erscheinen, im Gegensatz zu der weißen Hirnsubstanz mit einer niedrigeren Protonendichte.

T1-Relaxation

Die Signalinduktion erfolgt durch eine rotierende transversale Kernmagnetisierung. Diese transversale Kernmagnetisierung wird mit Hilfe eines 90°-HF-Anregungspulses aus der longitudinalen Kernmagnetisierung erzeugt. Nach einem 90°-HF-Anregungspuls steht keine longitudinale Kernmagnetisierung mehr zur Verfügung (**Abb. 2.3** und **Abb. 2.4**). Das Gewebe muss sich nach einer Anregung erst wieder erholen. Nach einiger Zeit wird sich wieder longitudinale Kernmagnetisierung ausgebildet haben. Der Erholvorgang wird als Relaxation bezeichnet. Die gewebespezifische Zeitkonstante, mit der dieser Vorgang abläuft, heißt T1 (oder auch T_1) und der Mechanismus entsprechend T1-Relaxation. Auch wenn es sich bei diesem Erholungsprozess um einen relativ komplexen Vorgang handelt, so lässt er sich mit 2 primären Schlagworten umreißen:

- Energieerhaltung: Was immer in der Natur abläuft, Energie kann nicht verschwinden, sondern wird immer nur umgewandelt. Durch die Anregung wurde Energie in das Spin-System gebracht und es muss in diesem Zustand verharren, so lange es keine Möglichkeit hat, diese Energie wieder abzugeben. Man spricht auch von Spin-Gitter-Relaxation. Intuitiv wird dadurch verständlich, dass solide geordnete Strukturen ihre Energie leichter wieder abgeben können als Flüssigkeiten, die nicht über geordnete Umgebungsstrukturen verfügen.
- Resonanzbedingung: Mit dieser, der Anregung ähnelnden Randbedingung, ist auch die T1-Relaxation verbunden. Um sich wieder „abzuregen", braucht das System Magnetfeldfluktuationen in „Resonanznähe". Die Tummelfrequenzen der Moleküle spielen hier eine Rolle. Während die Tummelfrequenz der Moleküle in jedem Patienten ähnlich sein dürfte, so ist die Larmorfrequenz eine Funktion der Magnetfeldstärke. Das ist der Grund, warum die T1-Relaxationszeiten feldstärkeabhängig sind – und man Protokolle von Systemen unterschiedlicher Feldstärke nicht einfach übertragen kann.

Im Kopf finden sich 3 klassische Vertreter für primär unterschiedliche T1-Relaxationszeiten. Die rigide Struktur der weißen Hirnsubstanz zeigt eine relativ schnelle Erholphase (kurze T1-Relaxationszeit), wohingegen am anderen Ende der Skala der Liquor eine extrem lange T1-Relaxationszeit zeigt (**Abb. 2.5**).

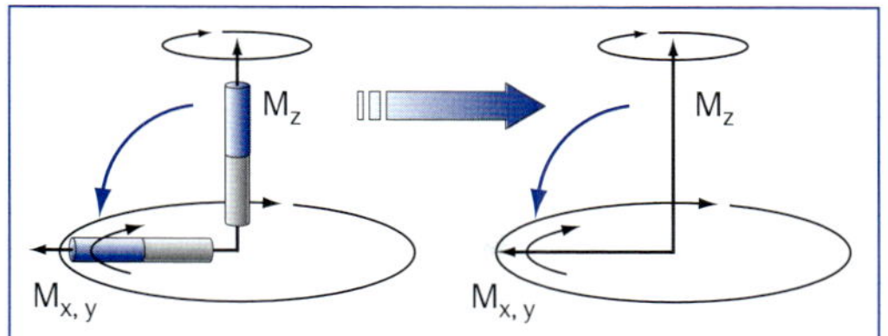

Abb. 2.3 Im weiteren Verlauf dieses Buches soll die Kernmagnetisierung nur noch als Pfeilsymbol verwendet werden. Was weiterhin berücksichtigt werden muss, ist, dass mit diesem Pfeilsymbol nicht nur ein magnetisches Moment verbunden ist, sondern auch ein Drehimpuls. Alles Eigenschaften, die die Kernmagnetisierung vom Kernspin übernommen hat. M_z ist dabei die longitudinale Kernmagnetisierung, die sich bildet, weil sich mehr Kernspins parallel zum Feld ausrichten als antiparallel, und M_{xy} ist letztlich die aus der longitudinalen Kernmagnetisierung durch 90°-Anregung erzeugte transversale Kernmagnetisierung, die uns in eine Antenne dadurch ein Signal induziert, indem sie mit der Larmorfrequenz rotiert bzw. präzediert.

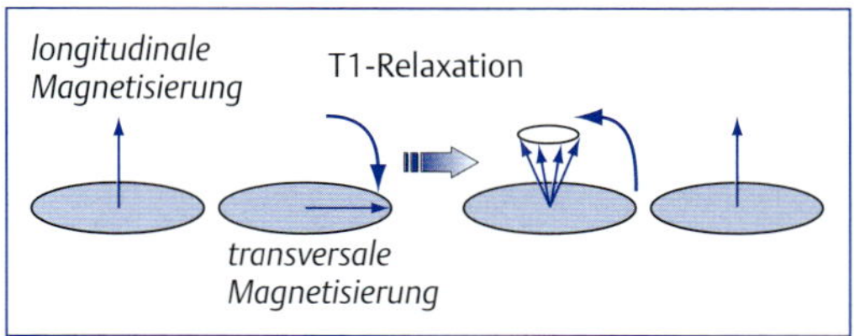

Abb. 2.4 Nach einer 90°-HF-Anregung ist alle longitudinale Kernmagnetisierung in eine transversale Kernmagnetisierung umgewandelt. Im Laufe der Zeit wird sich wieder eine longitudinale Kernmagnetisierung bilden. Diese „Erholzeit" ist gewebespezifisch. Der „Erholvorgang" wird als Relaxation bezeichnet und die gewebespezifische Zeit, in der sich die longitudinale Kernmagnetisierung wieder aufbaut, wird T1 genannt. Man spricht von T1-Relaxation und T1-Relaxationszeit.

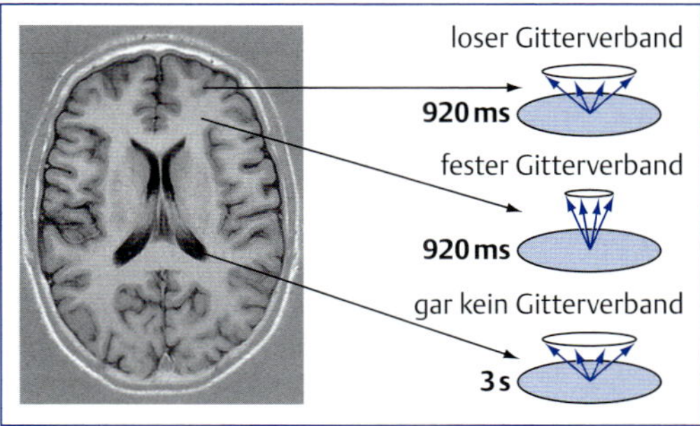

Abb. 2.5 Demonstration der T1-Relaxationszeit am Beispiel der Hirnstrukturen. Der Liquor hat als loser „Gitterverband" die größte Schwierigkeit, seine Energie wieder abzugeben. Daraus resultiert eine lange T1-Relaxationszeit bzw. lange Erholzeit. Weiße und graue Hirnsubstanz sind effektiver in der Energieabgabe und haben demnach kürzere T1-Relaxationszeiten.

T2-Relaxation

Im Patienten kommt es in Gegenwart eines (starken) Magnetfelds (z.B. 1,5 T) zur Ausbildung einer longitudinalen Kernmagnetisierung in allen Raumelementen. Durch einen 90°-HF-Anregungspuls wird aus dieser longitudinalen Kernmagnetisierung eine präzedierende signalinduzierende transversale Kernmagnetisierung. Man beobachtet, dass das Signal nach einer solchen Anregung mit einem gewebespezifischem Zeitfaktor verschwindet (**Abb. 2.6**). Dies ist eine Konsequenz der Dephasierung der präzedierenden transversalen Kernmagnetisierung als Folge der Spin-Spin-Wechselwirkung. Wenngleich die Wechselwirkungsprozesse relativ komplex sind, so lassen sie sich intuitiv leicht veranschaulichen:

MERKE

In einem Wassermolekül liegen die Wasserstoffatome dicht beieinander. Der Kern jedes dieser Wasserstoffatome hat einen Kernspin. Ein Kernspin ist verknüpft mit einem magnetischen Moment und der Kernspin darf sich entweder parallel oder antiparallel zum Magnetfeld ausrichten. Je nach Orientierung des Wassermoleküls kommt es zur konstruktiven oder zur destruktiven Überlagerung des magnetischen Momentes des benachbarten Kerns mit dem externen Magnetfeld (**Abb. 2.7**).

Im Fall einer konstruktiven Überlagerung haben alle erzeugten transversalen Kernmagnetisierungen als Summe der so ausgerichteten Wassermoleküle eine höhere Frequenz als die transversalen Magnetisierungen der destruktiven Orientierung. Unterschiedliche Larmorfrequenzen in einem Raumelement sorgen für eine schnelle Dephasierung der transversalen Magnetisierung und damit zu einem schnellen Verschwinden des Signals. Eine Extremform bilden Eiswürfel: Die in Eiswürfeln durch Anregung erzeugte transversale Kernmagnetisierung verschwindet innerhalb von 12 µs. Daher erscheinen Eiswürfel in der Bildgebung hypointens. Die transversale Kernmagnetisierung „zerfällt" mit der gewebespezifischen Zeitkonstanten T2 (auch T_2) – und mit dieser Zeitkonstanten verschwindet auch das induzierte Kernspinsignal.

Bei freien Wassermolekülen kommt es als Folge der Tummelbewegung zu einem raschen Wechsel zwischen destruktiver und konstruktiver Überlagerung der magnetischen Momente. Die Konsequenz

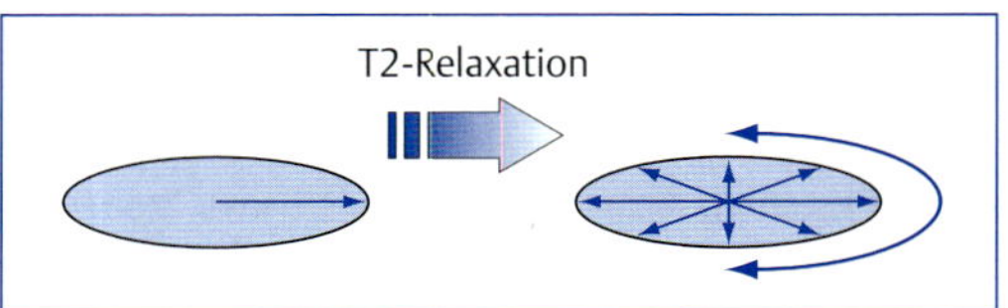

Abb. 2.6 Illustration der T2-Relaxation. Die transversale Kernmagnetisierung innerhalb eines Raumelements (Voxel) setzt sich zusammen aus einer Vielzahl transversaler Kernmagnetisierung, die als Folge der Spin-Spin-Wechselwirkung auseinanderdriften. Diesen Vorgang nennt man „Dephasierung". Damit einhergehend ist das Verschwinden des induzierten Signals.

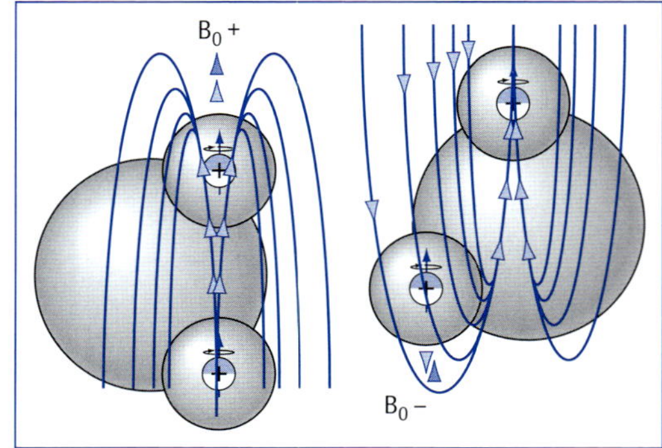

Abb. 2.7 Illustration der Überlagerung des magnetischen Moments des Kernspin des benachbarten Protons in einem Wassermolekül. In der linken Konstellation kommt es zu einer konstruktiven Überlagerung der Magnetfelder (B_0+) verbunden mit einer höheren Resonanzfrequenz. In der rechten Konstellation kommt es zu einer destruktiven Überlagerung der Magnetfelder (B_0–), verbunden mit einer niedrigeren Resonanzfrequenz. Unterschiedliche Resonanzfrequenzen im gleichen Raumelement führen zu einer schnellen Dephasierung der transversalen Kernmagnetisierung.

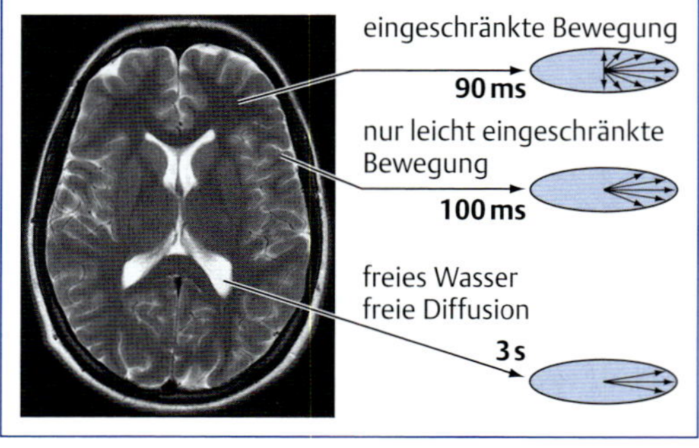

Abb. 2.8 Demonstration der T2-Relaxationszeiten am Beispiel der Hirnstrukturen: Der Liquor mit seinen heftig tummelnden Molekülen bedingt einen schnellen Wechsel der Resonanzfrequenzen, was eine langsame Dephasierung der transversalen Magnetisierung zur Folge hat. Liquor kommt in der T2w hyperintens zur Darstellung.

ist eine lange T2-Relaxationszeit. Die gewebespezifische T2-Relaxation ist also in erster Linie eine Funktion der molekularen Beweglichkeit. Der Liquor mit seiner hohen Tummelfrequenz freier Wassermoleküle weist die längste T2-Relaxationszeit aus und erscheint in der T2w-Bildgebung hell (**Abb. 2.8**).

Magnetische Suszeptibilität χ

Unter magnetischer Suszeptibilität χ versteht man die Eigenschaft von Materie, ein Magnetfeld abzuschwächen, oder zu verstärken.

$$\vec{B}_{0,real} = (1 + \chi) \cdot \vec{B}_0$$

Man unterscheidet 3 Kategorien (**Abb. 2.9**):

- diamagnetische Materialien, die das Magnetfeld abschwächen
- paramagnetische Materialien, die das Magnetfeld leicht verstärken (bis zu 1 %)
- ferromagnetische Materialien, die das Magnetfeld dramatisch verstärken (und oft auch noch ein Magnetisierungsgedächtnis besitzen)

Biologisches Gewebe ist in der Regel diamagnetisch mit leichten Abweichungen. Diese Abweichungen führen zu lokalen Feldinhomogenitäten (**Abb. 2.10**). Das führt zu unterschiedlichen Resonanzfrequenzen im gleichen Raumelement mit der Konsequenz eines schnelleren Signalabfalls.

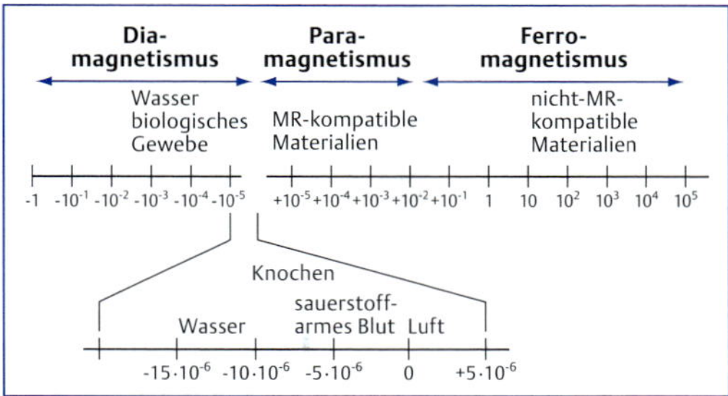

Abb. 2.9 Skala der magnetischen Suszeptibilität χ. $-1 \leq \chi < 0$ bedeutet diamagnetisch, $0 \leq \chi \leq 0{,}01$ bedeutet paramagnetisch und $\chi > 0{,}01$ bedeutet ferromagnetisch.

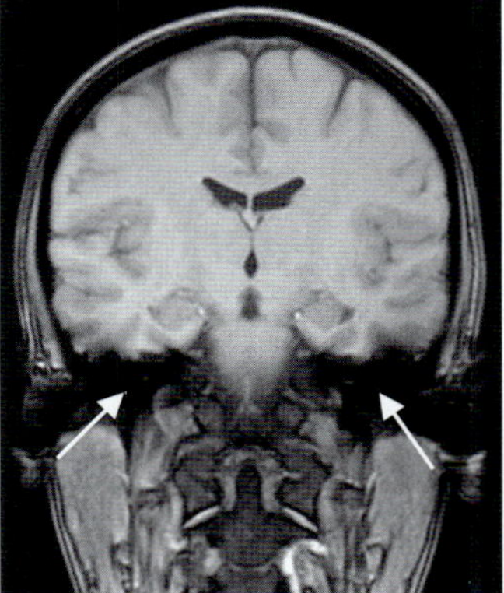

Abb. 2.10 Koronare Schädelaufnahme mit einer Gradienten-Echo-Sequenz zeigt Signalauslöschung und Verzerrungen im Bereich der Schädelbasis als Folge unterschiedlicher magnetischer Suszeptibilitäten.

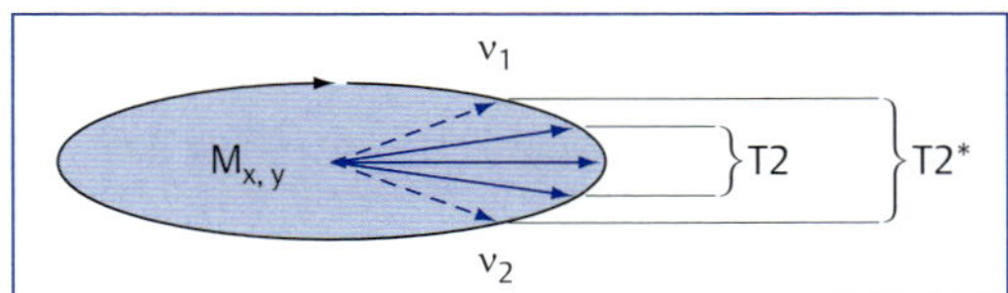

Abb. 2.11 Illustration der schnelleren Dephasierung der transversalen Kernmagnetisierung als Folge unterschiedlicher Resonanzfrequenzen im gleichen Raumelement.

T2*-Relaxation

Im Fall gewebespezifischer Variationen der magnetischen Suszeptibilität innerhalb oder in der Nähe eines Raumelements, kommt es zu einer lokalen Magnetfeldinhomogenität. Damit variieren auch gleichzeitig die mit der Magnetfeldstärke verbundenen Larmorfrequenzen. Unterschiedliche Larmorfrequenzen innerhalb eines Raumelements führen zu einer Dephasierung der transversalen Kernmagnetisierung und damit zu einem schnelleren Verschwinden des Signals (**Abb. 2.11**). Diesem schnelleren Signalabfall hat man eine weitere gewebespezifische Zeitkonstante zugeordnet: Die T2*-Relaxationszeit. T2* berücksichtigt dabei sowohl den schon bekannten T2-Zerfall, als auch die Dephasierung in Folge unterschiedlicher Resonanzfrequenzen als Konsequenz von Suszeptibilitätsgradienten.

$$\frac{1}{T_2^*} = \frac{1}{T_2} + \gamma \cdot \Delta B$$

γ ist das gyromagnetische Verhältnis, ΔB ist die Magnetfeldinhomogenität über ein halbes Raumelement. Es gibt Anwendungen, bei denen eine T2*-Sensitivität der Messung gewünscht ist. Diese Anwendungen beziehen sich auf Methoden, die einhergehen mit einer Änderung der magnetischen Suszeptibilität. Dies ist z. B. beim Nachweis von Blutungen der Fall oder bei der Messung der Perfusion mit einem paramagnetischem Kontrastmittel.

Bloch-Gleichungen

Felix Bloch hat 1946 die bisher beschriebenen Vorgänge in seinen berühmten empirischen Bloch-Gleichungen zusammengefasst. Dabei hat er sich an „natürlichen" Vorgängen wie dem radioaktiven Zerfall orientiert. Die erste Gleichung beschreibt die Entwicklung der longitudinalen Kernmagnetisierung. Danach wird sich die Magnetisierung so lange ändern (wachsen), bis die Gleichgewichtsmagnetisierung erreicht ist

$$M_z = M_0 \Rightarrow \frac{dM_z}{dt} = 0$$

und das in Abhängigkeit von einer gewebespezifischen Zeitkonstanten (T1; **Abb. 2.12**).

Mit einer 90°-HF-Anregung wird die gesamte longitudinale Kernmagnetisierung in eine transversale Kernmagnetisierung umgewandelt (**Abb. 2.13**). Das würde dem Zeitpunkt t = 0 entsprechen. Bis zur Wiederholung einer Anregung vergeht die Repetitionszeit (TR), und alle longitudinale Kernmagnetisierung, die bis zu dem Zeitpunkt entstanden ist, wird wieder in eine transversale Kernmagnetisierung umgewandelt. Ein zweiter Teil der Bloch-Gleichungen beschreibt die Präzessionsbewegung, die einsetzt, sobald die Parallelausrichtung zum Feld verlassen wird. Danach präzediert die Kernmagnetisierung entsprechend der Larmorfrequenz sowohl um die Richtung des statischen Magnetfelds als auch um die Richtung der rotierenden magnetischen Komponente des HF-Anregungspulses:

$$v_{Larmor} = 42{,}58\ \text{MHz/T}$$

Ein dritter Teil der Bloch-Gleichungen beschreibt das Verhalten der erzeugten transversalen Kernmagnetisierung nach der Anregung. Danach rotiert diese mit der Larmorfrequenz weiter, entsprechend der aktuell vorliegenden Magnetfeldstärke und dephasiert als Folge lokaler Feldinhomogenitäten und als Folge der intramolekularen Spin-Spin-Wechselwirkung mit einer gewebespezifischen Zeitkonstanten (T2*; **Abb. 2.14**).

Das induzierte Kernspinsignal ist proportional zu der mit der Anregung erzeugten transversalen Kernmagnetisierung. Diese ist wiederum identisch mit der longitudinalen Kernmagnetisierung, die sich bis zum Zeitpunkt TR erholen konnte. Zum Zeitpunkt t = 0, also direkt nach der Anregung, steht die gesamte so erzeugte transversale Kernmagnetisierung zur Verfügung, verschwindet aber mit der Zeit t mit einer gewebespezifischen Zeitkonstanten (T2*). Der Zeitpunkt, bei dem letztlich die Daten gemessen werden, wird als Echozeit bezeichnet (t = TE).

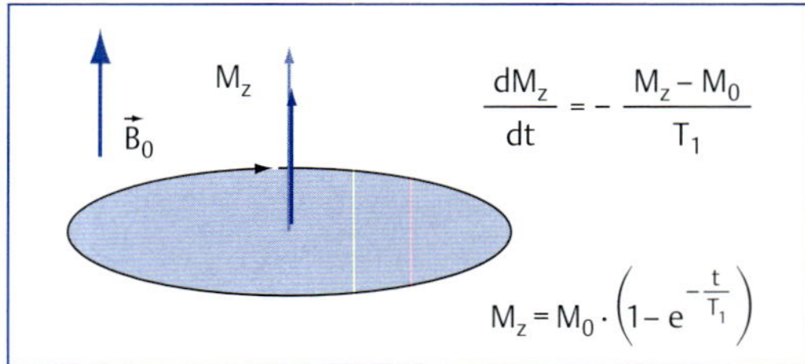

Abb. 2.12 Illustration der von Bloch beobachteten „Erholung" der longitudinalen Kernmagnetisierung nach einer Anregung (T1-Relaxation).

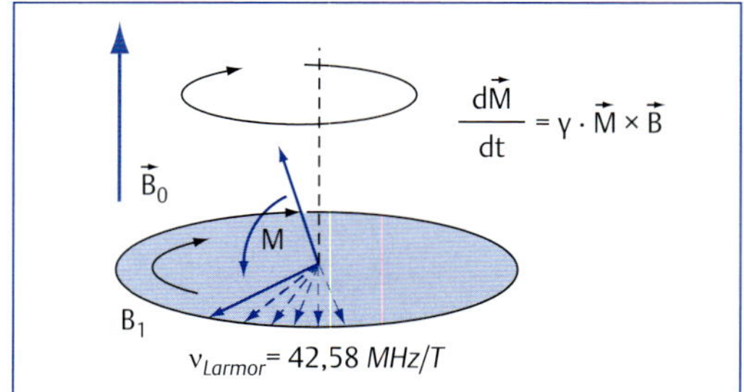

Abb. 2.13 Illustration der Präzessionsbewegung der Kernmagnetisierung, die sich von der Parallelausrichtung entfernt, und Umwandlung einer longitudinalen Kernmagnetisierung in eine transversale Kernmagnetisierung.

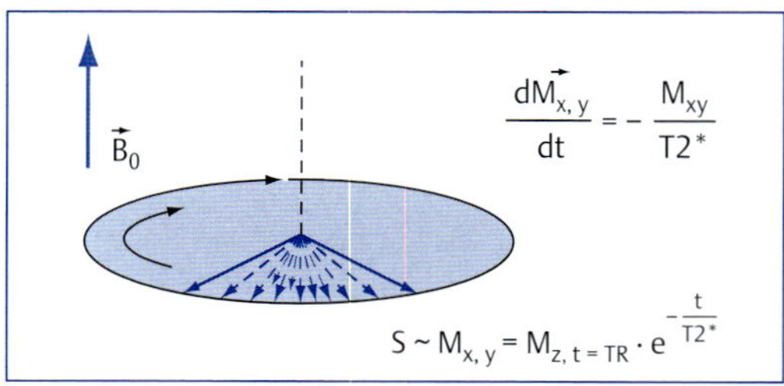

Abb. 2.14 Illustration der Präzessionsbewegung und Dephasierung der transversalen Kernmagnetisierung als Folge der intramolekularen Spin-Spin-Wechselwirkung (T2-Relaxation) und lokaler Magnetfeldinhomogenitäten (Suszeptibilitätsgradienten).

3 Anregung und räumliche Kodierung in der MRT

Anregung und räumliche Kodierung sind in 3 Sätzen erläutert:

- Nur Kernmagnetisierungen, deren Larmorfrequenz übereinstimmt mit der Frequenz des Anregungspulses werden angeregt.
- Die Larmorfrequenz des Kernspinsignals ist proportional zu der an dem entsprechenden Ort vorliegenden Magnetfeldstärke.
- Durch eine kleine örtliche Variation der Magnetfeldstärke lässt sich damit sowohl der Ort der Anregung bestimmen, als auch der Ort der Signalquelle.

Vor der Diskussion zur schichtselektiven Anregung und räumlichen Kodierung ist noch ein weiteres Phänomen einzuführen, welches vor der eigentlichen MR-Bildgebung gefunden wurde: Das Spin-Echo.

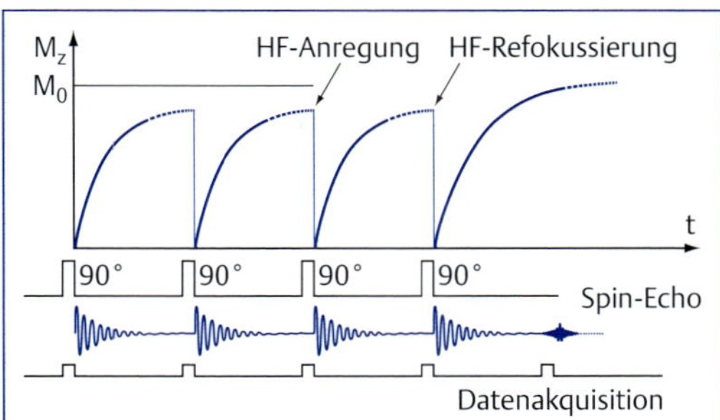

Abb. 3.1 Illustration der Entdeckung des Spin-Echos durch Erwin Hahn. Nach einer Reihe von 90°-HF-Anregungspulsen verbunden mit einer Messung, deren Signalstärke entsprechend der gewählten Repetitionszeit und T1-Relaxationszeit des Gewebes sein sollte, erschien ein „Dreckeffekt", der später als Entdeckung des Spin-Echos bezeichnet wurde.

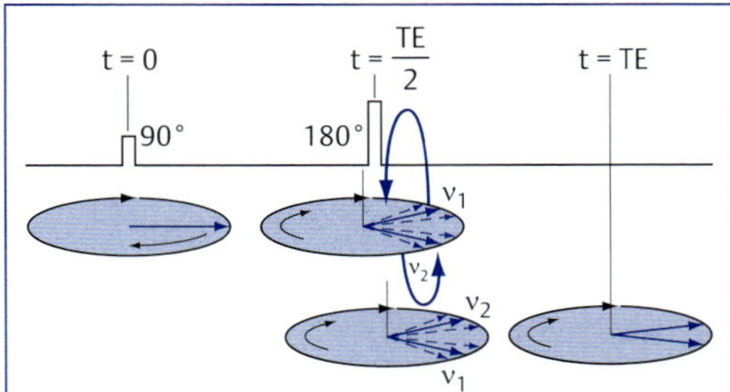

Abb. 3.2 Illustration der „Optimierung" eines Spin-Echos unter Verwendung eines 90°-HF-Anregungspulses und eines 180°-HF-Refokussierungspulses. Die inhomogenitätsbedingte schnellere Transversalkomponente wird durch den 180°-HF-Refokussierungspuls hinter die langsamere Komponente gedreht. Nach einer Weile hat die schnellere Komponente die langsamere eingeholt und es verbleibt nur noch die Dephasierung als Folge der intramolekularen Spin-Spin-Wechselwirkung (T2-Relaxation).

Spin-Echo

In den 1960er Jahren lag ein wissenschaftlicher Fokus auf der Bestimmung der T1- und T2-Relaxationszeiten von Gewebeproben, weil man sich davon eine In-vitro-Charakterisierung von Tumoren erhoffte. Um die Fehlerabweichung für eine solche T1-Messung zu minimieren, wurden die Messungen entsprechend wiederholt. Bei einer solchen Wiederholung fand Erwin Hahn einen sog. „Dreck-Effekt". Er bekam ein Signal, obwohl er gar nicht angeregt hatte – das Spin-Echo (**Abb. 3.1**).

Der nach einem Anregungspuls folgende Anregungspuls hatte die transversale Magnetisierung refokussiert.

Man kann dieses Phänomen mit einer Kombination von 90°-HF-Anregungspuls und 180°-HF-Refokussierungspuls perfektionieren. Als Folge lokaler Magnetfeldunterschiede gibt es innerhalb eines Raumelements eine schnellere und eine langsamere Komponente der transversalen Kernmagnetisierung. Durch den 180°-HF-(Refokussierungs-)Puls wird die schnellere Komponente hinter die langsame positioniert – und nach einer Weile hat die schnellere Komponente die langsame Komponente eingeholt und es kommt zur Bildung eines Spin-Echos (**Abb. 3.2**). Vorgreifend auf die noch zu erklärende Bildgebung hat man an dieser Stelle schon die erste Grobeinteilung der Bildgebungssequenzen: Die Gradienten-Echos (die ohne HF-Refokussierungspuls) und die Spin-Echos (die mit HF-Refokussierungspuls). Letztere sind frei von suszeptibilitätsbedingten Artefakten (**Abb. 3.3**) und die Dephasierung ist primär nur abhängig von der T2-Relaxation.

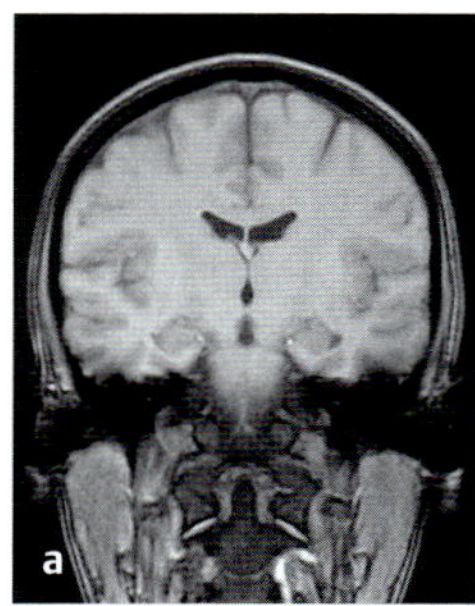

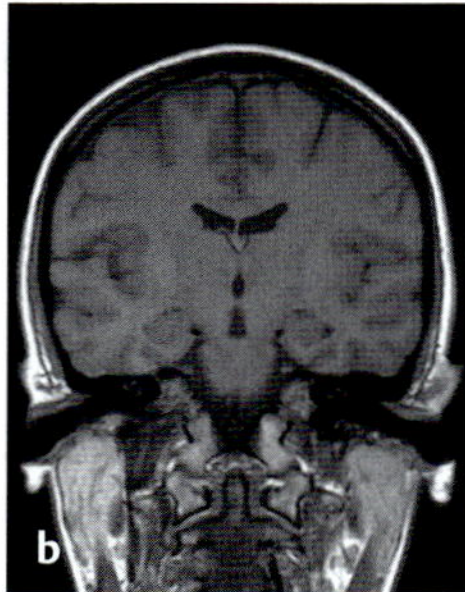

Abb. 3.3 Das linke Bild ist mit einer sog. Gradienten-Echo-Sequenz akquiriert (T2*-sensitiv). Das rechte Bild ist mit einer Spin-Echo-Sequenz gemessen (T2-sensitiv). Im Bereich der Schädelbasis ist im letzteren Fall eine deutliche Verminderung der suszeptibilitätsbedingten Artefakte zu verzeichnen.

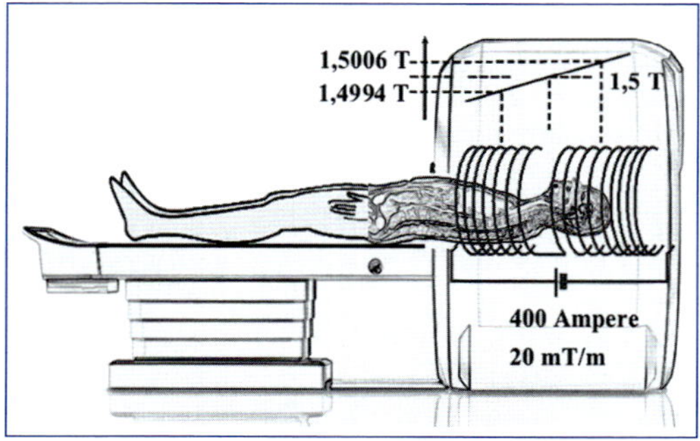

Abb. 3.4 Illustration der am einfachsten zu zeichnenden Komponente der Magnetfeldgradientenspule (z-Richtung; kraniokaudaler Magnetfeldgradient). Strom und Wicklungsrichtung der kaudalen Komponente sind exemplarisch so geschaltet, dass sie ein Magnetfeld aufbauen, welches dem Hauptmagnetfeld entgegengesetzt ist. Im Zentrum ist eine Umkehrung der Wicklungsrichtung, sodass die kraniale Komponente der Magnetfeldgradientenspule ein Magnetfeld aufbaut, welches die gleiche Richtung hat wie das Hauptmagnetfeld. Magnetfelder überlagern sich linear.

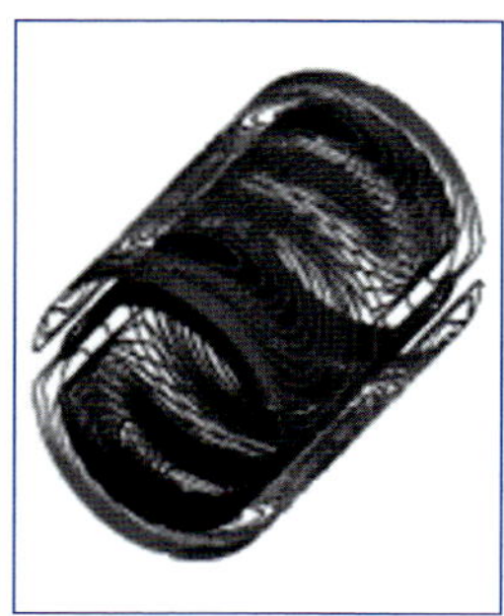

Abb. 3.5 Skizze einer „realistischen" Magnetfeldgradientenspule, zusammengesetzt aus 3 orthogonal zueinander liegenden Spulen, die 3 Raumrichtungen abdeckend, einschließlich kompensatorischer Wicklungen, die Wirbelstrominduktionen in benachbarte leitende Strukturen vermindern sollen.

Magnetfeldgradient und schichtselektive Anregung

In der Magnetresonanztomografie wird primär ein Phänomen verwendet:

MERKE

Die Larmorfrequenz ist abhängig von der Magnetfeldstärke.

Mit dem Wunsch, nur einen bestimmten Ort bzw. eine bestimmte Schicht anzuregen, ergibt sich die Notwendigkeit, für eine örtliche Variation der Magnetfeldstärke während der HF-Anregung zu sorgen. Die Frequenzzusammensetzung des HF-Pulses bestimmt Ort und Breite der Anregung entsprechend der im Resonanzbereich liegenden Larmorfrequenzen. Dabei reicht eine örtliche Variation der Magnetfeldstärke um ein tausendstel, um aus dem 500 mm Bildgebungsvolumen eine 2 mm dicke Schicht auswählen zu können. Das Magnetfeld wird dabei über 3 orthogonal zueinander angeordnete Magnetfeldgradientenspulen bei Bedarf verändert. In **Abb. 3.4** ist eine Anordnung zur Modifikation des Magnetfeldes in z-Richtung über eine entsprechende Magnetfeldgradientenspule skizziert. Vereinfacht dargestellt besteht eine solche z-Magnetfeldgradientenspulen aus 2 Zylinderspulen, in denen ein Magnetfeld durch einen elektrischen Strom von bis zu 400 Ampere erzeugt wird. Die eine Hälfte der Wicklung ist so geschaltet, dass das erzeugte Magnetfeld dem Hauptfeld entgegengerichtet ist, die andere Hälfte der Wicklung baut ein Magnetfeld auf, welches sich zum Magnetfeld des Supraleiters addiert.

Bei einem idealerweise linearen Verlauf der Magnetfeldstärke innerhalb des Bildgebungsvolumens lässt sich durch Wahl der entsprechenden Frequenzen des eingestrahlten HF-Pulses der entsprechend in Resonanz liegende Bereich anregen oder refokussieren.

Da sich über die 3 orthogonal zueinander liegenden Magnetfeldgradientenspulen (**Abb. 3.5**) jede beliebige Kombination einstellen lässt, hat die Kernspintomografie unbegrenzte multiplanare Darstellungsmöglichkeiten (**Abb. 3.6**). Die Frequenz des eingestrahlten HF-Pulses muss dabei identisch sein, d. h. in Resonanz sein, mit der Larmorfrequenz an der Stelle und über die Dicke für die Schicht, die angeregt werden soll.

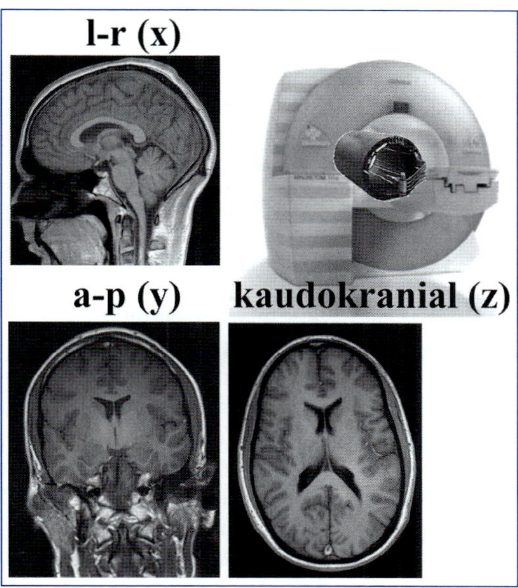

Abb. 3.6 Exemplarische Beispiele zu den möglichen Anregungsorientierungen entsprechend einer elektrischen Ansteuerung einer der 3 Spulenkomponenten der Magnetfeldgradientenspule.

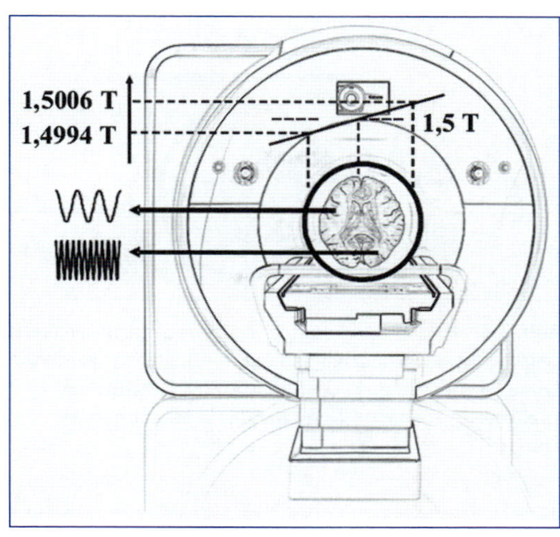

Abb. 3.7 Frequenzkodierung. Am Beispiel einer axial angeregten Schicht lässt sich eine Links-rechts-Signalzuordnung über die Frequenz des Signals treffen, wenn während der Datenakquisition ein Magnetfeldgradient in Richtung der sog. Frequenzkodierung (links-rechts) eingeschaltet wird.

MERKE

Auf einen stromführenden Leiter wirkt nach Hendrik Antoon Lorentz eine mechanische Kraft. Diese Kraft ist die primäre Quelle des „Knatterns" bei einer MRT-Aufnahme.

Räumliche Kodierung

Bei der räumlichen Kodierung des Signals wird das gleiche Phänomen ausgenutzt wie bei der schichtselektiven Anregung: Die Larmorfrequenz ist abhängig von der örtlich vorliegenden Magnetfeldstärke.

Dies gilt auch für die Frequenz des emittierten Kernspinsignals. Wird, wie in **Abb. 3.7** illustriert, während der Datenakquisition bei dieser axial angeregten Schicht ein Magnetfeldgradient von der linken zur rechten Seite geschaltet, dann haben die Signale von der linken Seite des Patienten eine höhere Frequenz als die Signale von der rechten Seite. Paul Lauterbur hat diese Technik im Jahre 1973 dokumentiert: Wenn man dem starken Magnetfeld einen Magnetfeldgradienten überlagert, dann werden die Resonanzfrequenzen eine Funktion des Ortes. Damit können die Signale einem Ort zugeordnet werden und so lassen sich Schnittbilder berechnen. Neben dem Bildbereich, dem Field of View (FoV), muss eine Matrixgröße mit einer entsprechenden Einteilung in Zeilen und Spalten gewählt werden.

Das Signal selbst trägt 3 Informationen (**Abb. 3.9**):

1. Amplitude, nach der später die Bildpunkthelligkeit ausgesteuert wird
2. Frequenz, nach der ein entsprechender Ursprungsort ermittelt werden kann
3. Phasenlage der rotierenden transversalen Kernmagnetisierung

Über die Analyse dieser Phasenlage lässt sich die Position in der zweiten Dimension ermitteln. Den Frequenzschritt von Spalte zu Spalte in Richtung der Frequenzkodierung bezeichnet man als Bandbreite einer Sequenz (**Abb. 3.8**). Diese Bandbreite ist vom Benutzer (relativ) frei wählbar. Die Bandbreite bestimmt über die Fourier-Bedingung die Länge bzw. Dauer des Datenakquisitionsfensters und damit direkt die kürzest mögliche Zeit zwischen Anregung und Datenakquisition. Eine hohe Bandbreite führt zu einem kurzen Datenakquisi-

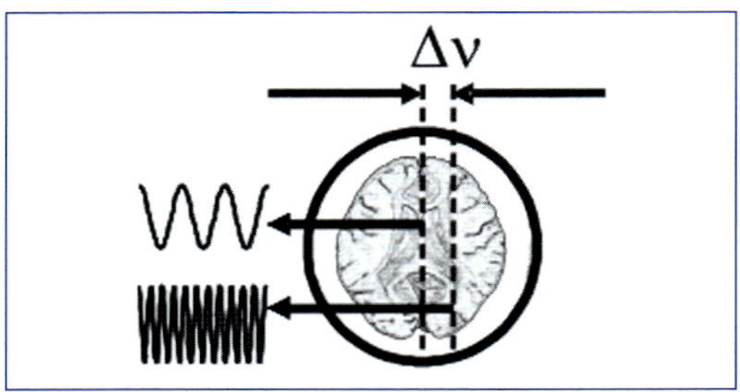

Abb. 3.8 Frequenzkodierung. Der Frequenzunterschied zwischen 2 benachbarten Spalten der Bildmatrix wird vom Benutzer über das Bildgebungsprotokoll festgelegt und „Bandbreite“ genannt. Eine typische Bandbreite ist 195 Hz/ Pixel.

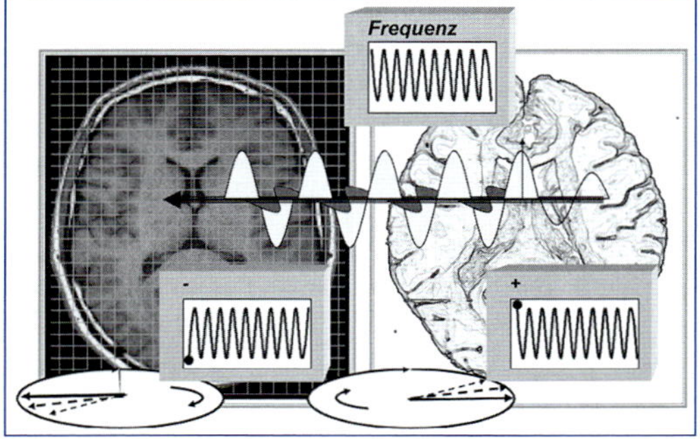

Abb. 3.9 Signalinformation. Das induzierte Signal trägt 3 Informationen: Die Amplitude der extrahierten Frequenzkomponente bestimmt die Helligkeit des zugehörigen Punktes. Die Frequenzkomponente des Signals liefert die Ortsinformation in eine Richtung. Die Phasenlage der zugehörigen transversalen Magnetisierung lässt sich zur Ortsbestimmung in der zweiten Dimension verwenden (Phasenkodierung).

tionsfenster und damit zu einer potenziell kurzen Echozeit. Betrachtet man über die Fourier-Bedingungen, wie das System unterschiedliche Frequenzen identifiziert, versteht man nicht nur den Zusammenhang mit der Echozeit, sondern erkennt auch, dass die Phasenkodierung nach dem gleichen Prinzip arbeitet. Die hier aufgeführte Erläuterung zur Frequenzkodierung und zur Phasenkodierung sieht zwar auf den ersten Blick theoretisch und irrelevant für die Praxis aus, ist aber ausgesprochen hilfreich, wenn man Messzeit und Anzahl möglicher Schichten bei gegebener Repetitionszeit verstehen möchte.

Die Fourier-Bedingungen zur Frequenzanalyse lauten:

- Um eine Frequenz als unterschiedlich einzustufen, muss so lange gemessen werden, bis sich die benachbarte transversale Kernmagnetisierung einmal um 360° gedreht hat.
- Die Matrixgröße in Frequenzkodierrichtung bestimmt die Anzahl der zu messenden Datenpunkte.

Um ein Signalmaximum im Zentrum des Datenakquisitionsfensters zu haben, wird die Phasenlage der transversalen Kernmagnetisierungen zu Beginn der Datenakquisition so eingestellt, dass benachbarte Raumelemente entgegengesetztes Vorzeichen ihrer Kernmagnetisierung haben. Zum Zeitpunkt der Messung des Zentrums des Datenakquisitionsfenster zeigen dann alle transversalen Kernmagnetisierungen in die gleiche Richtung und induzieren damit ein maximales Signal, um dann in der zweiten Hälfte des Datenakquisitionsfensters wieder in die entgegengesetzte Phasenlage zu dephasieren. Eine so gemessene Datenzeile wird auch Fourier-Zeile genannt (**Abb. 3.10**).

Was für den ersten Datenpunkt der Frequenzkodierung gilt, gilt auch für die erste Fourier-Zeile der Phasenkodierrichtung (**Abb. 3.11**). Für die Messung der ersten Fourier-Zeile wird in Phasenkodierrichtung eine Situation erzeugt, dass benachbarte Raumelemente entgegengesetzte Vorzeichen ihrer transversalen Kernmagnetisierung haben. Entsprechend der Fourier-Bedingung ist die Anzahl der zu messenden Phasenkodierschritte bestimmt durch die Matrixgröße in Phasenkodierrichtung und am Ende der Messung muss sich die transversale Kernmagnetisierung benachbarter Raumelemente einmal um 360° gedreht haben, also wieder entgegengesetzte Phasenlage haben. Die so gemessenen Fourier-Zeilen werden zur Vorbereitung der späteren 2-dimensionalen Fourier-Transformation in einer Datei als Rohdatenmatrix abgelegt, und weil jeder Datenpunkt dieser Datei einen Index **k** bekommt, heißt diese Rohdatenmatrix auch k-Raum. Während die Länge des Datenakquisitionsfensters, also die Messung einer Fourier-Zeile, auch k-Raum-Zeile genannt, durch die gewählte Bandbreite bestimmt wird, muss man zwischen jedem weiteren Phasenkodierschritt eine Erholzeit abwarten, bevor man repetiert. Das ist die sog. Repetitionszeit. Die Anzahl der notwendigen Phasenkodierschritte multipliziert mit dieser Repetitionszeit und multipliziert mit der Anzahl der Mittelungen ergibt die Messzeit.

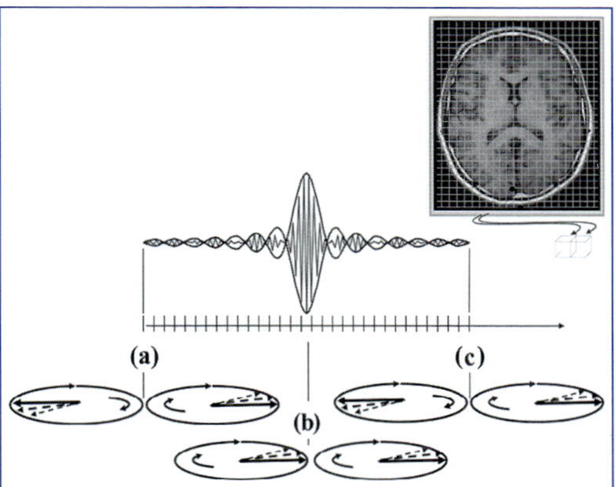

Abb. 3.10 Signalakquisition einer Fourier-Zeile (Frequenzkodierung). Zu Beginn des Datenakquisitionsfensters wird die Phasenlage der transversalen Kernmagnetisierung benachbarter Raumelemente so eingestellt, dass sie entgegengesetzte Vorzeichen haben (**a**). Im Zentrum des Datenakquisitionsfensters zeigen alle transversalen Kernmagnetisierungen in die gleiche Richtung und induzieren damit ein maximales Signal (**b**). Am Ende des Datenakquisitionsfensters hat die benachbarte transversale Kernmagnetisierung eine 360°-Umdrehung beendet und befindet sich wieder in entgegengesetzter Phasenlage (**c**). Die Anzahl der zu messenden Datenpunkte wird bestimmt durch die Größe der Matrix in Frequenzkodierrichtung.

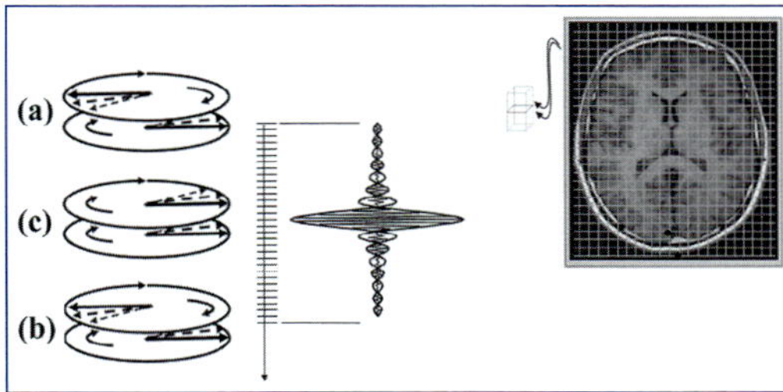

Abb. 3.11 Signalakquisition der Fourier-Zeilen (Phasenkodierung). Bei der ersten Fourier-Zeile wird die Phasenlage der transversalen Kernmagnetisierungen benachbarter Raumelemente in Phasenkodierrichtung so eingestellt, dass sie entgegengesetztes Vorzeichen haben. Bei der letzten Fourier-Zeile wird die gleiche Situation erzeugt. Für die zentrale Fourier-Zeile wird gar keine Phasenkodierung verwendet, sodass alle Phasenlagen der transversalen Kernmagnetisierung aller Raumelemente in Phasenkodierrichtung in die gleiche Richtung zeigen. Die Anzahl der jeweils nach einer Repetitionszeit durchzuführenden Phasenkodierschritte ist bestimmt durch die Matrixgröße in Phasenkodierrichtung.

Im Gegensatz zu den hier aus zeichnerischen Gründen gewählten Kodierrichtungen ist in der Praxis, bei einer axialen Schnittführung, die Frequenzkodierung in der Regel anterior-posterior (a.-p.) und die Phasenkodierung links-rechts.

Sequenz und Sequenzdiagramm

MERKE

Den zeitlichen, den sequenziellen Ablauf von Magnetfeldgradientenschaltungen, Einstrahlen der Hochfrequenz und Datenakquisition bezeichnet man als Sequenz, und die grafische Darstellung entsprechend als Sequenzdiagramm.

Abb. 3.12 zeigt den zeitlichen Ablauf und die Reihenfolge für die 5 primären Aktivitäten. Die erste Zeile (HF) zeigt den zeitlichen Ablauf der Hochfrequenzeinstrahlung. Die Anregung ist üblicherweise schichtselektiv, also muss zum Zeitpunkt der HF-Applikation ein Schichtselektionsmagnetfeldgradient etabliert sein (GS). Zum Zeitpunkt der Datenakquisition (Signal) muss ein Frequenzkodiermagnetfeldgradient aktiv sein (GA). Da ein Unterschied in Frequenzen zu einer Signaldephasierung führt, wird der halbe Frequenzkodiermagnetfeldgradient vor dem 180°-HF-Refokussierungspuls angewendet, um das maximale Signal ins Zentrum des Datenakquisitionsfensters zu platzieren. GA steht für Auslesegradient, weil der Magnetfeldgradient zum Zwecke der Frequenzkodierung während des „Datenauslesens" aktiv ist.

Schlüsselpunkt für die Signalauswertung hinsichtlich einer räumlichen Kodierung ist die Fourier-Bedingung. Danach können 2 Frequenzen mathematisch einfach (über die Fourier-Transformation) voneinander unterschieden werden, wenn über eine Periode der Differenzfrequenz gemessen wurde. Hat sich die transversale Kernmagnetisierung im Nachbarelement einmal um seine eigene Achse gedreht, dann ist die Fourier-Bedingung erfüllt. Wie im Kapitel „Magnetfeldgradient und schichtselektive Anregung" (S. 26) erläutert, lässt sich eine Anregungsrichtung in der MRT beliebig wählen. Die Spule ist verantwortlich für die Erzeugung von Magnetfeldgradienten und besteht aus Spulenelementen, die die 3 Raumrichtungen abdecken, und die, mit einer entsprechenden Stromstärke durchflossen, beliebig kombinierbar sind. In **Abb. 3.13** ist das Beispiel einer axialen An-

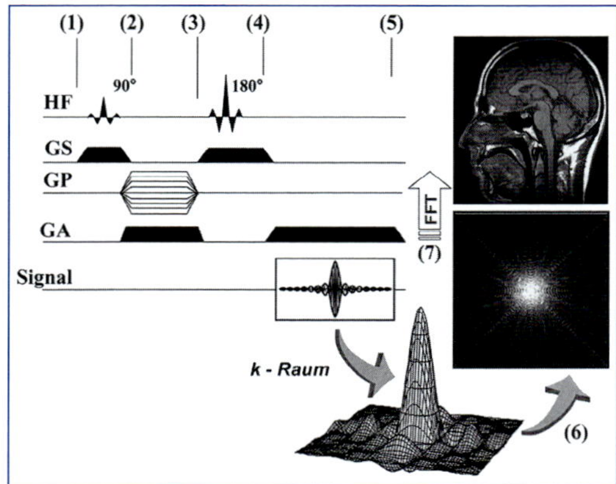

Abb. 3.12 Illustration einer „einfachen“ Spin-Echo-Sequenz. Die Messung beginnt mit dem Hochfahren des Schichtselektionsgradienten GS (**1**). Ist der Magnetfeldgradient auf seinem Nominalwert, so erfolgt die HF-Anregung mit den Frequenzen für den Ort und die gewünschte Schichtdicke. Nach der Anregung wird der Schichtselektionsgradient abgeschaltet (**2**). Jetzt kann die Einstellung der transversalen Kernmagnetisierung in Frequenzkodierrichtung vorgenommen werden (entgegengesetztes Vorzeichen der transversalen Kernmagnetisierung für benachbarte Raumelemente; GA). Gleichzeitig kann die Phasenkodierung die transversalen Kernmagnetisierungen in Phasenkodierrichtungen einstellen (GP). Sind alle transversalen Kernmagnetisierungen in dieser Form vorbereitet, können alle Kodiergradienten wieder abgeschaltet werden (**3**). Zum Zwecke der Erzeugung eines Spin-Echos wird jetzt der Schichtselektionsgradient wieder hochgefahren (GS) und der 180°-HF-Refokussierungspuls angewendet. Danach wird der Schichtselektionsgradient wieder abgeschaltet (**4**) und es folgt das Hochfahren des Frequenzkodiergradienten. Da dieser Magnetfeldgradient während der Datenakquisition an ist, nennt man ihn auch den Auslesegradienten (GA). Ist die Fourier-Bedingung erfüllt, kann man auch diesen Gradienten abschalten und man ist mit der Messung einer Fourier-Zeile für eine Schicht fertig (**5**). Die gemessene Fourier-Zeile wird entsprechend dem Phasenkodierschritt im k-Raum abgelegt (**6**). Nach Ablauf der Repetitionszeit wird die nächste k-Raum-Zeile gemessen. Ist der k-Raum vollständig, erfolgt eine 2-dimensionale schnelle Fourier-Transformation zur Erzeugung eines Bildes (**7**).

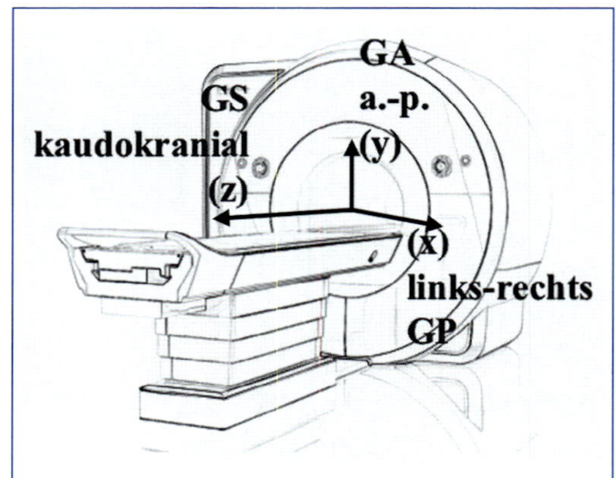

Abb. 3.13 Grafische Darstellung der möglichen Kodierrichtungen einer axialen Schicht.

regung dargestellt. Danach wird während der HF-Einstrahlung ein Magnetfeldgradient in kraniokaudaler Richtung etabliert. Die Wahl von Frequenz- und Phasenkodierrichtung in der axialen Ebene ist frei. Sie sollte nur senkrecht auf der Schichtselektionsrichtung stehen. Im Messprotokoll liegen Voreinstellungen vor, die entsprechend gängiger Erfahrung hinterlegt wurden. Bewegungs- und Flussartefakte verlaufen immer parallel zur Phasenkodierrichtung. Die Anwendung von parallelen Akquisitionstechniken ist primär in Phasenkodierrichtung sinnvoll.

k-Raum

Die Motivation, sich so explizit mit dem k-Raum auseinanderzusetzen, liegt u. a. daran, dass man in der Praxis oft Kompromisse eingehen muss, die das Füllen des k-Raumes betreffen, und negative Konsequenzen auf ein Minimum reduzieren möchte. So dauert z. B. eine Bildakquisition in der Regel länger, als die Verweildauer eines Kontrastmittelbolus in einer zu diagnostizierenden Gefäßregion. An dieser Stelle kommt immer der Hinweis, dass der Kontrastmittelbolus vor allen Dingen zum Zeitpunkt der Messung des k-Raum-Zentrum in der Zielregion verweilen sollte.

k-Raum aus der Perspektive der Datenakquisition

Das mit der Datenakquisition digitalisierte Kernspinsignal wird in einer „Rohdatenmatrix“ abgelegt. Mit jedem Messpunkt werden die Phasenlagen der transversalen Kernmagnetisierung in jedem Raumelement dokumentiert. Die Phasenentwicklung ist dabei eine Funktion von Gradientenamplitude, Zeitdauer und Abstand zum Isozentrum:

$$\phi_A = \gamma \cdot GA_x \cdot t_A \cdot x = k_A \cdot x$$

Jeder so dokumentierte Datenpunkt enthält den Index k. Daher heißt die Rohdatenmatrix auch k-Raum. Eine einzelne Messung bezeichnet man als Rohdaten-, k-Raum- oder auch Fourier-Zeile.

Jeder Messpunkt dokumentiert eine bestimmte Phasenposition der transversalen Magnetisierung (**Abb. 3.14**). Der erste Messpunkt der mittleren Fourier-Zeile im k-Raum repräsentiert die Situation, dass benachbarte Raumelemente in Frequenzkodierrichtung alle entgegengesetztes Vorzeichen ihrer transversalen Kernmagnetisierung haben. Damit können sie mathematisch voneinander getrennt werden. Im Zentrum des k-Raums findet man die Information, wie viel Signal aus der gesamten Schicht kommt. Damit beinhaltet das Zentrum des k-Raums gar keine räumliche Information, weil theoretisch alle transversalen Kernmagnetisierungen aller in der Schicht befindlichen Raumelemente in die gleiche Richtung zeigen, alle die gleiche Phasenlage haben und damit ein maximales Signal induziert wird. Der identische mathematische Formalismus lässt sich auf die dritte Dimension, die Phasenkodierrichtung, übertragen. Auch hier wird wie in Frequenzkodierrichtung eine Phasenentwicklung dokumentiert. Für eine kurze Zeit wird ein Phasenkodiermagnetfeldgradient geschaltet (GP), der dafür sorgt, dass benachbarte Raumelemente oder Raumelementgruppen in Phasenkodierrichtung ein unterschiedliches Vorzeichen der Magnetisierung haben. Die dokumentierte Phasenentwicklung ist ähnlich der Frequenzkodierung:

$$\phi_P = \gamma \cdot GP_y \cdot t_P \cdot y = k_P \cdot y$$

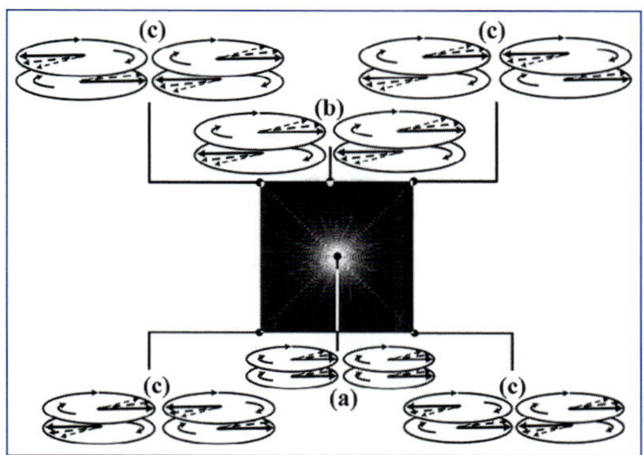

Abb. 3.14 Grafische Darstellung der Situation der transversalen Kernmagnetisierung zum Zeitpunkt der entsprechenden Messung des zugehörigen k-Raum-Punkts. **a** Zum Zeitpunkt der Messung dieses Punkts enthält das Signal keinerlei Rauminformation. Es ist lediglich aufgenommen, welches Gesamtsignal aus der Schicht kommt. Alle transversalen Kernmagnetisierungen zeigen theoretisch in die gleiche Richtung und sorgen für einen maximalen Signalbeitrag. **b** Einen willkürlichen Datenpunkt herausgegriffen, kennzeichnet den zentralen Messpunkt der ersten k-Raum-Zeile, d. h. in Frequenzkodierrichtung zeigen alle benachbarten transversalen Kernmagnetisierungen in die gleiche Richtung, aber in Phasenkodierrichtung haben die benachbarten transversalen Kernmagnetisierungen jeweils entgegengesetzte Vorzeichen. **c** Entgegengesetzte Vorzeichen der transversalen Kernmagnetisierung in allen Richtungen: Information zur Detailauflösung in allen Richtungen.

k-Raum aus der Perspektive der „Raumfrequenzen"

Jeder Punkt im k-Raum repräsentiert mit seiner Amplitude oder seinem Wert, mit welcher Intensität die zugehörige Signalfluktuation im Bild vorkommt (**Abb. 3.15**). Der zentrale k-Raum-Punkt beinhaltet dabei keinerlei Rauminformation (**Abb. 3.15 a**). Er bildet nur den „Aufhänger" für die später anzuhängende Rauminformation und zeigt mit seinem Wert an, wie viel Signal aus der gesamten Schicht gekommen ist. Ein in Phasenkodierrichtung liegender Punkt repräsentiert mit seinem Wert die Amplitude einer periodischen Signalschwankung im Bild in der gewählten Phasenkodierrichtung, wobei die Frequenz dieser Signalschwankung von der Lage des k-Raum-Punktes abhängt (**Abb. 3.15 b**). Je weiter der k-Raum-Punkt vom k-Raum-Zentrum entfernt liegt, um so höher die Frequenz der Signalschwankung (**Abb. 3.15 c**). Ein k-Raum-Punkt auf der zentralen k-Raum-Achse (**Abb. 3.15 e**) repräsentiert auch die Intensität der Signalfluktuation in Frequenzkodierrichtung.

Die Zusammenfassung der Informationen aller k-Raum-Punkte entspricht einer Zusammenfassung aller Intensitätsoszillationen im Bildraum – deren Überlagerung letztlich zu dem von uns erwarteten Bild führen. Das Bild wird letztlich über eine 2-dimensionale schnelle Fourier-Transformation erzeugt, trotzdem ist es durchaus gerechtfertigt, sich die Erzeugung des Bildes vorzustellen als Überlagerung solcher Signaloszillationen, wie sie von den einzelnen k-Raum-Punkten repräsentiert werden.

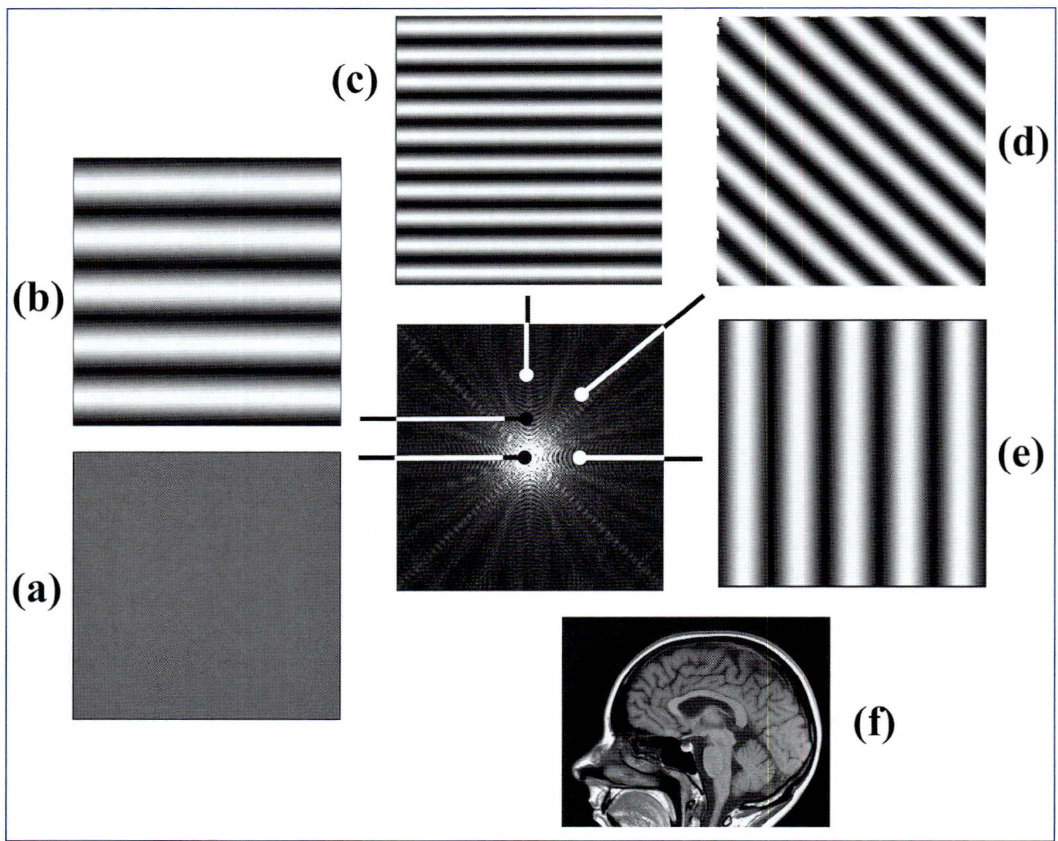

Abb. 3.15 Grafische Darstellung des Bildbeitrags einzelner k-Raum-Punkte. **a** Der zentrale k-Raum-Punkt beinhaltet keinerlei Rauminformation. Der Wert dieses Punktes repräsentiert die Amplitude der Signale aus allen Raumelementen. **b** Ein Punkt entlang der zentralen Achse beinhaltet die Information, mit welcher Amplitude eine bestimmte Intensitätsschwankung im Bild vorkommt (in diesem Beispiel in Richtung Phasenkodierung). **c** Je weiter der Punkt vom k-Raum-Zentrum entfernt liegt, um so hochfrequenter ist die repräsentierte Signalfluktuation im Bildraum. **d** Ein in der Diagonalen des k-Raums liegender Punkt repräsentiert auch eine im diagonalen Bildraum vorherrschende Signalfluktuation. **e** Ein Punkt auf der zentralen k-Raum-Zeile repräsentiert die Dominanz einer entsprechenden Signalfluktuation in Frequenzkodierrichtung. **f** Die Summe aller Punkte bzw. die Überlagerung aller von diesen Punkten repräsentierten Signalfluktuationen ergibt letztlich das Bild.

k-Raum aus der Perspektive der Bildrekonstruktion

Mit jedem Phasenkodierschritt wird der Messung die Adresse im k-Raum mitgegeben. Die höchste Auflösung (entgegengesetzte Vorzeichen der transversalen Magnetisierung in benachbarten Raumelementen) – in Phasenkodierrichtung – wird in der ersten Fourier-Zeile abgelegt. Im Zentrum des k-Raums findet sich die „Grobinformation" zu allen Objekten in der angeregten Schicht. Eine Fourier-Transformation auf die zentralen k-Raum Zeilen wird ein ziemlich verschwommenes, artefaktbehaftetes Bild geben (**Abb. 3.16**). Wie jedoch offensichtlich ist, enthalten schon die zentralen k-Raum-Zeilen Informationen über alle Objekte in der Schicht, einschließlich der Wichtung. Mit weiteren Fourier-Zeilen werden immer mehr Detailinformationen in das Bild eingebracht. Erst die Fourier-Transformation des vollständig akquirierten k-Raums verspricht ein (fast artefaktfreies) Bild mit der gewünschten räumlichen Auflösung.

Die Position der einzelnen Fourier-Zeile im k-Raum wird bestimmt durch die gewählte Phasenkodiermagnetfeldgradientenamplitude.

Nach der Messung der Fourier-Zeile erlaubt man der longitudinalen Kernmagnetisierung, sich zu erholen, bevor man eine weitere Anregung der Schicht durchführt. Die gewählte Wartezeit nennt sich Repetitionszeit (TR). Die Messzeit setzt sich danach zusammen aus der Anzahl der zu messenden Fourier-Zeilen, der Anzahl der Mittelungen und der gewählten TR.

In der Regel wird mit der Akquisition der Detailinformation mit der ersten k-Raum-Zeile begonnen. Die nachfolgenden Phasenkodieramplituden sind niedriger, was einer „Abtastung" von größeren Raumfrequenzen entspricht. Im k-Raum-Zentrum ist die Phasenkodieramplitude „null". Damit liegt in Phasenkodierrichtung gar keine Rauminformation in dieser Zeile. Danach gehen die Phasenkodieramplituden wieder von einer „Abtastung" der Grobstrukturen bis hin zur gewünschten maximalen räumlichen Auflösung. Viele Ansätze zur Messzeitreduktion zielen auf die Reduzierung der Phasenkodierschritte ab.

Die ganze Diskussion um den k-Raum dient dem Verständnis, welche Abläufe während einer Messung, welche Konsequenzen auf das Bild haben.

MERKE

Alles, was zum Zeitpunkt der Akquisition der zentralen k-Raum-Zeilen passiert, hat einen dominanten Einfluss auf Bildkontrast und Artefaktverhalten.

Kann ein Kontrastmittelbolus nicht über dem gesamten Messzeitraum im Zielvolumen gehalten werden, so ist zumindest wichtig, dass zum Zeitpunkt der Akquisition der zentralen k-Raum-Zeilen der Kontrastmittelbolus in der Zielregion gegenwärtig ist.

Wenn man Maßnahmen zur Messzeitreduktion ergreift, die die Kontinuität der Wichtung der k-Raum-Zeilen beeinflussen, dann sollte diese Diskontinuität in den äußeren k-Raum-Zeilen stattfinden. Im Detailbereich sind die Konsequenzen hinsichtlich Artefaktverhalten mit großer Wahrscheinlichkeit geringer.

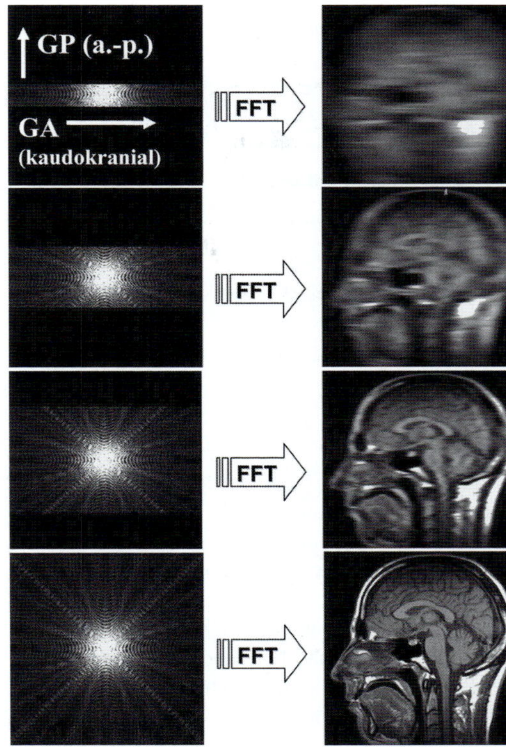

Abb. 3.16 Auf der linken Seite findet sich der Realteil der Rohdatenmatrix, mit den Werten als entsprechende Helligkeitspunkte dargestellt. Auf der rechten Seite finden sich die aus der nebenstehenden Rohdatenmatrix über eine Fourier-Transformation erzeugten Bilder.

Sequenzspezifische Bildkontrastparameter

Neben den gewebespezifischen Parametern, die einen Einfluss auf den Bildkontrast haben, sind vorhergehend zwangsläufig schon einige sequenzspezifische Parameter erwähnt worden, die letztlich den Bildkontrast bestimmen. Mit Bezug auf das im Kapitel „Sequenz und Sequenzdiagramm" (S. 29) eingeführte Sequenzdiagramm, können diese Parameter jetzt auch grafisch veranschaulicht werden.

MERKE

Die Zeit zwischen den Wiederholungen (Repetitionen) wird Repetitionszeit (TR) genannt (**Abb. 3.17**). TR ist die Zeit zwischen den Anregungspulsen für dieselbe Schicht.

Abb. 3.17 Definition von Repetitionszeit TR und Echozeit TE.

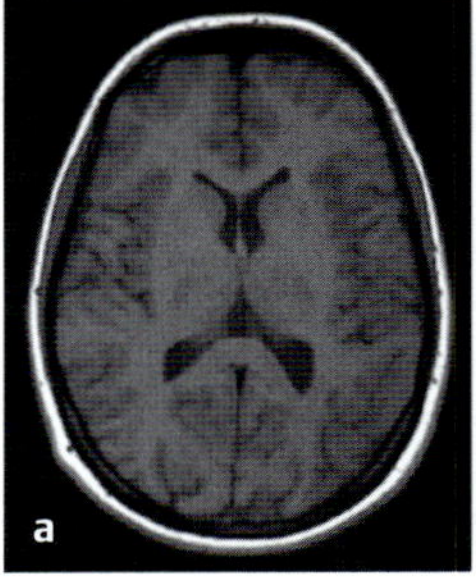

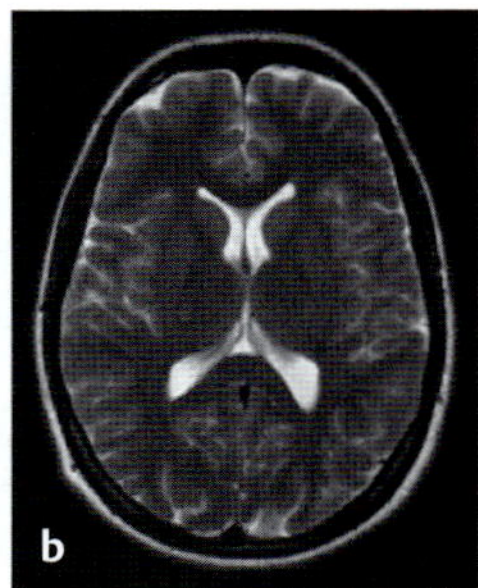

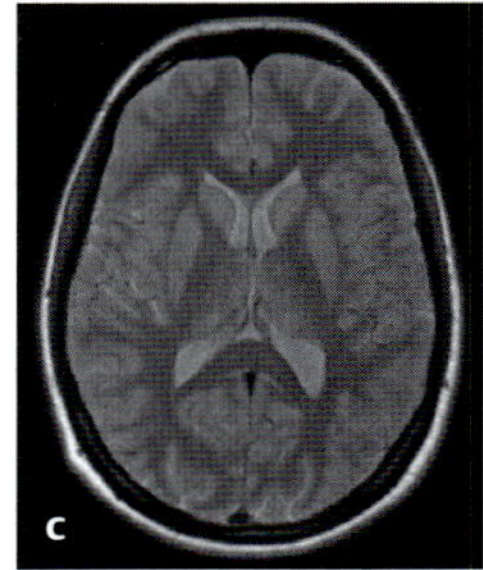

Abb. 3.18 Die grundlegenden Kontraste in der MRT werden in erster Linie bestimmt über die Repetitionszeit TR und die Echozeit TE. **a** T1-Wichtung durch Wahl einer kurzen Repetitionszeit TR und einer kurzen Echozeit TE. **b** T2-Wichtung durch Wahl einer langen Repetitionszeit TR und einer langen Echozeit TE. **c** PD-Wichtung durch Wahl einer langen Repetitionszeit TR und einer kurzen Echozeit TE.

In dieser Zeit kann sich die longitudinale Kernmagnetisierung in der Schicht erholen. Die meisten Sequenzen nennt man multischichtfähig, da innerhalb der Wartezeit (Repetitionszeit) weitere Schichten angeregt und ausgelesen werden können. Randbedingung bei solchen Sequenzen ist, dass die Zeit, die man für die Messung einer Fourier-Zeile einer Schicht braucht, multipliziert mit der Anzahl der zu messenden Schichten kleiner ist als die gewünschte Repetitionszeit. Die Zeit, die man für die Messung der Fourier-Zeile einer Schicht braucht, heißt entsprechend minimale TR oder Schichtschleifenzeit. Die meisten MR-Systeme reagieren mit Vorschlägen („Pop-ups"), wenn die Anzahl der gemessenen Schichten nicht in das gewählte TR passt:

- TR verlängern
- Schichten reduzieren
- „Verknüpfung" anwählen

Verknüpfung oder „Concatenation" bedeutet, dass das TR und die Anzahl der Schichten beibehalten und die Anzahl der Schichten einfach auf 2 Messungen mit gleichem TR aufgeteilt werden. Es gibt Hersteller, deren Systeme gleich ohne „Pop-up" mit einer „Verknüpfung" reagieren.

Der zweite sequenzspezifische Parameter ist die Echozeit TE.

MERKE

Die Echozeit ist die Zeit zwischen Anregungspuls und Zeitpunkt der maximalen Signalinduktion.

Wie aus **Abb. 3.17** ersichtlich, braucht man eine bestimmte Zeit für die Anregung (Phasenkodierung), die HF-Refokussierung und ein halbes Datenakquisitionsfenster. Diese Zeit bezeichnet man dann als minimale Echozeit einer Sequenz. Wird ein längeres TE gewünscht, so werden zusätzliche Wartezeiten eingeschoben.

Folgende Kombinationen aus TR und TE bestimmen die elementaren Bildkontrastwichtungen (**Abb. 3.18**):

- kurzes TR, kurzes TE = T1w
- langes TR, kurzes TE = PDw
- langes TR, langes TE = T2w

Wichtung bedeutet in diesem Zusammenhang, dass auch die anderen gewebespezifischen Parameter im Bildkontrast eine Rolle spielen, dass aber entsprechend der gewählten Sequenzparameter genau ein gewebespezifischer Parameter in seinem Einfluss unterstützt wird.

4 Systemkomponenten eines MRT

Magnet

Der Kernspin und damit auch das Phänomen der Magnetresonanz sind nur in Gegenwart eines starken Magnetfeldes zu beobachten. Die Magnetfeldstärke des statischen Magnetfeldes B_0 wird im medizinischen Sprachgebrauch mit der Einheit Tesla charakterisiert. Die Erde besitzt ein Magnetfeld, wobei die Magnetfeldstärke örtlich leicht variiert. Durch die Bundesrepublik Deutschland führt der 50. Breitengrad und das Erdmagnetfeld beträgt an dieser Stelle etwa 48 µT = 0,000048 T. Eine Möglichkeit, ein Magnetfeld zu erzeugen, liegt im Zusammenfügen von Permanentmagneten. Die übliche Konstruktion besteht dabei in einem C-Bogendesign (**Abb. 4.1**), wobei die Richtung des magnetischen Feldes (Nord-/Südpol) in der Regel vertikal ist. Um eine Magnetfeldstärke von 0,35 T zu bekommen, braucht man etwa 14 Tonnen Permanentmagnete. Eine weitere Möglichkeit, ein Magnetfeld zu erzeugen (wobei es da bei höheren Feldstärken gar keine Alternative gibt), besteht in der Ausnutzung der Supraleitung.

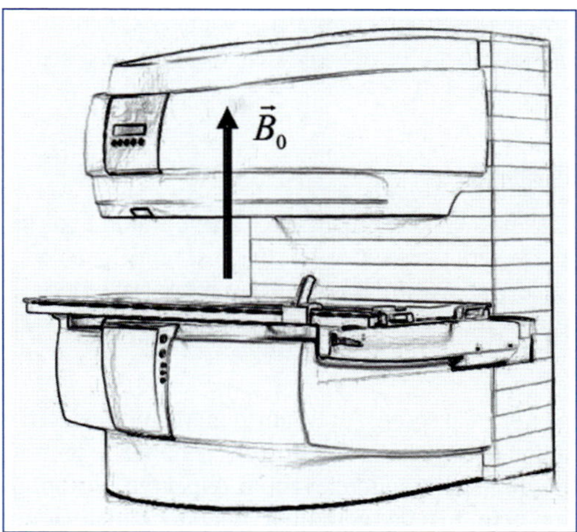

Abb. 4.1 Grafisches Beispiel eines MRT im C-Bogen-Design. Das Magnetfeld B_0 ist in der Regel vertikal und wird über Permanentmagnete erzeugt. Bei etwa 14 t Gewicht wird eine Magnetfeldstärke von 0,35 T erreicht.

MERKE

Das Phänomen der Supraleitung ist auch quantenmechanischen Ursprungs und ist charakterisiert durch den vollkommenen Verlust eines inneren Widerstandes bestimmter Legierung bei tiefen Temperaturen.

Die supraleitende Spule ist in der Regel eine Zylinderspule und die MRTs haben ein entsprechendes Röhrendesign (**Abb. 4.2**). Das erzeugte Magnetfeld hat in der Regel einen horizontalen Verlauf. Etwa ab einer Magnetfeldstärke von 0,5 T ist man auf die Supraleiter angewiesen. Die Wahl der Feldstärke orientiert sich primär an der erreichbaren Bildqualität. Das induzierte Signal ist proportional zur transversalen Kernmagnetisierung und proportional zu der Geschwindigkeit, mit der diese Kernmagnetisierung präzediert, beides ist proportional zum externen Magnetfeld. Damit zeigt sich eine quadratische Zunahme des Signals mit der verwendeten magnetischen Feldstärke. Parallel zum Signal

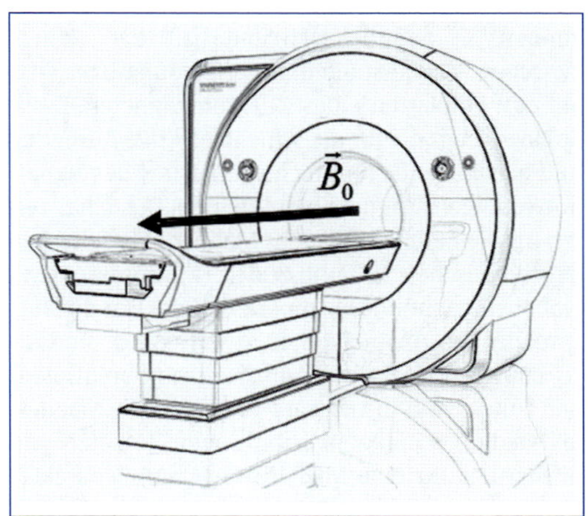

Abb. 4.2 Grafisches Beispiel eines MRT im Röhren-Design. Das Magnetfeld B_0 ist in der Regel horizontal und wird über eine supraleitende Spule erzeugt. Bei etwa 4 t Gewicht ist die derzeit im Markt dominierende Feldstärke 1,5 T.

„strahlt“ der Patient in Gegenwart eines magnetischen Feldes elektromagnetische Strahlung ab, auch ohne Anregung. Diese Strahlung wird als „Rauschen“ bezeichnet.

CAVE

Dieses Rauschen (Noise, N) ist leider ebenfalls proportional zur verwendeten Magnetfeldstärke.

MERKE

Die Bildqualität wird in erster Linie bestimmt von dem Verhältnis von Signal zu Rauschen (Signal to noise ratio, SNR). Das SNR ist in erster Näherung proportional zur verwendeten Magnetfeldstärke.

Weitere Faktoren zur Wahl der Magnetfeldstärke liegen natürlich bei den Kosten (je höher, je teurer), bei den sicherheitsrelevanten Aspekten (s. Kap. 5) und beim Artefaktverhalten (in erster Linie magnetische Suszeptibilität).

Magnetfeldgradientenspule

Die Magnetfeldgradientenspule (**Abb. 3.5**) ist in der Regel nicht ohne Abnahme der Verkleidung zu erkennen. Sie befindet sich innerhalb der „Röhre“ zwischen Magnetspule und Verkleidung bzw. sitzt auf den Polplatten eines C-Bogenmagneten. Diese Spule erzeugt die für die schichtselektive Anregung und nachfolgende räumliche Kodierung des Signals notwendigen Magnetfeldgradienten. Die Schaltzeiten für die Etablierung eines Magnetfeldgradienten liegen zwischen 100 und 800 µs (Mikrosekunden), wobei einige hundert Ampere fließen. Um die entsprechenden Anstiegszeiten zu erreichen, sind bis zu 2000 V erforderlich. Auf die stromdurchflossenen Leiter wirkt die Lorentz-Kraft, was die Magnetfeldgradientenspule in Vibrationen versetzt und primär das für eine MRT-Untersuchung charakteristische Knattern erzeugt.

HF-Spulen

Das für die Anregung notwendige B_1-Feld wird von einer sog. Sendespule erzeugt. Eine solche Sendespule liegt innerhalb der Röhre zwischen Verkleidung und Gradientenspule. Sie wird aktiviert, wenn keine sendende Oberflächenspule verwendet wird. So gibt es Kopfspulen, die sowohl als reine Empfangsspulen als auch als Sende-/Empfangsspulen agieren (**Abb. 4.3**). Im Fall einer Knie-Untersuchung wird in der Regel eine entsprechende Extremitätenspule als Sende-/Empfangsspule verwendet (**Abb. 4.4**). Eine solche Spule, die sowohl einen HF-Anregungspuls ausstrahlen als auch das zurückkehrende Signal empfangen kann, hat u. a. den Vorteil, dass das benachbarte Knie nicht angeregt wird und damit potenzielle Einfaltungsartefakte vom Nachbargelenk vermieden werden.

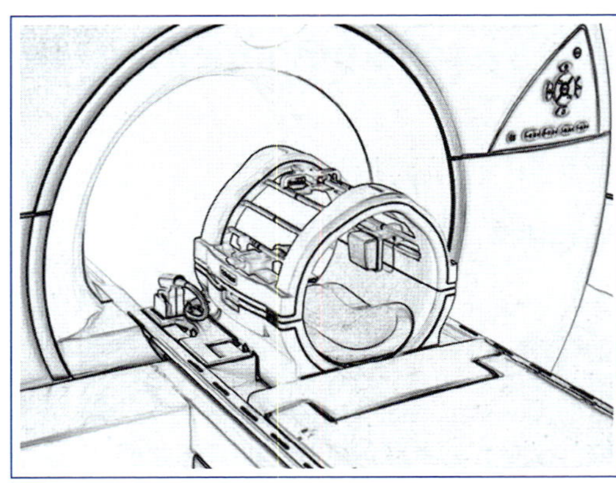

Abb. 4.3 Grafisches Beispiel einer MRT-Kopfspule. Kopfspulen können oft sowohl HF senden als auch empfangen (Sende-/Empfangsspule).

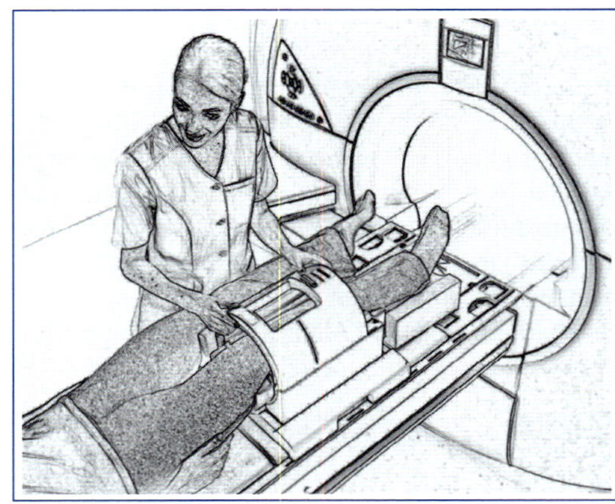

Abb. 4.4 Grafisches Beispiel einer MRT-Kniespule. Kniespulen sind in der Regel Sendespulen, weil bei reinen Empfangsspulen die Gefahr der Einfaltung durch das Nachbargelenk besteht (mit freundlicher Genehmigung der Siemens AG).

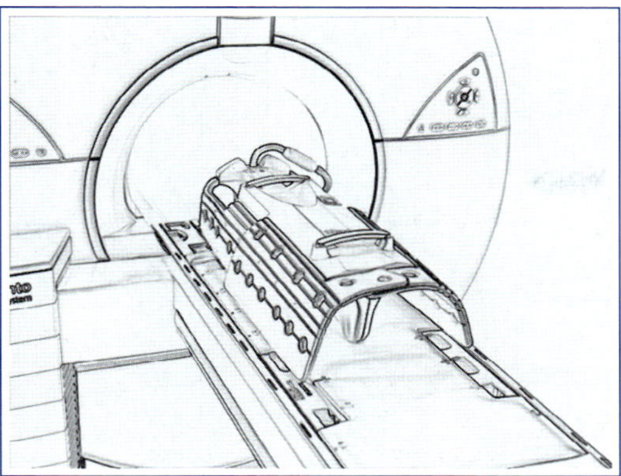

Abb. 4.5 Grafisches Beispiel einer peripheren Angiografiespule. Viele solcher auch Oberflächenspulen genannten Antennen zum Empfang des MR-Signals sind reine Empfangsantennen.

TIPPS FÜR DIE PRAXIS

In jedem Fall ist zu versuchen, eine Antenne so dicht wie möglich an den Patientenkörper heranzubringen. Das maximiert die Signalstärke und führt zu einer regionalen Begrenzung des Empfangsbereiches und damit zu einer Reduktion des empfangenen Rauschens.

Moderne Systeme verfügen über Oberflächenspulen in Arraytechnik. Dies sind mehrere kleinere, in einer Achse oder einem Feld (Array) angeordnete Spulen, deren Signale jeweils eigenen Empfängern zugeführt werden.

Für Wirbelsäulen-Untersuchungen haben sich ausgedehnte Spulenfelder als vorteilhaft erwiesen. Der Bedarf einer noch größeren Abdeckung kam mit der Einführung der kontrastmittelgestützten MR-Angiografie (**Abb. 4.5**).

„Geräteraum"

Ein Teil der Steuer- und Empfangselektronik findet sich schon hinter der Verkleidung des „Magneten", wie z. B. die Ansteuerung zum Abstimmen der Körperspule vor dem Sendefall und das Verstimmen der Körperspule für den Fall des Empfangs mit einer Oberflächenspule. Die Leistungsverstärker für die Ansteuerung von Magnetfeldgradientenspule und die HF-Leistungsstufe haben dort (noch) keinen Platz. Sie befinden sich in einem „Elektronikschrank" in der Regel außerhalb des Untersuchungsraums. In Europa wird der UKW-Bereich von 87,5 bis 108 MHz für Radio verwendet. Ein 1,5-T-System arbeitet mit einer Grundfrequenz von 63 MHz. Diese Zahlen machen deutlich, wie dicht die MRT im Bereich von Radar, Funk und Fernsehen arbeitet.

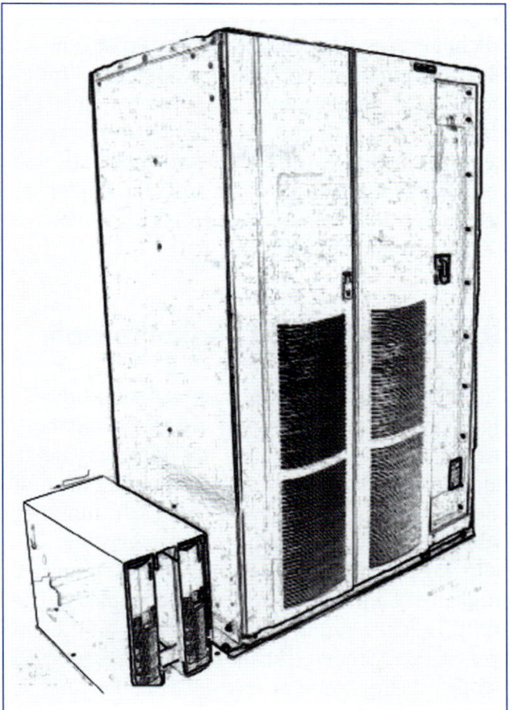

Abb. 4.6 Exemplarisches Beispiel für den „Geräteraum".

TIPPS FÜR DIE PRAXIS

Um Störungen der Bilduntersuchung zu vermeiden, ist der Untersuchungsraum mit einer Kupfertapete versehen und auch die Tür zum Untersuchungsraum ist „HF-dicht" – oder sollte es zumindest sein. Elektrische Leitungen, die zum Magnetsystem laufen, werden über eine „Filterplatte" in den Geräteraum geführt. Diese Filterplatte blockiert potenzielle Störfrequenzen.

Im Geräteraum befinden sich in der Regel der „Bildrechner", der Gradientenverstärker inklusive Gradientensteuerung und die HF-Leistungsendstufe inklusive Ansteuerung. Bei allen Umwandlungen von einer Energieform in eine andere fällt in der

Regel Wärme an. Bei einer MRT fallen eine Vielzahl solcher Prozesse an, wie z. B. bei der Erzeugung von elektromagnetischer Strahlung oder die Produktion von Magnetfeldgradienten. Die bei einer MR-Untersuchung z. B. im Gradientenleistungsverstärker entstehende Wärme ist entsprechend abzuführen. Dies geschieht über einen auch als „Chiller" bezeichneten Wärmetauscher, der sich ebenfalls im Geräteschrank befindet (**Abb. 4.6**).

Steuerrechner und Bedienkonsole

Die „Verwaltung" der Messprotokolle und der Patientenbilddaten übernimmt ein sog. „Host-Rechner", der sich in der Regel in der Nähe der Bedienkonsole befindet. Auf diesem Rechner ist auch die „Bedienoberfläche" softwaretechnisch hinterlegt (**Abb. 4.7**). Mit der Ausführungsanweisung wird vom Host-Rechner an den im Geräteschrank befindlichen Steuerrechner ein Aufgabenpaket zugestellt, welches von diesem aufbereitet an die entsprechende Steuerelektronik weitergeben wird. Parallel dazu kommuniziert der Host-Rechner regelmäßig mit dem Bildrechner, ob schon Patientenbilder abholbar sind.

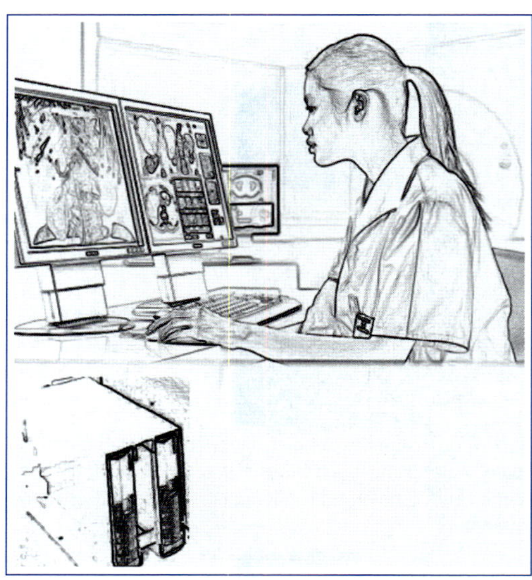

Abb. 4.7 Exemplarisches Beispiel für Bedienkonsole und „Verwaltungsrechner" (Host) (mit freundlicher Genehmigung der Siemens AG).

Basis

5 Sicherheitsrelevante Aspekte in der MRT

Die wesentlichen Interaktionspunkte in der MRT, die bei sicherheitsrelevanten Diskussionen berücksichtigt werden müssen, sind:

- starkes statisches Magnetfeld $\mathbf{B_0}$
- Verlust an Supraleitung (Quench)
- HF-Belastung und HF-Wechselwirkung
- Schalten der Magnetfeldgradienten
- Toxizität der verwendeten Kontrastmittel

Die FDA-Datenbasis verzeichnet für den Zeitraum 1995–2005 389 anzeigepflichtige Unfälle. Davon betrafen nur 10% die offensichtliche Anziehungskraft durch das starke Magnetfeld. Bei 70% aller Unfälle handelte es sich um HF-Verbrennungen.

Die vorgeschriebenen Warntafeln warnen an der 0,5 mT-Linie vor den Gefahren in der Nähe des Kernspintomografen (**Abb. 5.1**):

- Vorsicht starkes Magnetfeld
- Vorsicht Hochfrequenz
- kein Zutritt für Herzschrittmacherpatienten
- keine offene Flamme
- Vorsicht bei Implantaten
- mechanische Uhren können funktionsunfähig werden
- ferromagnetische Behälter wie Feuerlöscher oder Sauerstoffflaschen können zu Projektilen werden
- dasselbe gilt für Scheren, Skalpelle, Schlagringe und Hausschlüssel
- jegliche magnetische Kodierungen auf Bank- und Kreditkarten werden permanent gelöscht

Für Notfälle sind entsprechende Maßnahmen zu planen und ggf. zu trainieren.

CAVE

Die in diesem Buch zur MR-Sicherheit gemachten Aussagen entsprechen dem Stand der Technik und den öffentlich zugänglichen Informationen zum Zeitpunkt der Anfertigung. Sie entbinden den Benutzer nicht von seiner Sorgfaltspflicht der permanenten Aktualisierung seines Wissens und der damit verbundenen Entscheidung zur Zulassung eines Patienten zu einer MRT-Untersuchung.

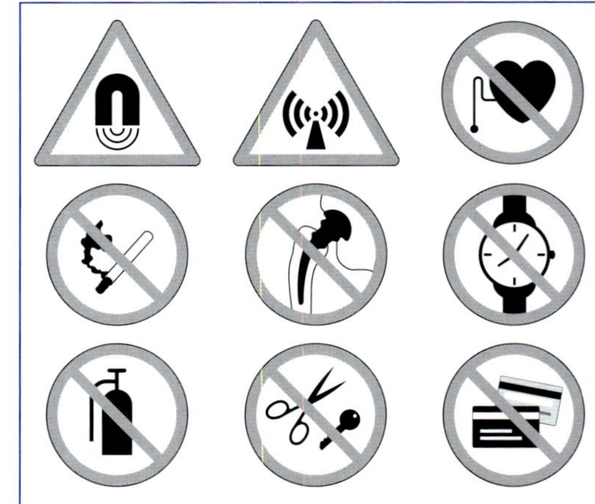

Abb. 5.1 Warntafeln eines Magnetresonanztomografen.

Quench – Flüssigkeiten und Gase

Die derzeitig kommerziell verfügbaren und relativ leicht zu verarbeitenden metallischen Supraleiter wie Niob, NiTi, oder Nb_3Sn brauchen, um ihre supraleitende Fähigkeit zu erreichen und zu erhalten, eine Temperatur von etwa −269 °C. Diese Temperatur wird von flüssigem Helium erreicht. Bei einer Magnetspule aus supraleitenden Windungen liegen diese in einem etwa 1800 l fassenden Heliumbad. Sollte eine Gefahrensituation eingetroffen sein, bei der das statische Magnetfeld als lebensbedrohender Faktor bleibt, so lässt sich das Magnetfeld durch Betätigung des „Quench-Schalters" ausschalten. Die Betätigung dieses Schalters führt dazu, dass Strom durch eine Heizwendel fließt, welche um ein Stück Supraleitung innerhalb der Magnetfeldspule gewickelt ist. Der Strom wird dabei der normalen Stromversorgung entnommen, oder – im Fall eines Stromausfalls – einer Batterie oder Akkus. Die Erhöhung der Temperatur an einer Stelle des Supraleiters führt zu einem Zusammenbruch der Supraleitung und einem Übergang zur Normalleitung. Der fließende Strom verursacht sofort ohmsche Verluste, die den Supraleiter weiter aufheizen und für eine Kettenreaktion des Zusam-

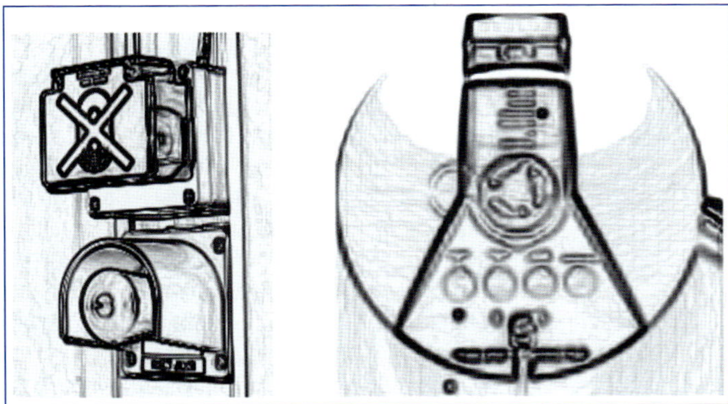

Abb. 5.2 NOT-Aus. Darstellung möglicher Strom- und Magnetfeldabschaltungen.

menbruchs der Supraleitung in der gesamten Magnetspule führen.

MERKE

Das kettenreaktionsartige Zusammenbrechen des gesamten supraleitenden Zustandes eines Magneten wird als „Quench" bezeichnet.

Bei einem provozierten Verlust der Supraleitung durch das Betätigen des „Quench-Schalters" werden Supraleiter normalleitend und über die ohmschen Verluste der noch fließenden Ströme wird die im Magnetfeld gespeicherte Energie in das Heliumbad abgegeben. Dadurch wird das Helium in die gasförmige Phase überführt und etwa 5 Sekunden später wird ein Druck erreicht sein, bei der eine Berstscheibe planmäßig nachgibt. Das gasförmige Helium wird über ein „Quench-Rohr", wie für diesen Fall geplant, ins Freie abgeblasen. Innerhalb einer Minute ist der Strom abgeklungen und kein Magnetfeld mehr vorhanden. Nach 2 Minuten ist auch das Heliumabblasen nicht mehr nennenswert.

Die Kosten für eine erneute Betriebnahme eines supraleitenden Magneten liegen in der Größenordnung von 20 000 €. Kostenträchtig ist in erster Linie die Wiederbeschaffung des verloren gegangenen Heliums.

TIPPS FÜR DIE PRAXIS

Der „Quench-Knopf" (**Abb. 5.2**) sollte nur im Fall einer durch das starke Magnetfeld verursachten lebensbedrohenden Situation betätigt werden.

Im Fall eines Quench geht das flüssige Helium in seine gasförmige Phase über. Auch dieses gasförmige Helium liegt dicht bei einer Temperatur von − 296 °C. Es besteht die Gefahr, dass sich die Umgebung entlang der „Abdampfstrecke" massiv abkühlt und im Bereich dieser Umgebung bei Berührung von Verkleidungsteilen die Gefahr von Erfrierungen besteht.

CAVE

Sollte aus irgendeinem Grund das Quench-Rohr seine Aufgabe nicht erfüllen, so besteht die Gefahr der Sauerstoffverdrängung im Untersuchungsraum. Patient und bergende Personen können in einem solchen Fall zu Heliumatmern werden.

Helium ist nicht sichtbar und geruchlos (führt aber eingeatmet zu einem Umschlag der Stimme). Im Quench-Fall sollten Außentüren und Fenster geöffnet werden und beim Bergen des Patienten sollte sich immer eine zweite Person außerhalb des Untersuchungsraums für den Notfall bereithalten.

Es sind keine Fälle bekannt, bei denen durch einen Quench Personen zu Schaden gekommen sind.

Statisches Magnetfeld B_0 – Anziehungskräfte

MERKE

Kräfte resultieren aus einem Energiegewinn durch Änderung der Position. Die potenzielle Energie eines magnetisierten ferromagnetischen Objekts ist proportional zur gespürten Magnetfeldstärke.

„Spürt" das ferromagnetische Objekt, dass es in der Nachbarschaft einen Ort noch höherer Feldstärke gibt, so wird sich das ferromagnetische Objekt, sollte es keine Gegenkraft geben, zu diesem Ort hinbewegen. Dabei nimmt es natürlich Geschwindigkeit auf. Die Kraft auf ein ferromagnetisches Objekt ist somit abhängig von der Streufeldverteilung in der Nähe des Magneten (**Abb. 5.3**).

Unglücklicherweise ist das magnetische Moment eines ferromagnetischen Objektes proportional zu dem am aktuellen Standort vorliegenden Magnetfeld, d.h. für die Kraft verantwortlich ist das Produkt aus Streufeldverteilung und Magnetfeldstärkeverteilung. In den Handbüchern findet man die entsprechende Skala in T^2/m. Eine Kraft wird gemessen in Newton (N). Bei einem Gegenstand von 1 kg Gewicht ist die Gravitationskraft 9,8 N. In **Abb. 5.4** wurde gleich das Gewicht als Kraftäquivalent angegeben. In erster Näherung gilt, je größer und schwerer ein ferromagnetisches Objekt, um so größer die horizontale Zugkraft. Für das dargestellte 1,5 T gilt: Die horizontale Zugkraft beträgt etwa das 20-Fache der Gewichtskraft!

Mit einer 200 g schweren Haushaltsschere lässt sich der horizontale Zug an einem 1,5-T-System messen. Danach zieht die Schere am „schlimmsten" Punkt, direkt an der Patientenöffnung, mit einer horizontalen Zugkraft, die etwa der Gewichtskraft von 4 kg entspricht.

Für ein 3-T-System hochgerechnet, würde diese Zugkraft bei 12 kg liegen.

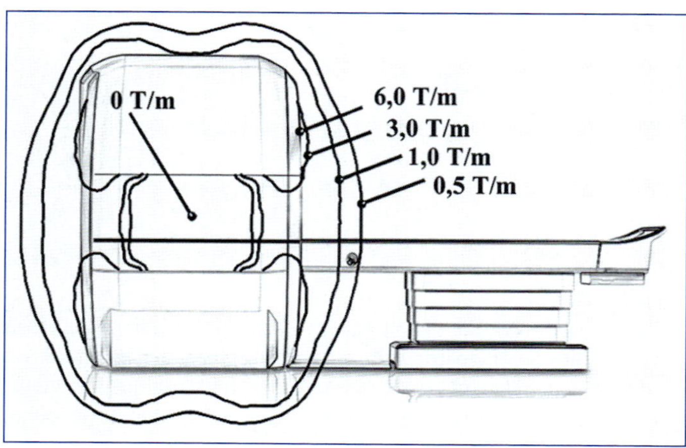

Abb. 5.3 Grafisches Beispiel einer Streufeldverteilung um ein 1,5-T-System. Aktuelle Streufeldverteilungen sind dem Handbuch des MRT-Herstellers zu entnehmen.

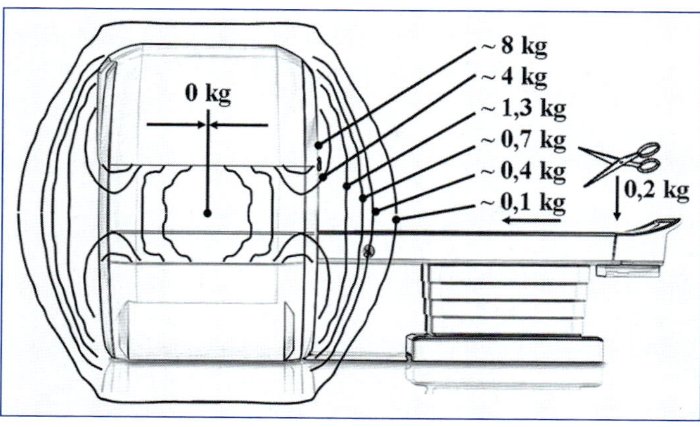

Abb. 5.4 Grafisches Beispiel von Anziehungskräften in der Nähe eines 1,5-T-Systems. Kräfte werden gemessen in Newton (N). Da dies aber keine im Alltag gebrauchte Größe ist, wird in dieser Grafik das äquivalente Gewicht gelistet, welches eine solche Kraft als Gravitationskraft aufbringen würde. In erster Näherung gilt für die dargestellte Haushaltsschere eine Zugkraft äquivalent zu 0,75 kg pro T^2/m. Aktuelle T^2/m-Verteilungen sind dem Handbuch des MRT-Herstellers zu entnehmen.

Bewegt sich ein ferromagnetisches Objekt zum Ort höherer Feldstärke, so nimmt es Geschwindigkeit auf. Die Geschwindigkeit wird sich so lange erhöhen, bis kein positiver Energiegewinn mehr zu erwarten ist (der Ort der höchsten Feldstärke erreicht ist). Die Geschwindigkeit des ferromagnetischen Objekts wird so lange beibehalten, bis eine andere Kraft diese Geschwindigkeit reduziert. Das ferromagnetische Objekt wird also in der Regel erst einmal über das Ziel hinausschießen. Nach dem Durchfliegen des Ortes der höchsten Feldstärke wirkt dann graduell die eingangs erwähnte Anziehungskraft entgegengesetzt zur derzeitigen Flugrichtung. So kommt es zum „Bumerang-Effekt“: das Objekt kommt noch einmal zurück.

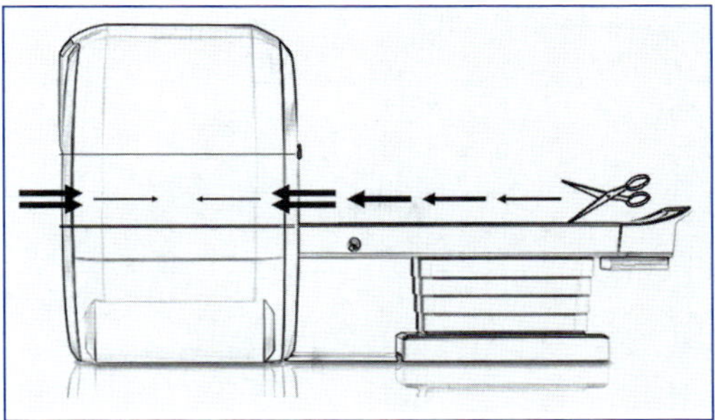

Abb. 5.5 Grafische Illustration des Kräfteverlaufs magnetischer Anziehungskräfte, gekennzeichnet über die Pfeildicke.

Statisches Magnetfeld B_0 – Torsionskräfte

Während die Anziehungskräfte im Isozentrum des Magneten verschwinden (**Abb. 5.5**), so sind dort die Torsionskräfte maximal (**Abb. 5.6**).

Jedes asymmetrische ferromagnetische Objekt wird sich mit großer Gewalt mit seiner Längsachse parallel zum Magnetfeld ausrichten wollen. Die Haushaltsschere wird immer mit der Spitze voran in das Magnetfeld hineinfliegen. Platten werden immer ihre Oberfläche parallel zu den Magnetfeldlinien ausrichten – und auf ihrer Flugbahn wie eine Sense wirken. In erster Näherung hängen Torsionskräfte von dem Quadrat der am aktuellen Ort vorliegenden Magnetfeldstärke ab.

Ferromagnetische Aneurysmen-Clips werden sich in eine parallele Position twisten.

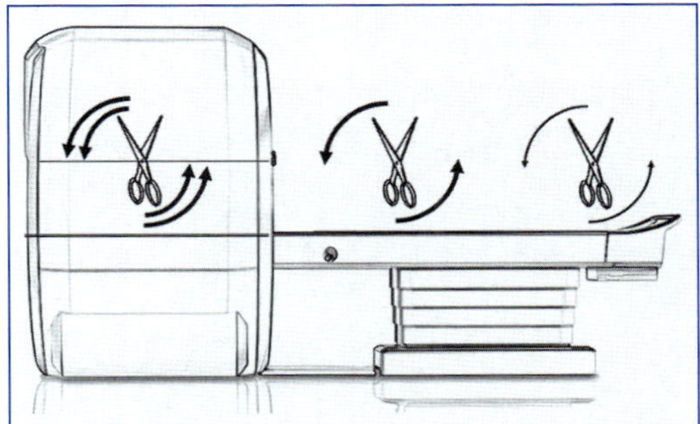

Abb. 5.6 Grafische Illustration des Kräfteverlaufs magnetischer Torsionskräfte, gekennzeichnet über die Pfeildicke.

Wechselwirkung von B_0 mit Implantaten

Das statische Magnetfeld B_0 stellt mit seiner Kombination aus Anziehungs- und Torsionskraft eine der größten Gefährdungen bei ferromagnetischen Implantaten dar. Frank Shellock adressiert seit 25 Jahren sicherheitsrelevante Aspekte in der Kernspintomografie und hat zu diesem Zweck das „Institute for Magnetic Resonance Safety, Education and Research“ gegründet (www.imrser.org; Zugriff am 29.06.2011). Die offizielle Webseite des Instituts für Magnetic Resonance Safety ist www.mrisafety.com (Zugriff am 29.06.2011) und ist in den meisten Fällen hilfreich und zuverlässig, was die Identifikation ferromagnetischer Implantate und ihre Gefährdung angeht. „THE LIST“ gibt Auskunft über bisher getestete Fabrikate und wenn sie nicht getestet sind, so finden sich allgemeine Informationen zur Gefährdungseinschätzung.

Aneurysmen-Clips

Am 28. Juni 2011 enthielt die oben angeführte Liste 348 Einträge zum Stichwort Aneurysmen-Clips. Dabei wurden 180 Aneurysmen-Clips als „sicher“ eingestuft, 19 als „unsicher“ (**Abb. 5.7**) und 149 als „bedingt sicher, unter Berücksichtigung von Randbedingungen“. Im letzten Fall ist den Empfehlungen der Hersteller zu folgen. Tendenziell ist dabei einer Zunahme der MR-kompatiblen Aneurysmen-Clips in neuerer Zeit zu verzeichnen.

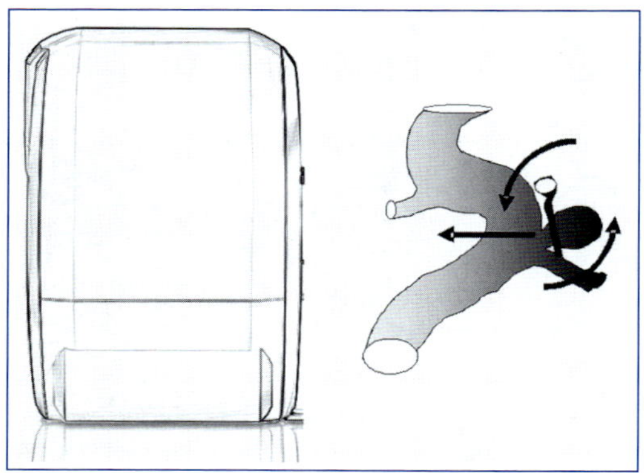

Abb. 5.7 Symbolisierung der Kräfte auf einen nicht MR-kompatiblen Aneurysmen-Clip.

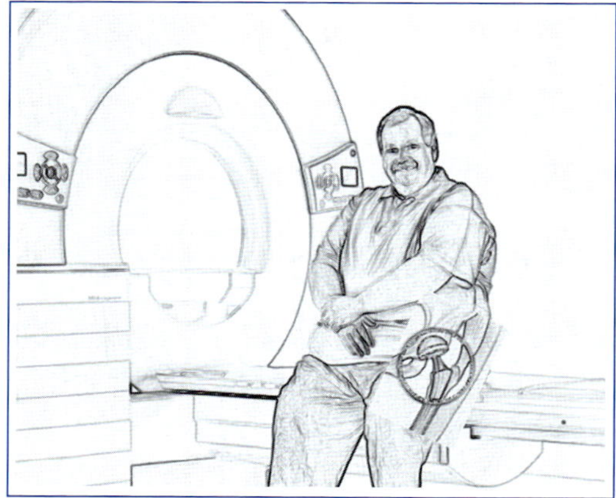

Abb. 5.8 Symbolisierte Darstellung, dass eine Hüftgelenksprothese in der Regel keine Kontraindikation für eine kernspintomografische Untersuchung darstellt (mit freundlicher Genehmigung der Siemens AG).

Orthopädische Implantate

Am 29. Juni 2011 enthielt die oben angeführte Liste 218 Einträge zum Stichwort „Orthopedic Implants". Dabei wurden 119 Implantate als „sicher" eingestuft und 5 als „unsicher" (hauptsächlich extern zu fixierende Metallrahmen). 94 Implantate wurden als „bedingt sicher" bezeichnet, unter Berücksichtigung der vom Hersteller zu erfragenden „Randbedingungen".

MERKE

Orthopädische Implantate gelten allgemein nicht als Kontraindikation für eine MR-Untersuchung.

Die bekannten Fabrikate sind alle aus nicht ferromagnetischen Materialien. Als klassische Ausnahme gelten Knochenschrauben, die aber so fest im Knochen sitzen, dass die Kräfte, die im Verhältnis zu ihrer Gewichtskraft stehen, vernachlässigbar sind. Auf Grund der dramatischen Feldverzerrungen in der Umgebung der Schrauben sollte man aber keine Bildgebung in diesem Bereich versuchen. Die künstliche Hüftgelenksprothese (**Abb. 5.8**), als klassisches Zeichen auf der Warntafel zu finden, gilt nicht als Kontraindikation für die MRT!

Magnetische Haftimplantate

Magnetische Gefäßanastomosen dürften ähnlich den Aneurysmen-Clips eine Gefährdung darstellen, sind aber so selten wie die mittlerweile wieder aus der Mode gekommenen magnetischen Implantataufbauten zur magnetischen Fixierung von Zahnprothesen. Bei letzterem besteht u. a. die Gefahr der permanenten Veränderung der magnetischen Anziehungskraft und damit der Verlust der Haftung.

Mechanische Herzklappen

Am 29. Juni 2011 enthielt die oben angeführte Liste 277 Einträge zum Stichwort „Heart Valves and Annuloplasty Rings". Dabei wurden 140 Implantate als „sicher" eingestuft. 137 Implantate wurden als „bedingt sicher" bezeichnet, unter Berücksichtigung der vom Hersteller zu erfragenden „Randbedingungen". Mechanische Herzklappen sind ferromagnetisch, aber die Kräfte, die durch das pulsierende Blut auf diese Klappe ausgeübt werden, sind um eine Größenordnung größer als die Kräfte durch das statische Magnetfeld.

MERKE

Mechanische Herzklappen gelten im Allgemeinen nicht als Kontraindikation für eine MRT.

Bei 4 Herzklappen gibt es Veröffentlichungen, die die erwähnte Unbedenklichkeit leicht einschränken. In einem Fall kann es zum Zeitpunkt, da der Patient in das MR geschoben wird, zu Funktionsstörungen kommen. In 3 weiteren Fällen kann auf Grundlage der lenzschen Regel (**Abb. 5.9**) die Klappenfunktion behindert werden.

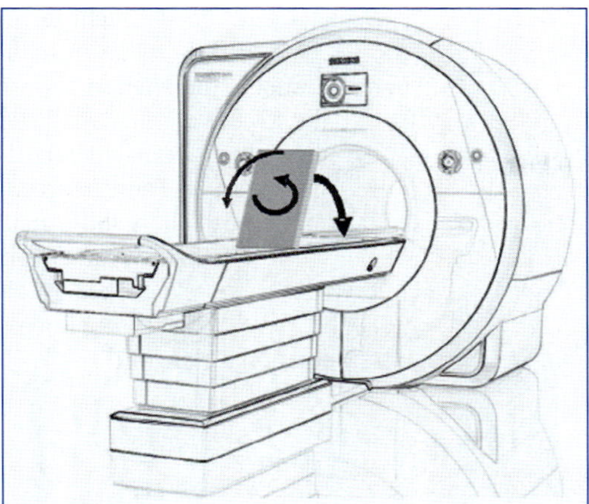

Abb. 5.9 Symbolisierte Darstellung der lenzschen Regel. Diese Regel betrifft das Verhalten nicht ferromagnetischer aber leitender Materialien in einem Magnetfeld. Danach führt eine Bewegung innerhalb des Magnetfelds zu einer Strominduktion in der leitenden Struktur, die ein Magnetfeld aufbaut, welches die freie Bewegung behindert.

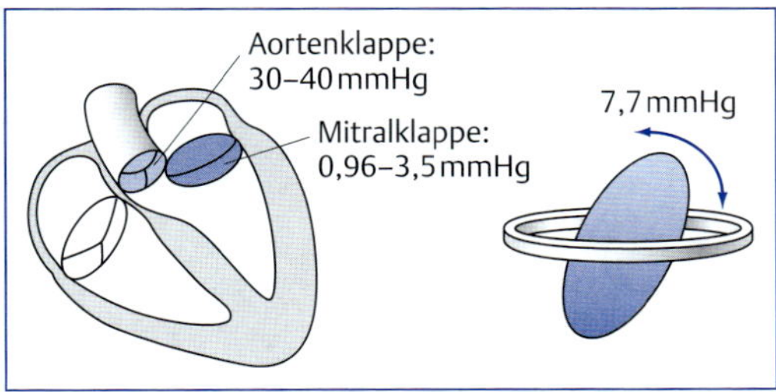

Abb. 5.10 Symbolisierte Darstellung der Druckverhältnisse am menschlichen Herzen und dem theoretisch schlimmsten Fall der Funktionsbehinderung einer Herzklappe als Folge der lenzschen Regel (1 mmHG = 133,322 kPa).

Die lenzsche Regel kommt z. B. beim ICE in der Wirbelstrombremse zum Tragen.

Das gleiche Phänomen verzögert die Klappenbewegung der mechanischen Herzklappe. Als Aortenklappe liegen die Widerstände unterhalb einer potenziellen Klappenfehlfunktion, als Mitralklappe liegt der Widerstand evtl. über den Kräften, die normalerweise ein Öffnen der Klappen ermöglichen (**Abb. 5.10**).

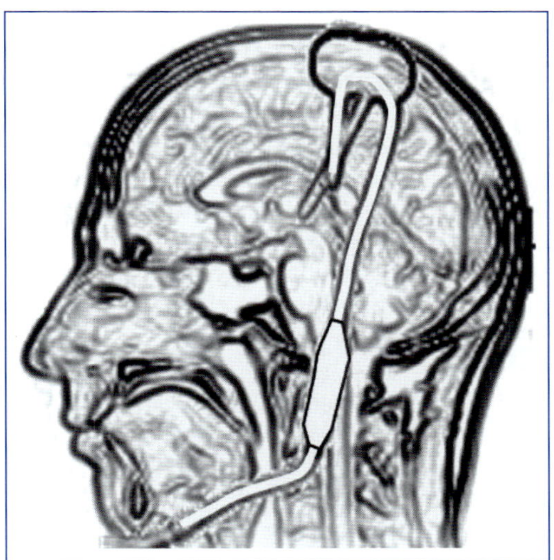

Abb. 5.11 Symbolisierte Darstellung eines Liquorshunts.

CAVE

Patienten mit mechanischen Herzklappen sind in jedem Fall während der MR-Untersuchung zu beobachten. Herzklappenfehlfunktionen an der Aorten- oder Mitralklappe bewirken häufig Atemnot und Vorhofflimmern.

Liquorshunts

Am 1. Juli 2011 enthielt die oben angeführte Liste 100 Einträge zum Stichwort „Cerebrospinal Fluid (CSF) Shunt Valves and Accessories". Dabei sind 61 Implantate als „sicher" eingestuft. 37 Implantate wurden als „bedingt sicher" bezeichnet, unter Berücksichtigung der vom Hersteller zu erfragenden „Randbedingungen" und 2 Zerebralshunts oder auch als Liquorshunts (**Abb. 5.11**) bezeichnete Implantate sind als „unsicher" klassifiziert. In der Regel sind es die magnetischen Anziehungskräfte in einem Magnetfeldgradienten, die die Funktion des Liquorshunts im Fall der „bedingt sicheren" Implantate beeinflussen.

Wechselwirkung von B_0 und HF mit Implantaten

Bei einer Magnetfeldstärke von 3 T und bei beidseitig implantierten Hüftgelenksprothesen ist ein Fall bekannt, bei dem es während der MR-Untersuchung zu einem Funkenflug zwischen den Oberschenkeln gekommen ist, der mit entsprechenden punktuellen Verbrennungen verbunden war.

MERKE

Bei nicht ferromagnetischen aber elektrisch leitenden Strukturen sind nicht nur potenzielle magnetische Anziehungs- und Torsionskräfte zu berücksichtigen, sondern auch Wechselwirkungen mit dem elektromagnetischem Hochfrequenzfeld.

Hierbei spielt weniger die schon diskutierte B_1-Feldkomponente eine Rolle, als vielmehr die über die Maxwell-Gleichungen herleitbare zugehörige elektrische Feldkomponente E_1.

CAVE

Besonders in der Nähe des HF-Resonators können erhebliche E-Feldkomponenten vorliegen, sodass einige Hersteller von der Berührung der Innenverkleidung während einer MR-Untersuchung abraten.

Diese E-Feldkomponenten können signifikante Ströme nicht nur auf in Schleifen gelegte elektrische Leiter induzieren, sondern auch auf einfache gerade Leiter, die in dem Fall als Antennen wirken. Hier gilt in erster Näherung, dass Strukturen als gefährlich einzustufen sind, die in die geometrische Größenordnung einer halben Wellenlänge der verwendeten elektromagnetischen Strahlung kommen. Bei einem 1,5-T-System mit einer Basisresonanzfrequenz von 63 MHz liegt die Wellenlänge im Patientenkörper bei etwa 52 cm. Bei einem 3-T-System mit einer Basisresonanzfrequenz von 128 MHz liegt die Wellenlänge schon bei 26 cm. Davon die Hälfte wären 13 cm! Es gibt Berichte, dass auch kleinere Strukturen schon mit dem elektrischen Feld koppeln und sich dabei leicht erwärmen können. In Resonanz geratene Strukturen (Ausdehnung multiple Vielfache der halben Wellenlänge) können dabei zu Verbrennungen führen.

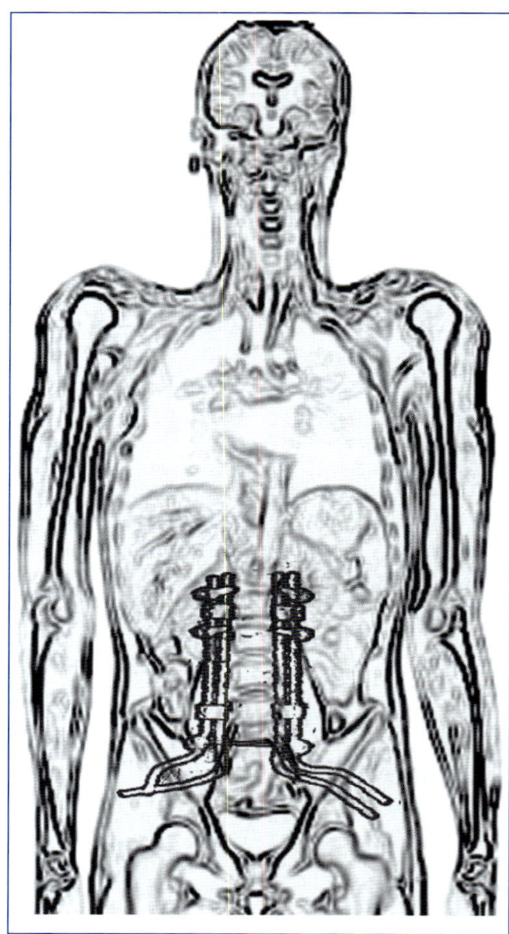

Abb. 5.12 Symbolisierte Darstellung eines Fixateur interne zur Wirbelsäulenstabilisierung.

Fixateur interne

Ausgedehnte Strukturen findet man z. B. bei Brücken und Stäben zur Wirbelsäulenstabilisierung (**Abb. 5.12**). Sie stellen allgemein bei 1,5 T keine Kontraindikation für eine MR-Untersuchung dar. Bei 3 T ist bei größerer Ausdehnung Vorsicht geboten, wenn die Dimensionen an die Wellenlänge der verwendeten elektromagnetischen Strahlung herankommen und es hier im Resonanzfall zur Erwärmung des Implantats kommen kann.

Die Wahrscheinlichkeit eines solchen Vorfalls ist extrem gering, aber nicht Null.

In der oben angeführten Liste finden sich diese Implantate unter „Orthopedic Implants“. Sie sind in der Regel aus nicht ferromagnetischen Materialien und bieten damit hinsichtlich magnetischer Anziehungs- oder Torsionskräfte keinen Angriffspunkt. Bei ausgedehnteren leitenden Strukturen nimmt die Wahrscheinlichkeit einer Kopplung mit der verwendeten Hochfrequenz zu, was zu einer potenziellen Erwärmung des Implantates bzw. der Umgebung des Implantates führen könnte. Die Wahrscheinlichkeit einer solchen Wechselwirkung steigt mit der Magnetfeldstärke des verwendeten MRTs.

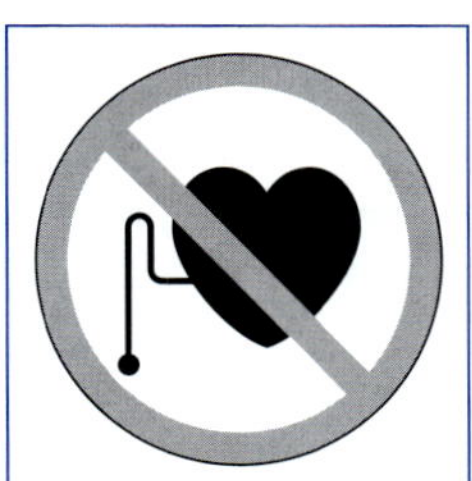

Abb. 5.13 Ältere Herzschrittmacher werden durch das Magnetfeld in ihrer Funktion beeinträchtigt. Das dargestellte Zeichen steht entsprechend an der noch als sicher geltenden 0,5 mT-Linie.

Herzschrittmacher

CAVE

Ältere Herzschrittmacher können durch das starke Magnetfeld in ihrer Funktion beeinträchtigt werden. Da es auch heute noch immer wieder zu Todesfällen kommt, gelten Herzschrittmacher als Kontraindikation für eine MRT.

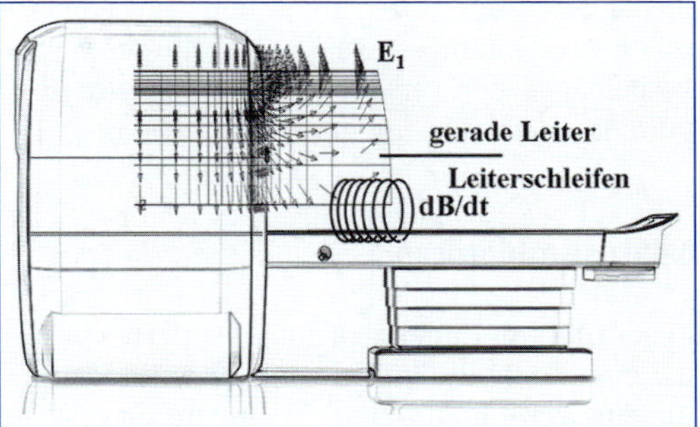

Abb. 5.14 Potenzielle Gefährdung in Gegenwart nicht ferromagnetischer aber leitender Strukturen durch Kopplung mit den E-Feldern (besonders in Resonatornähe) und durch Spannungsinduktion in leitende Schleifen beim Schalten von Magnetfeldgradienten.

In der oben zitierten Liste fanden sich am 1. Juli 2011 unter dem Stichwort „Cardiac Pacemakers, Implantable Cardioverter Defibrillators (ICDs) and Cardiac Monitors“ 29 Einträge. Danach gelten 21 Herzschrittmacher als „unsicher“ und 8 Herzschrittmachermodelle als „bedingt sicher“, unter Berücksichtigung der vom Hersteller zu erfragenden „Randbedingungen“. In der Literatur gibt es nicht wenige Arbeiten, in denen auf eine Komplikationslose Untersuchung von Herzschrittmacherpatienten hingewiesen wird. Die meisten dieser publizierten Arbeiten sind experimenteller empirischer Natur und nicht analytisch.

Für bestimmte Herzschrittmachermodelle scheint das Problem der Funktionsbeeinträchtigung gelöst. Der derzeit noch offene Punkt ist die potenzielle Einkopplung der E- und B-Felder der verwendeten elektromagnetischen Hochfrequenz in die Herzschrittmacherzuleitung (**Abb. 5.14** und **5.15**). Diese Einkopplungen hängen stark von dem Verlauf der Zuleitung relativ zum Isozentrum ab. In der Nähe der Resonatorwand können potenzielle Einkopplungen fatal sein. Im Isozentrum ist die Einkopplungswahrscheinlichkeit wesentlich geringer. Als weitere Gefährdungskomponente ist die Länge der Zuleitungen im Verhältnis zu der Wellenlänge der verwendeten elektromagnetischen Hochfrequenz zu berücksichtigen. Bei ausgedehnten Leitern gibt es dabei 2 Stufen der Einkopplung:

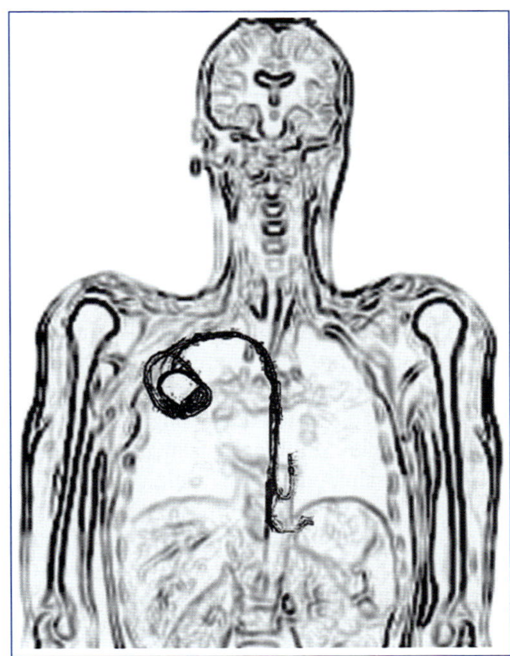

Abb. 5.15 Symbolisierte Darstellung eines Herzschrittmachers.

- Im ersten Fall baut sich auf dem Leiter eine Spannung auf, die durch Ableitströme und die dadurch bedingten ohmschen Verluste im Gewebe zu signifikanten Temperaturanstiegen und damit potenziell zur Gewebeveränderung führt.
- Im zweiten Fall, dem Resonanzfall, führen die im Leiter induzierten Ströme zu einer erheblichen Temperatursteigerung des Implantats selber.

In der Nähe des Isozentrums und bei geometrischen Ausdehnungen weit unterhalb der halben Wellenlänge der verwendeten Resonanzfrequenz wird das „Restrisiko“ als gering angesehen.

Neurostimulatoren

In der Literatur finden sich dokumentierte Vorfälle, die eine Kontraindikation von Neurostimulatoren für eine MRT implizieren. Es besteht eine, wenn auch geringe Wahrscheinlichkeit, dass elektromagnetische Felder in die als Antenne wirkenden Elektroden einkoppeln und diese direkt erwärmen oder durch Ableitströme zu Veränderungen im angrenzenden Gewebe führen.

Es gibt Veröffentlichungen, die auf eine Reihe erfolgreicher MRTs in Verbindung mit Neurostimulatoren hinweisen.

Im Mai 2005 hat sich die amerikanische Gesundheitsbehörde genötigt gesehen, einen Warnbrief herauszugeben, der darauf hinweist, dass es vermehrt Berichte von Unfällen gibt, bei denen Patienten mit Neurostimulatoren nach einer MRT-Untersuchung neurologische Defizite aufweisen bis hin zum Koma.

Die vorherige angeführte Liste ergibt unter dem Schlagwort „Neurostimulation“ 9 Treffer. Danach gelten 5 Neurostimulationssysteme als „unsicher“ und 4 als „bedingt sicher“, unter Berücksichtigung der vom Hersteller zu erfragenden „Randbedingungen“. Oft sind diese Randbedingungen an eine Begrenzung der SAR-Werte geknüpft. Der SAR-Wert kennzeichnet die Energie, die über die elektromagnetische Strahlung im Patienten deponiert wird. Unglücklicherweise kann die patienteninterne Variation dieses SAR-Wertes nur sehr aufwendig simuliert werden und eine Verteilungsmessung in Echtzeit ist derzeit überhaupt nicht möglich. Das System ermittelt demnach nur einen mittleren Wert, der auf den ganzen Patienten bezogen ist. Des Weiteren beinhaltet dieser SAR-Wert die zur

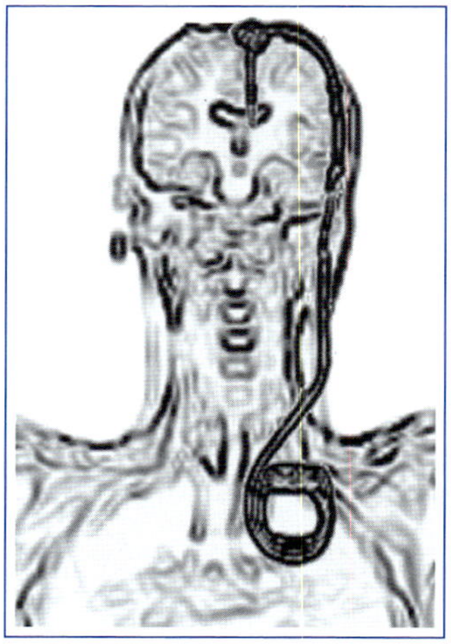

Abb. 5.16 Symbolisierte Darstellung einer Tiefenstimulation des Gehirns bei der Parkinsonkrankheit.

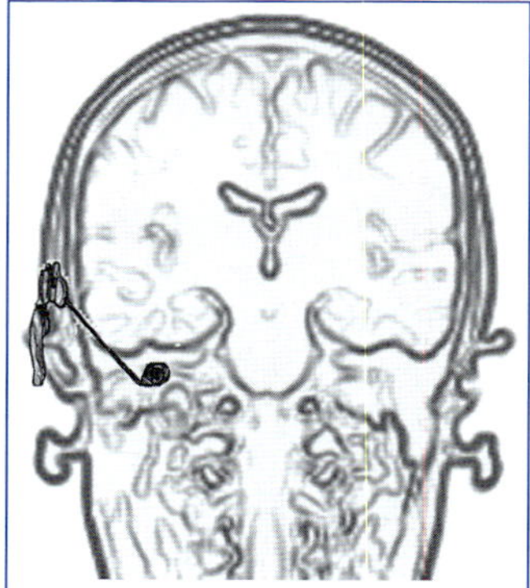

Abb. 5.17 Symbolisierte Darstellung eines Cochlea-Implantats.

Anregung benötigte B_1-Amplitude und damit nur indirekt die E-Feldkomponente, die die primäre Gefährdungsquelle darstellt. Die gleiche Diskussion, die schon bei den Herzschrittmacherzuleitungen geführt wurde, ist bei Tiefenstimulationselektroden noch brisanter (**Abb. 5.16**).

MERKE

Es liegt letztlich in der Verantwortung des Arztes, eine Entscheidung zu treffen und sich ggf. über eine Patientenerklärung von Ansprüchen frei zu halten.

Cochlea-Implantate

In der Literatur gelten Cochlea-Implantate (**Abb. 5.17**) als Kontraindikation – primär auf Grund der verwendeten ferromagnetischen Materialien. Die oben angeführte Liste ergab am 1. Juli 2011 unter dem Schlagwort „Cochlear Implants" 11 Treffer. Danach gelten 3 Cochlea-Implantate als „unsicher" und acht als „bedingt sicher", unter Berücksichtigung der vom Hersteller zu erfragenden „Randbedingungen".

Gefäßprothesen (Stents)

Stents (**Abb. 5.18**) lassen sich grob in 3 Kategorien einteilen:

- ferromagnetische Stents
- paramagnetische Stents mit Abschirmwirkung
- paramagnetische Stents ohne Abschirmwirkung

Koronarstents sind in der Regel ferromagnetisch und ältere periphere Stents können ferromagnetisch sein. Die magnetischen Torsions- und Anziehungskräfte auf ferromagnetische Stents sind in der Regel vernachlässigbar gegenüber den Kräften, die das pulsierende Blut auf diese Stents ausübt. Es gibt Berichte, wonach Stents sogar unter MR-Bildgebung platziert wurden.

MERKE

Stents stellen in keinem Fall und zu keinem Zeitpunkt eine Kontraindikation für eine MRT dar.

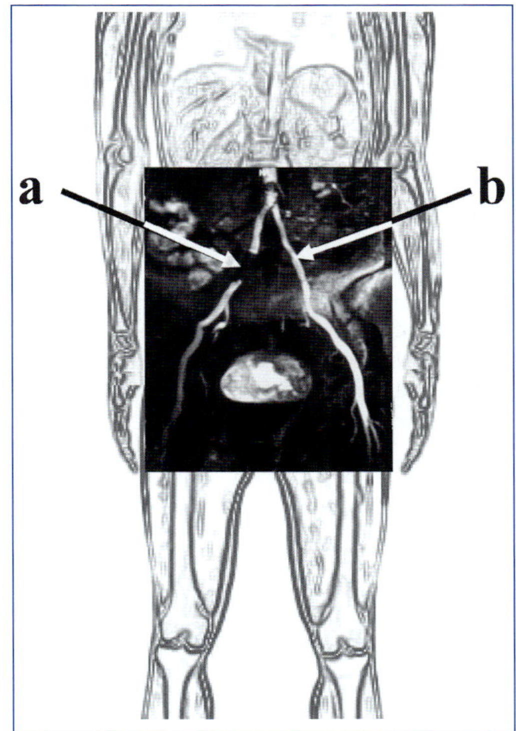

Abb. 5.18 Darstellung von Stents in den Beckenarterien mit Hilfe einer kontrastmittelgestützten MRA. **a** Ferromagnetischer Stent. **b** Paramagnetischer Stent (nur sichtbar im Vergleich mit der Röntgenaufnahme).

Am 2. Juli 2011 enthielt die zitierte Liste 589 Einträge zu der Rubrik „Coils, Filters, Stents and Grafts". Danach gelten 276 Endoprothesen als „sicher", bei den 2 als „unsicher" eingestuften Implantaten handelt es sich um Embolisationsspiralen und bei den verbleibenden 211 Einträgen sind selbst schwach ferromagnetische Stents als „bedingt sicher" aufgeführt.

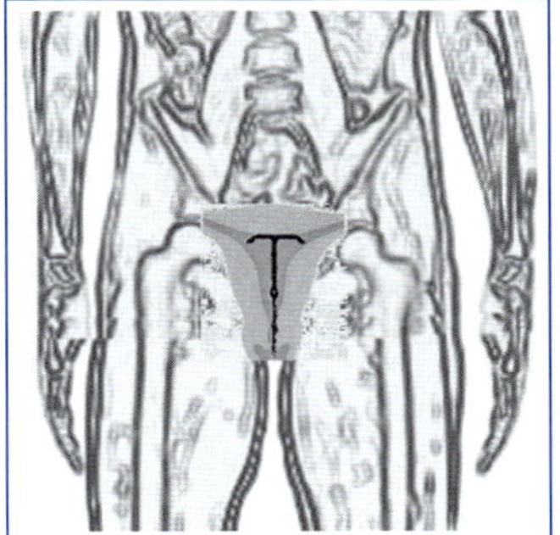

Abb. 5.19 Symbolisierte Darstellung eines mechanischen Kontrazeptivums.

Mechanische Kontrazeptiva

Mechanische Kontrazeptiva sind größtenteils aus Kunststoff und damit völlig unbedenklich im MR (**Abb. 5.19**). Am 2. Juli 2011 enthielt die vorher zitierte Liste 10 Einträge zu der Rubrik „Intrauterine Devices (IUDs)". Danach gelten 8 Kontrazeptiva als „sicher" und bei 2 Einträgen wird ein „bedingt sicher" angeführt. Eine mögliche Beeinflussung durch das Magnetfeld liegt nicht vor, weil die verwendeten Materialien in der Regel diamagnetisch sind. Ein Magnetfeld tritt potenziell in Wechselwirkung mit dem sich ausbildenden Magnetfeld eines ferromagnetischen Materials. Letzteres ist wiederum eine Funktion der magnetischen Suszeptibilität. Repräsentativ für biologisches Gewebe kann man die magnetische Suszeptibilität des Wassers annehmen:

- Wasser:
  $-9{,}03 \cdot 10^{-6}$

Neben Plastik sind üblicherweise diamagnetische Materialien im Einsatz

- Kupfer:
  $-9{,}65 \cdot 10^{-6}$
- Silber:
  $-25 \cdot 10^{-6}$

Unter Berücksichtigung dieser Materialeigenschaften kommt es zu keiner Kraftwirkung des Magnetfelds auf mechanische Kontrazeptiva.

Bei leitenden Spiralstrukturen ist bei einer Hochfeld-MRT (≤ 3 T) die Ausdehnung zu berücksichtigen. Hier spielt wieder die potenziell geringe Wahrscheinlichkeit einer Einkopplung des HF-Feldes in die leitende Struktur eine Rolle.

Zahnspangen und Fixierplättchen

MERKE

Zahnspangen sind von ihren Dimensionen her zu klein, als dass eine Einkopplung mit dem HF-Feld eine Rolle spielen sollte.

Die verwendeten Fixierplättchen können ferromagnetisch sein (**Abb. 5.20**). Auf Grund des geringen Gewichts sind aber die wirksam werdenden magnetischen Torsions- und Anziehungskräfte in der Regel vernachlässigbar.

Am 2. Juli 2011 enthielt die vorherige zitierte Liste 19 Einträge zur Rubrik „Dental Implants“. Danach gelten 6 als „sicher“. 3 Implantate enthalten „Mini-Magnete“ und gelten damit als „unsicher“ und die verbleibenden 10 Einträge verweisen auf „bedingte Sicherheit“ als Folge von schwachem Ferromagnetismus. Es gibt bisher keine bekannten dokumentierten Vorfälle.

Körperschmuck

MERKE

Die Dimensionen üblichen Körperschmucks reichen nicht aus, um hinsichtlich ferromagnetischer Anziehung oder Torsion eine Gefährdung darzustellen (**Abb. 5.21**).

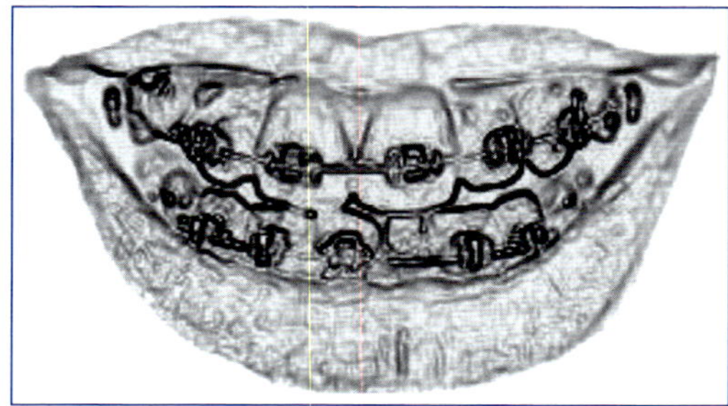

Abb. 5.20 Symbolisierte Darstellung von Zahnspangen.

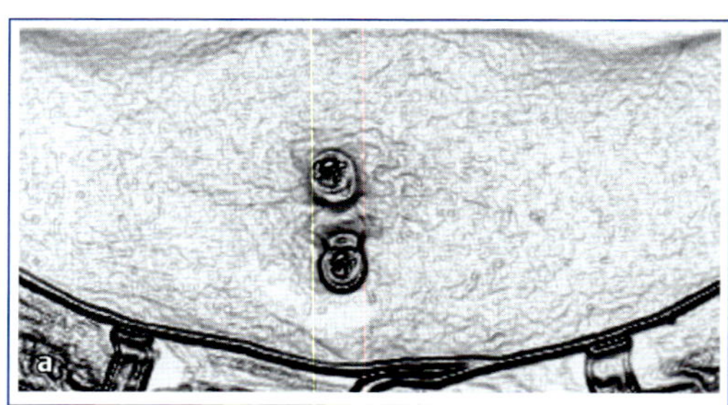

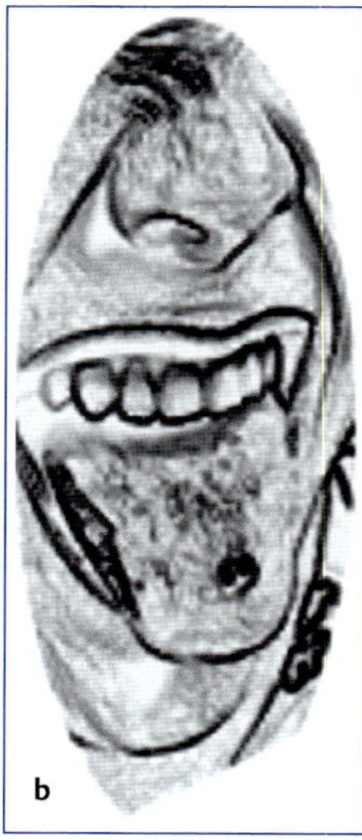

Abb. 5.21 Symbolisierte Darstellungen von „Körperschmuck“.
a Bauchnabelpiercing.
b Zungenpiercing.

Die Dimensionen üblichen Körperschmucks reichen auch nicht aus, um über eine potenzielle HF-Einkopplung zu einer Erwärmung zu führen. Es gibt keine bekannten Berichte zu Vorfällen in Verbindung mit Körperschmuck.

Wechselwirkung mit HF

EKG-Elektroden

Jeder elektrisch leitende ausgedehnte Leiter kann in der Nähe der sendenden Körperspule als Antenne fungieren und als Kopplungsmedium für die verwendete elektromagnetische (HF-)Strahlung dienen.

CAVE

Es können sich dabei Spitzenspannungen von über 3000 V aufbauen, die über einen Ableitstrom in den Patienten mit einem entsprechenden Funkenflug Verbrennungen verursachen können.

EKG-Elektroden, insbesondere deren Zuleitungen, stellen langgestreckte Antennen dar, in die die elektrische Komponente der verwendeten Hochfrequenzstrahlung einkoppeln kann.

MR-kompatible EKG-Elektroden sind explizit getestet, zugelassen und stellen kein Sicherheitsrisiko dar (**Abb. 5.22**). Die Zuleitungen haben einen entsprechenden Innenwiderstand oder es sind andere Maßnahmen getroffen worden, die einen Spannungsaufbau unterbinden. Neuere Systeme verwenden kurze elektrische Zuleitungen und gehen schnell auf eine Hochfrequenzübertragungsstrecke.

Fatal ist eine Verwendung ähnlich aussehender aber nicht MR-kompatibler EKG-Elektroden und eine Zuleitungsverlängerung mit Lage parallel zur Verkleidung, hinter der sich die Sendespule befindet.

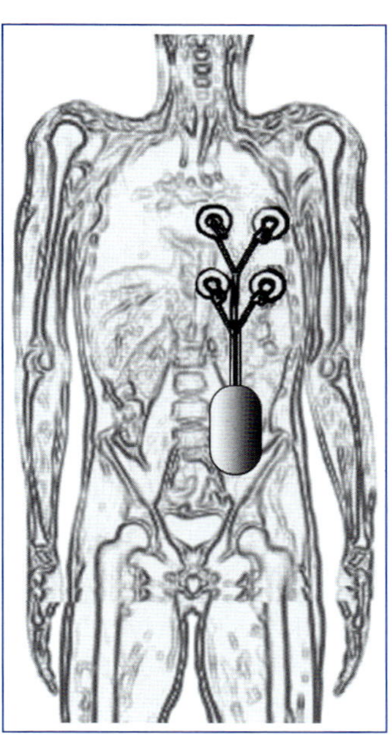

Abb. 5.22 Symbolisierte Darstellung von EKG-Elektroden.

Patientenbedingte Stromschleifen

CAVE

Menschliches Gewebe leitet Strom zwar schlecht, aber es leitet. So kann der Patient ungewollt selbst Stromschleifen bilden, bevorzugt mit kleinen Funkenstrecken, die zu entsprechenden Verbrennungen führen können.

Die zu vermeidenden Positionen sind in **Abb. 5.23** illustriert.

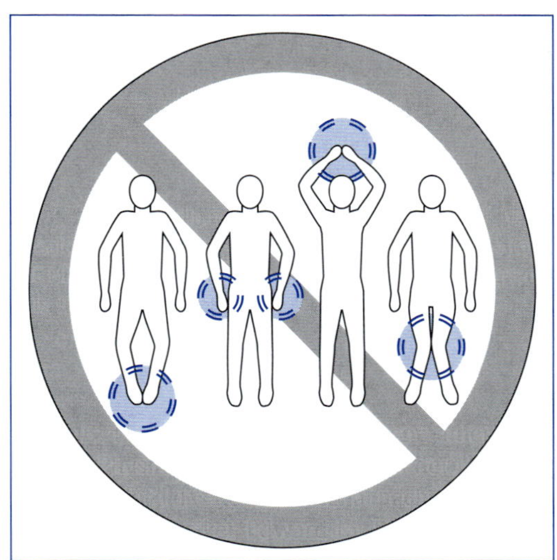

Abb. 5.23 Symbolisierte Darstellung von potenziellen Induktionsschleifen, die vom Patientenkörper selbst gebildet werden.

Es gibt Berichte, wonach es bei punktförmiger Haut-zu-Haut-Berührung zu punktuellen Verbrennungen II. und III. Grades gekommen ist. Bei kleinen Kontaktflächen können sich an den Übergangsstellen sehr hohe Stromdichten ergeben, die zu den entsprechenden Verbrennungen führen. Die betroffenen Patienten hatten während der MR-Untersuchung nur ein kurzes Pieksen bzw. Zwicken verspürt. Durch Textilien oder andere Hilfsmittel sind punktuelle Kontaktflächen zu vermeiden oder der Patient darauf hinzuweisen, dass er in seiner Haltung für eine großflächige Kontaktfläche sorgen muss.

Tätowierungen und permanentes Make-up

In der Literatur wird unterschieden zwischen einer kosmetischen Tätowierung (permanenter Lidschatten) und dekorativen Tätowierungen (**Abb. 5.24** und **5.25**).

MERKE

Auf Grund berichteter Fälle gelten allgemein dekorative Tätowierungen als problematischer als kosmetische Tätowierungen.

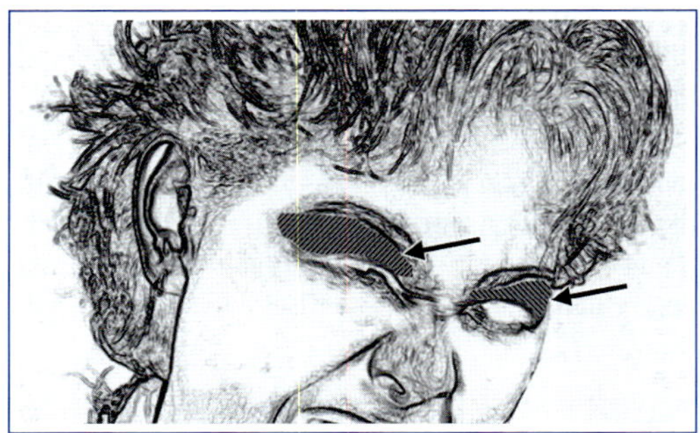

Abb. 5.24 Symbolisierte Darstellung einer kosmetischen Tätowierung (z. B. Permanent-Lidschatten).

In allen Fällen geht es um den Inhalt der injizierten Farben, die entweder ferromagnetischer Natur sind und/oder elektrisch leitend. Bei ferromagnetischen kosmetischen Tätowierungen können die Resonanzfrequenzen im Bereich der Tätowierung auf Grund der örtlich leicht verstärkten Magnetfeldstärke tätowierungsbedingt erhöht sein, was zu einer fehlerhaften örtlichen Zuordnung führt (z. B. können die Augenlider bei transversaler Schnittführung abgehoben dargestellt sein). Im Zusammenhang mit kosmetischen Tätowierungen liegen ebenfalls Berichte zu transienten Hautirritationen vor. In einem bekannten Fall ist es nach der MR-Untersuchung zu einem Zuschwellen der Augen gekommen, wobei dieser Zustand sich innerhalb der folgenden Stunde als reversibel erwies.

Bei dekorativen Tätowierungen sind Verbrennungen zweiten und dritten Grades bekannt. Die zugrunde liegenden Mechanismen sind noch nicht voll verstanden. Nur bei etwa 1,5% aller Tätowierungen kommt es zu Komplikationen in Form von dramatischer Hautreizung bis hin zur Bläschenbildung.

Es gibt Empfehlungen, solche Tätowierungen mit einem nassen Tuch abzudecken – es gibt aber keine Arbeiten darüber, ob und warum das funktioniert.

In jedem Fall ist ein Patient mit einer Tätowierung über potenzielle Reaktionen aufzuklären.

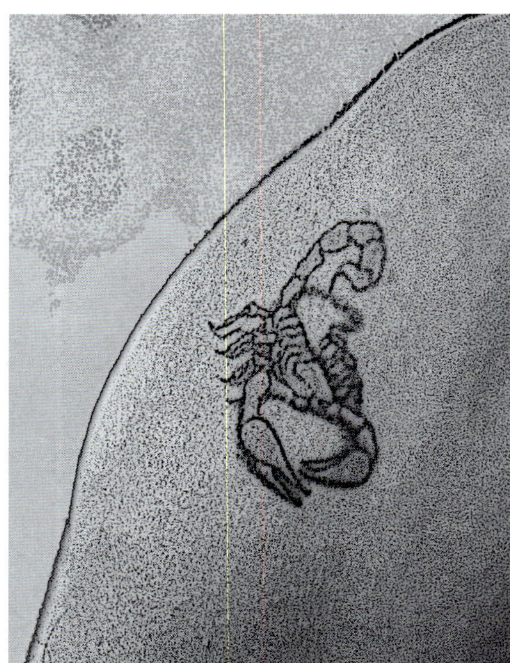

Abb. 5.25 Symbolisierte Darstellung einer dekorativen Tätowierung.

TIPPS FÜR DIE PRAXIS

Während der Untersuchung muss die MTA darauf vorbereitet sein, die Messung sofort abzubrechen, wenn der Patient eine Hitzeempfindung signalisiert.

Der zugrunde liegende Wechselwirkungsprozess ist mit hoher Wahrscheinlichkeit auf die zur Anregung und Refokussierung verwendete elektromagnetische Strahlung zurückzuführen, deren Einfluss mit Abbruch der Messung mit sofortiger Wirkung terminiert ist.

SAR-Belastung des Patienten

MERKE

Mit jedem HF-Puls wird dem Patienten Energie zugeführt. Die Energieportionen reichen zwar nicht aus, um Molekülketten aufzubrechen, Mutation oder Radikale zu bilden, wie man das bei Verwendung von Röntgenstrahlung hat, aber die Wassermoleküle werden zum schnelleren Tummeln angeregt. Dem Patienten wird es unter Umständen warm.

Die Energie pro Zeiteinheit wird als spezifische Absorptionsrate (SAR) bezeichnet. Die SAR ist proportional zum Quadrat der verwendeten Resonanzfrequenz, proportional zum Quadrat der vom HF-Puls verwendeten B_1-Amplitude, umgekehrt proportional zur inneren Leitfähigkeit des Patienten und proportional zur fünften Potenz des Patientenumfangs (**Abb. 5.26**).

Der Mensch braucht einen grundlegenden Energieumsatz, um warm zu bleiben. Diese sog. metabolische Grundrate liegt etwa bei 0,9 W/kg. Die MR-Sicherheitsrichtlinie IEC60 601-2-33 betrachtet eine Energiezufuhr von 2 W/kg (das sind also 160 W für eine 80 kg wiegende Person) als unbedenklich. Von 2 W/kg bis 4 W/kg ist der Patient zu überwachen. Der Energieumsatz von 4 W/kg entspricht etwa dem metabolischem Umsatz eines Marathonläufers. Über 4 W/kg hinaus darf der Patient nicht belastet werden und der Hersteller des MRT muss dieses über eine entsprechende Verriegelung sicherstellen. Die in der IEC60 601-2-33 dokumentierte SAR-Tabelle enthält weitere Randbedingungen. Welche dieser Randbedingungen gerade grenzwertig ist, wird vom MR-System mit einem sog. RF-Watchdog überwacht. Da die B_1-Amplitude des Anregungs- oder Refokussierungspulses quadratisch in die SAR-Gleichung angeht, und da z. B. eine 90°-Anregung auch mit niedrigerer B_1-Amplitude aber mit längerer Einstrahldauer erreicht werden kann, gibt es sog. „low-SAR" HF-Pulse.

MERKE

Der Nachteil dieser „low-SAR" HF-Pulse liegt in ihrer Länge. Dadurch werden die erreichbaren Echozeiten länger und damit leidet die Bildqualität.

Zudem braucht man mehr Zeit pro Schicht und es reduziert sich die Anzahl der möglichen Schichten bei gleichem TR.

Man sollte sich auch darüber im Klaren sein, dass sich jeder HF-Puls, sei es ein regionaler Sättiger oder ein Fettsättigungspuls, sei es ein Inversions-, ein Anregungs- oder Refokussierungspuls oder ein Magnetisierungstransferpuls, belastend auf den Patienten auswirkt. Man sollte regelmäßig kritisch hinterfragen, welche und ob regionale Sättiger wirklich notwendig sind. Die SAR ist auch eine Funktion des „effektiven" Expositionsbereichs.

Eine sendende Kopf- oder Extremitätenspule wird in der Regel kein SAR-Problem verursachen. Es bleibt noch anzumerken, dass die vorgegebenen Grenzwerte eine Funktion der Temperatur innerhalb der Patientenöffnung sind. Wird der SAR-Grenzwert erreicht, so zeigt das System eine Reihe von Vorschlägen, welche Aktionen notwendig sind, um einen Start der Messung zu erreichen.

Was an Vorschlägen in der Regel nicht automatisch angeboten wird, ist die Verkürzung der ETL und die Anwahl von parallelen Akquisitionstechniken.

Jeder Hersteller hat 2 Pfade zur SAR-Bestimmung. Ein Pfad verwendet die eingegebene Patienteninformation zur SAR-Abschätzung. In einem weiteren Pfad wird die potenzielle SAR über die bei der HF-Justagemessung ermittelten Werte bestimmt.

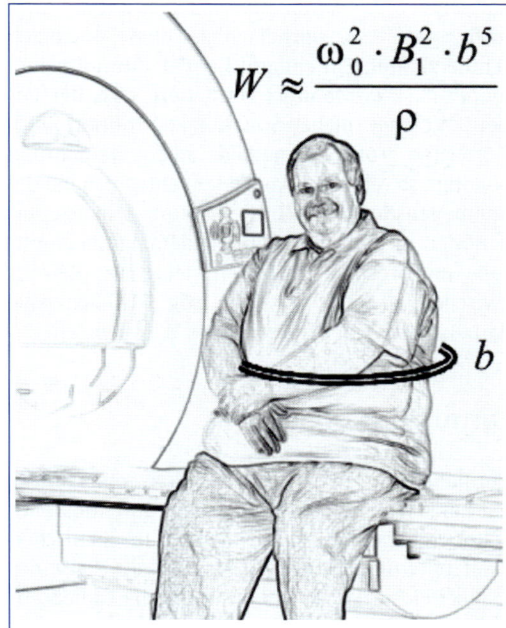

Abb. 5.26 Symbolisierte Darstellung der SAR-Belastung eines Patienten (mit freundlicher Genehmigung der Siemens AG).

Der schlimmste Fall dieser beiden Betrachtungen wird als tatsächliche SAR-Belastung für den Patienten angesetzt. Die IEC-Richtlinie gibt vor, dass die 2 W/kg respektive 4 W/kg über 6 Minuten zu mitteln sind. Das kann zu der Systemreaktion führen, dass nach einer Messung eine Zwangspause von wenigen Sekunden eingelegt wird, bevor das System mit einer Folgemessung fortfährt.

Periphere Nervenstimulation (PNS)

Ein schnelles Schalten großer Magnetfeldgradienten führt zu einer Spannungsinduktion in leitende Stromschleifen (**Abb. 5.27**). Auch wenn der Mensch ein schlechter Leiter ist, mit den heutigen Magnetfeldgradienten lassen sich leicht Spannungen induzieren, deren Größenordnung in die Nähe der bioelektrischen Steuersignale unserer Extremitätenmuskulatur heranreicht:

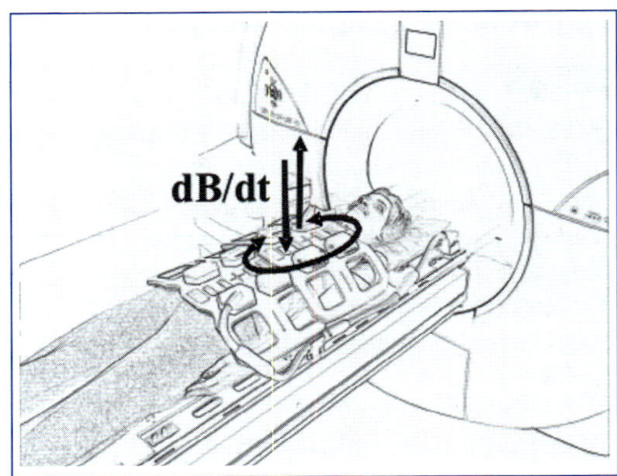

Abb. 5.27 Symbolisierte Darstellung einer Spannungsinduktion in den menschlichen Körper, als Folge einer schnellen Änderung der örtlich vorliegenden Magnetfeldstärke (schnelles Schalten von Magnetfeldgradienten) (mit freundlicher Genehmigung der Siemens AG).

CAVE

Es kann zu einer Verkrampfung der Muskulatur kommen.

Der Effekt ist vergleichbar mit den kommerziell erhältlichen Muskelstimulatoren, leider mit der MRT nicht ganz so vorhersehbar und potenziell schmerzhafter. Ein entsprechender „Stimulationsmonitor" (PNS-Monitor) verhindert, dass der Patient mit einer solchen Situation konfrontiert wird. Wird eine große Magnetfeldgradientenamplitude benötigt, so reduziert das System entsprechend die Rampenanstiegszeit. Wird eine kurze Anstiegszeit benötigt, so wird die Magnetfeldgradientenamplitude entsprechend reduziert. Liegt der Bereich zwischen 80 und 100% der sog. PNS-Schwelle, dann kommt ein entsprechendes Warnfenster.

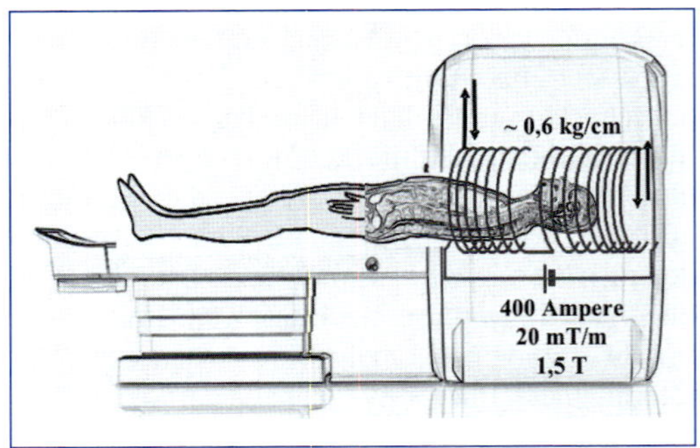

Abb. 5.28 Symbolisierte Darstellung der Krafteinwirkung auf die z-Komponente einer Magnetfeldgradientenspule.

Lärmbelästigung

Der holländische Physiker Hendrik Antoon Lorentz hat herausgefunden, dass ein stromdurchflossener Leiter in einem Magnetfeld einer mechanischen Kraft unterliegt, der sog. Lorentz-Kraft. Bei einer Magnetfeldstärke von 1,5 T und einem Gradientenstrom von etwa 600 A berechnet sich die Kraftwirkung auf eine einzelne Gradientenspulenwicklung etwa proportional zu einer Gewichtskraft von 288 kg. Diese Kraft wirkt, so lange Strom fließt (**Abb. 5.28**). Die Dauer für einen Schichtselektionsgradienten liegt z. B. bei 2,5 ms. Die Wiederholfrequenz, von Kraftwirkung zu keiner Kraftwirkung, liegt damit bei 200 Hz.

Das ergibt einen Ton zwischen „a" (220 Hz) und „g" (196 Hz). Bei einer Bandbreite von 195 Hz/Pixel beträgt die Einschaltdauer eines Frequenzkodiergradienten 5,128 ms. Die Frequenz von Kraftwirkung zu keiner Kraftwirkung wäre damit 97,5 Hz, welches dicht am „G" (98 Hz) liegt. Unglücklicherweise sind das alles unterschiedliche Frequenzen mit teilweiser diskontinuierlicher Periodizität, sodass letztlich nur ein „Knattern" übrig bleibt. Ein Lärmpegel wird in Dezibel gemessen (dB). Geräusche bis 33 dB gelten als „leise", bis 99 dB gelten sie als „normal", darüber hinaus als unangenehm mit potenzieller Schädigung des Hörorgans. Nach der MR-Sicherheitsrichtlinie IEC60 601-2-33 darf kein Gerät auf den Markt gebracht werden, welches zu irgendeinem Zeitpunkt an irgendeiner Stelle mehr wie 140 dB produziert.

Am Ohrbereich des Patienten liegt der maximal zulässige Geräuschpegel bei 99 dB(A). Wie dieser Wert erreicht wird, bleibt dem Untersuchenden überlassen.

Nephrogene systemische Fibrose (NSF)

Die nephrogene systemische Fibrose wurde als Krankheitsbild erstmals im Jahre 2000 publiziert (**Tab. 5.1**). 2006 wurde durch eine Veröffentlichung des AKH Wien auf einen Zusammenhang mit Gd-haltigen Kontrastmitteln verwiesen. Nach dieser Studie haben 5 von 9 terminal niereninsuffiziente Patienten Symptome der nephrogenen systemischen Fibrose entwickelt.

Mit dieser Arbeit ist die Unbedenklichkeit gadoliniumhaltiger Kontrastmittel in Frage gestellt worden. Einige gadolinium-haltige Kontrastmittel scheinen weniger betroffen zu sein als andere. In einer Routinesitzung vom 5. Mai 2009 hat das Bundesministerium für Arzneimittel und Medizinprodukte entsprechend der Empfehlung des CHMP (Committee for Human use of Medical Products) eine Klassifizierung der derzeitigen Gd-haltigen Kontrastmittel in 3 Risikogruppen bekannt gegeben. Die Einstufung ist in **Tab. 5.2** aufgeführt. Unter Berücksichtigung der Anzahl der Untersuchungszahlen pro Jahr (ca. 22 Millionen) und den Mengen an verabreichten Kontrastmitteln (ca. 341 000 l), ins Verhältnis gesetzt zu den bisher bekannten Fällen (< 500), kann das Risiko eine NSF-Erkrankung als äußerst gering eingestuft werden. Das Restrisiko bei der Verwendung gadoliniumhaltiger Kontrastmittel, sollte trotzdem nicht unterschätzt werden.

Tabelle 5.1 Stichpunkte zur nephrogenen systemischen Fibrose.

Nephrogene systemische Fibrose

► Hautbefall
► Fibrosierung der inneren Organe
  ► Zwerchfell
  ► Herz
  ► Lunge
  ► Skelettmuskulatur
  ► Ösophagus
  ► Niere
  ► Mortalität ca. 5 %

1997 erstmalig beschrieben
2000 Erstpublikation
2006 Verbindung zu Gd-haltigen Kontrastmitteln

Tabelle 5.2 Zusammenfassung der BfArM-Sitzung vom 5. Mai 2009 (Zugriff am 7. Juli 2011 unter http://www.bfarm.de/DE/Pharmako-vigilanz/risikoinfo/2008/gadoliniumhaltige-km.html>).

Risikogruppe	Kontrastmittel	Hersteller
geringes Risiko	Dotarem	► Guerbet
	Gadovist	► Bayer Healthcare
	ProHance	► Bracco Diagnostics
mittleres Risiko	Vasovist	► Bayer Healthcare
	MultiHance	► Bracco Diagnostics
hohes Risiko	Omniscan	► GE Healthcare
	OptiMark	► Mallinckrodt Inc.
	Magnevist	► Bayer/Schering

„Empfindungen" in Gegenwart eines starken Magnetfelds

Die berichteten „Empfindungen" in Gegenwart eines starken magnetischen Feldes reichen vom metallischen Geschmack bis zur Gleichgewichtsstörung. Diese „Empfindungen" sind natürlich abhängig von der „Empfindlichkeit" des Empfindenden. Relevant und reproduzierbar sind solche „Empfindungen" erst ab einer magnetischen Feldstärke ≥ 3 T. Wenngleich man auch bei 1,5 T schon durch hastige Bewegungen im Gradientenfeld des statischen Magneten eine temporäre Irritation des Gleichgewichtsorgans provozieren kann. Bei schneller Änderung des Magnetfeldes z. B. durch Absenken des Kopfes in Richtung Patientenöffnung, um den Patienten nach seinem Wohlbefinden zu befragen, kommt es potenziell zur Induktion eines Stromes im Bereich des Gleichgewichtsorgans, welches seine Empfindungen entsprechend kommuniziert.

6 Programme, Protokolle und Sequenzen

Im Rahmen der Qualitätssicherung in der Radiologie und als Resultat kontinuierlicher Weiterbildung und neuer wissenschaftlicher Erkenntnisse gibt es Indikationstabellen und Richtlinien, die den Rahmen für potenzielle Untersuchungsprogramme vorgeben. Von der KBV und der BÄK werden für die einzelnen Indikationen Randbedingungen für die Protokollparameter vorgegeben. Die Hersteller machen ihrerseits Vorschläge, die in „Studien" abgelegt sind (**Abb. 6.1**).

TIPPS FÜR DIE PRAXIS

Während der Installationsphase des Kernspintomografen setzt sich der Radiologe in der Regel mit einem Applikationsspezialisten zusammen, um diese Studien entsprechend seiner Ausbildung und seinem aktuellen Kenntnisstand zu modifizieren und abzuspeichern – jeder Systembediener hat also immer einen Startpunkt.

In dieser Vorgabe, die z.B. nach Region und typischer Untersuchung organisiert sein kann, finden sich sog. Programme. Diese Programme beinhalten die einzelnen zu fahrenden Untersuchungen, von der Übersichtsaufnahme angefangen bis hin zu den unterschiedlichen Bildkonstrasten und den zu fahrenden Orientierungen.

Das Programm besteht aus einzelnen Protokollen. In der Regel sind diese Protokolle mit Namen abgespeichert, die Bildkontrast, Sequenz und Orientierung beinhalten. In der Protokollstruktur selbst sind dann die einzelnen möglichen Parameter festgelegt wie z.B.:

- Sequenz
- Anzahl der Schichtgruppen
- Schichten pro Gruppe
- Distanzfaktor zwischen den Schichten
- Orientierung
- Phasenkodierrichtung
- Phasenoversampling
- Bildbereich und -asymmetrie
- Schichtdicke
- Matrixgröße
- TR, TE
- Anzahl der Mittelungen

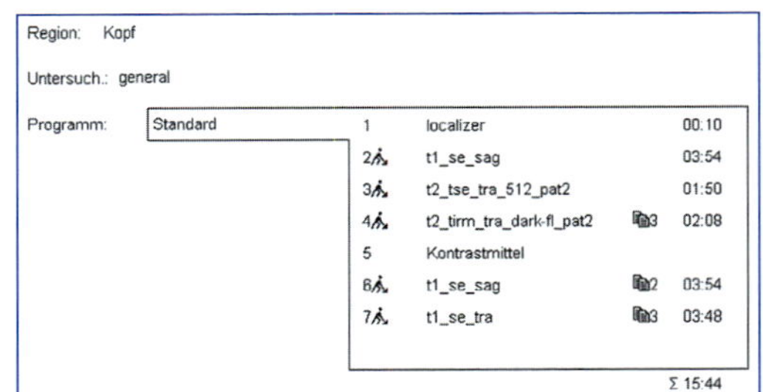

Abb. 6.1 Illustration einer möglichen Messprogrammselektion.

Grundlegend für das Protokoll ist dabei die verwendete Bildgebungssequenz, da über diese Sequenz u.a. festgelegt ist, welche Protokollparameter mit welchem Wahlbereich zur Verfügung stehen.

Im Rahmen der Qualitätssicherung in der Radiologie hat die KBV hier Randbedingungen vorgegeben, deren Einhaltung Voraussetzung für eine Abrechenbarkeit darstellen. Eine Abweichung vom Leistungsinhalt ist entsprechend fachlich und schriftlich zu begründen.

Verknüpft mit dem EBM-Radiologe der KBV sind die Richtlinien der BÄK. Hier finden sich Randbedingungen für die zu fahrenden Protokollparameter hinsichtlich:

- Abdeckungsvolumen
- Schichtorientierung
- nicht zu unterschreitende räumliche Auflösung
- Wichtungen
- aufzulösende anatomische Strukturen
- sonstige zu erbringende Leistungen

„Bildqualität"

Die „Qualität" eines MR-Bildes wird durch eine Reihe von quantifizierbaren Größen beschrieben. Wie schon früher angedeutet, empfangen die Spulen eine sporadische elektromagnetische Strahlung, die primär aus dem Patienten selber kommt, das Rauschen. Jedes induzierte Signal wird entsprechend seiner Frequenz einem Ort zugeordnet und der zugehörige Bildpunkt bekommt den Grauwert entsprechend der detektierten Signalamplitude. Es ist zu hoffen, dass das induzierte Kernspinsignal mit seiner Amplitude die üblichen durch das elektromagnetische Rauschen induzierten Signalamplituden um ein Vielfaches übertrifft. Ein Maß für die Bildqualität ist das Verhältnis von Signalamplitude zur Rauschamplitude (SNR). Für die diagnostische Sicherheit ist der Unterschied in Kontrast zwischen normalem und krankhaftem Gewebe von Relevanz. Als Kontrast bezeichnet man im Allgemeinen den Signalunterschied von zu unterscheidenden Gewebestrukturen. Liegt diese Differenz in der Größenordnung der durch das elektromagnetische Rauschen bedingten Schwankungen der Signalamplituden, so dürfte das für die diagnostische Sicherheit problematisch werden. Ein weiteres Maß für die Bildqualität ist also das Verhältnis der Signaldifferenzen (Kontraste) zum Rauschen (CNR). Weitere Bildqualitätsmerkmale liegen z. B. in einer homogenen „Ausleuchtung" innerhalb der darzustellenden Schicht. Gleiches Gewebe sollte an jedem Ort der Schicht mit der gleichen Signalintensität dokumentiert sein.

Signal-Rausch-Verhältnis (SNR)

Eine rudimentäre Möglichkeit, Bildqualität mit einem quantitativem Wert zu charakterisieren, besteht in der Ermittlung von einer mittleren Signalintensität einer Region (Region of Interest, ROI) und der dazugehörigen Standardabweichung dieses Signals (Wurzel aus dem Mittelwert der quadratischen Abweichungen vom mittleren Signalwert; **Abb. 6.2**). Dieses Werkzeug ist in der Regel unter „Werkzeuge" zu finden und die Auswahl von „ROI" erlaubt das Einzeichnen eines zu bewertenden Bereichs und liefert in der Regel u. a. den mittleren Intensitätswert und die Standardabweichung (SD). Rudimentär auch aus dem Grunde, weil der Bereich evtl. andere Gewebeanteile enthält. Aus dem gleichen Grund kann die SD eine höhere Signalschwankung vortäuschen als durch das Signalrauschen erwartet werden würde.

Umgekehrt kann der Hersteller auch vor der Darstellung einen Bildfilter vorgeschaltet haben, der eine bessere Signalqualität vortäuscht.

Kontrast-Rausch-Verhältnis (CNR)

Das CNR ergibt sich aus der Differenz zweier mittlerer Signalintensitäten dividiert durch das gemessene Rauschen (Standardabweichung). Dieses CNR ist ein Maß für die „Wichtung" und gleichzeitig ein Garant für die diagnostische Sicherheit bei der Identifikation pathologischer Strukturen (**Abb. 6.3**).

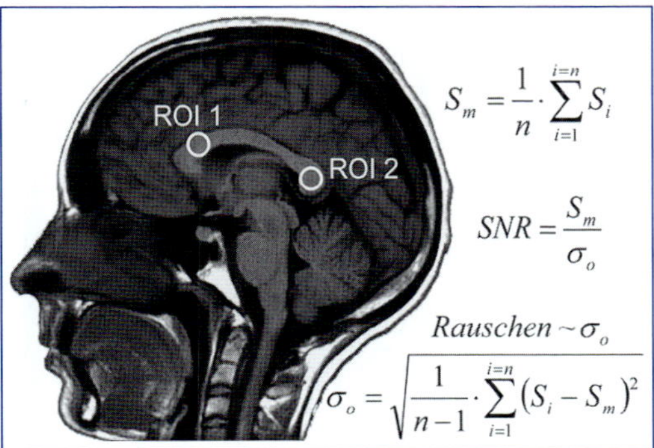

Abb. 6.2 Illustration einer möglichen Ermittlung des SNR. Ein ROI liefert in der Regel den mittleren Signalwert und die Standardabweichung (als Maß für das Rauschen). Bei homogener Bildausleuchtung sollte ROI 1 den gleichen mittleren Signalwert liefern (S_m) wie ROI 2. S_i steht dabei für die Signalintensität jedes Pixels innerhalb einer ROI.

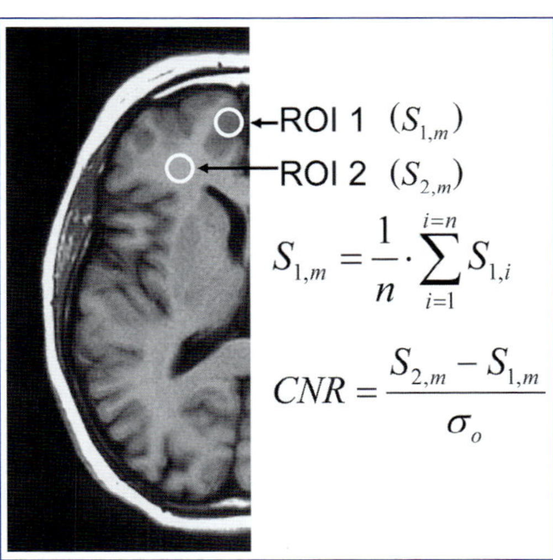

Abb. 6.3 Illustration einer möglichen Ermittlung des CNR zweier unterschiedlicher Gewebearten. ROI 1 liefert $S_{1,m}$. ROI 2 liefert $S_{2,m}$. Beide sollten eine ähnliche Standardabweichung SD zeigen (SD= σ_0).

Parameter, die nicht im relativen SNR dokumentiert sind

Das SNR dient der Quantifizierung der Bildqualität. Alle Hersteller bieten einen sog. relativen SNR-Indikator an, der dem Untersucher anzeigen soll, welchen Einfluss eine Protokollparameterveränderung auf die Bildqualität haben wird. Einige Parameter stehen nicht in dieser Gleichung, da sie z. B. von gewebespezifischen Parametern abhängen und damit auf unterschiedliches Gewebe unterschiedliche Auswirkung haben. Zu diesen Parametern gehören TR, TE und der Distanzfaktor (Schichtlücke).

Repetitionszeit (TR)

Die Größe des induzierten Signals ist

$$S \sim \frac{dM_{x,y}}{dt} \sim M_0 \cdot (1 - e^{-T_R/T_1}) \cdot e^{-T_E/T_2}$$

und hängt also u. a. davon ab, wie schnell sich die longitudinale Kernmagnetisierung erholt:

$$M_Z = M_0 \cdot (1 - e^{-T_R/T_1})$$

In **Abb. 6.4** sind links die Erholkurven für weiße Hirnsubstanz (WS), graue Hirnsubstanz (GS) und Liquor skizziert.

CNR bezeichnet das Kontrast-Rausch-Verhältnis zwischen 2 Gewebeparametern, in diesem Fall den Kontrastunterschied zwischen WS und GS. Bei nur einer Akquisition liegt der optimale Kontrast zwischen grauer und weißer Hirnsubstanz (unter Berücksichtigung der T1-Relaxationszeiten bei einem 1,5-T-System) bei einem TR von 800 ms. Da es sich um eine Differenzierung hinsichtlich der T1-Relaxation handelt, spricht man bei diesem TR von einer T1-Wichtung (T1w). Verlängert man das TR

- wird der T1-Kontrast in der Regel schlechter (s. CNR-Kurve),
- wird die Messzeit verlängert,
- wird die SAR verringert,
- wird das SNR verbessert,
- bei Multischicht-Sequenzen können mehr Schichten gefahren werden.

Da dieser Einfluss für die verschiedenen Gewebearten unterschiedlich ist, kann er nicht in der relativen SNR-Gleichung dokumentiert werden.

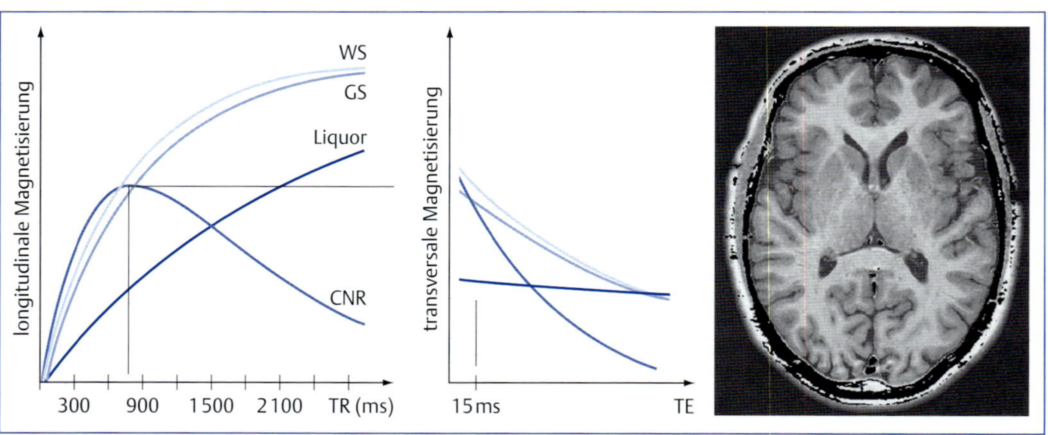

Abb. 6.4 Illustration des Zusammenhangs zwischen Erholung der longitudinalen Kernmagnetisierung nach Anregung, Umwandlung in eine signalinduzierende transversale Kernmagnetisierung und Darstellung der Amplitudenverhältnisse als Helligkeitswert in einem Bild. WS – weiße Hirnsubstanz, GS – graue Hirnsubstanz, CNR – Kontrast-Rausch-Kurve als Maß für den erreichbaren Kontrast zwischen grauer und weißer Hirnsubstanz.

Echozeit (TE)

MERKE

Die Echozeit (TE; **Abb. 6.5** und **6.6**) ist die Zeit zwischen Anregung und Datenakquisition. Ihre Länge bestimmt den Einfluss der T2-Relaxation auf den Bildkontrast.

Eine lange Repetitionszeit unterdrückt den Einfluss der T1-Relaxation, weil kein Unterschied in der Erholung mehr zu erkennen ist. Eine kurze TE unterdrückt den Einfluss der T2-Relaxation und damit verbleibt dominierend nur noch der Einfluss der Protonendichte (PDw). Verlängert man die Echozeit TE,

- erhöht man den Einfluss der T2-Relaxation auf den Bildkontrast,
- erhält man damit ein T2w-Protokoll (T2w),
- wird das SNR schlechter, weil das Signal sich vermindert je länger man nach der Anregung mit der Datenakquisition wartet,
- so wird dadurch im Allgemeinen die Messzeit für eine Schicht verlängert (weniger Schichten pro TR; bedingte Ausnahme: Multi-Echo-Sequenz).

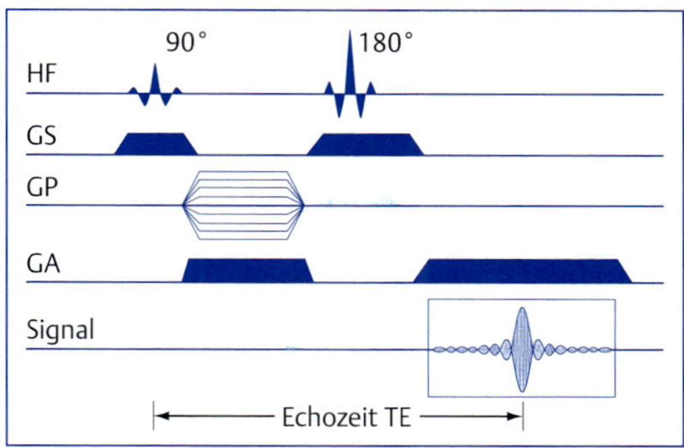

Abb. 6.5 Illustration der Echozeit bei einer Spin-Echo-Sequenz. Generell gilt als Echozeit der Abstand vom Mittelpunkt des HF-Anregungspulses bis zum Zeitpunkt der maximalen Signalinduktion (Rephasierungspunkt aller transversalen Kernmagnetisierungen in der Schicht).

Verkürzt man die Echozeit TE,

- so verringert man den Einfluss der T2-Relaxation auf den Bildkontrast,
- verbessert man das SNR (Signal ist direkt nach der Anregung am stärksten).

MERKE

Über die Schichtschleifenzeit besteht eine Verkettung von TE und TR. Wird die TE verlängert, so wird entsprechend mehr Zeit pro Schicht gebraucht, d. h. es passen weniger Schichten in ein gewähltes TR.

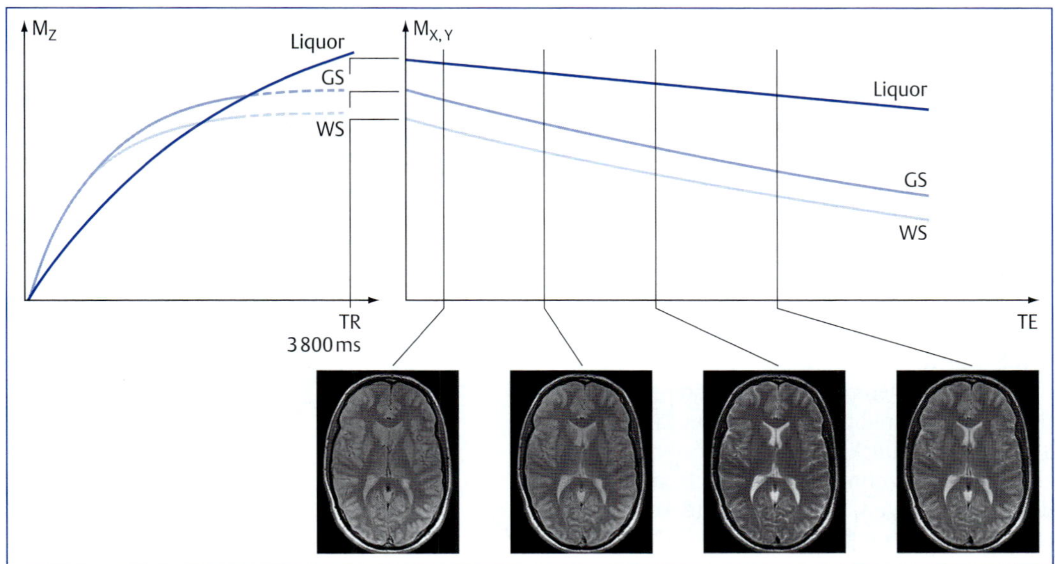

Abb. 6.6 Illustration der Konsequenz verlängerter Echozeiten. Der Distanz zwischen den einzelnen Kurven, den Signalabfall in der entsprechenden Substanz charakterisierend, repräsentiert sich als Signalunterschied (Kontrast) im Bild.

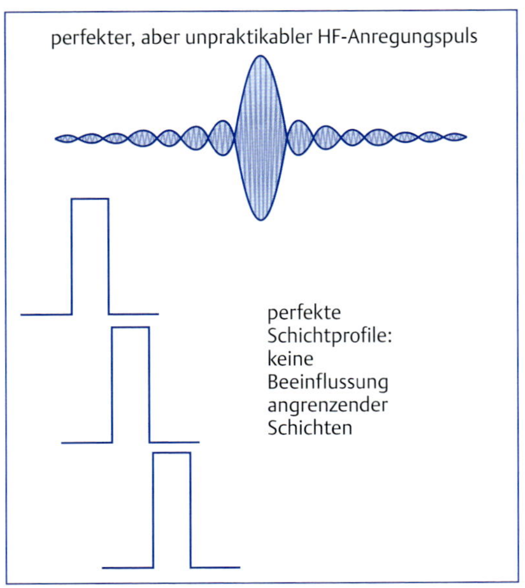

Abb. 6.7 Illustration eines perfekten, aber unpraktikablen (zu langen) HF-Pulses.

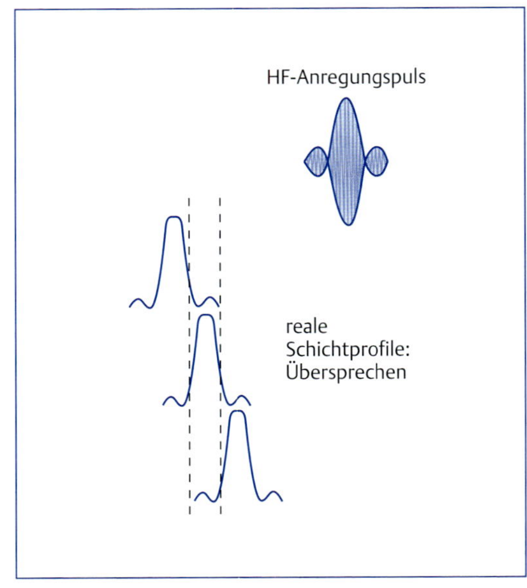

Abb. 6.8 Illustration eines praktikablen HF-Pulses mit „schlechteren" Schichtprofilen als Konsequenz.

Distanzfaktor – die Schichtlücke

Das Zusammensetzen der Frequenzen, die eine Schicht von bestimmter Dicke anregen sollen, führt zu einem mathematischen Ausdruck der als sinc-Funktion ([sin x]/x) bezeichnet wird, der die unpraktikable Eigenschaft hat, keinen Anfang und kein Ende zu besitzen (**Abb. 6.7**). Die Umsetzung in die Praxis („Verstümmelung" des HF-Anregungspulses) führt dazu, dass das Schichtprofil nicht rechteckig ist (**Abb. 6.8**). Lässt man zwischen den Schichten keine Distanz, keine Lücke, dann wirkt der Anregungspuls für eine Schicht als Sättigungspuls für die angrenzende Schicht (**Abb. 6.9**). Dieser Einfluss ist natürlich wieder abhängig von der gewebespezifischen Erholzeit der longitudinalen Magnetisierung und findet deshalb keinen Eingang in die relative SNR-Gleichung.

Dieser Parameter ist relativ uninteressant, weil der EBM vorschreibt, dass in keinem Fall mehr als 10% der Schichtdicke als Schichtlücke zulässig ist. Und eine noch geringere Schichtlücke macht nach den Ausführungen auf dieser Seite keinen Sinn (**Abb. 6.7** bis **Abb. 6.9**).

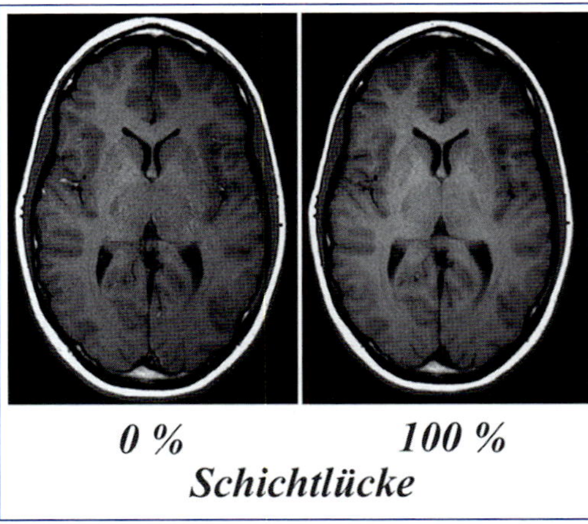

Abb. 6.9 Axiale T1w-Kopfbilder demonstrieren eindrucksvoll das „Sättigungsphänomen", auch „Übersprechen" genannt, wenn die Schichten ohne Schichtlücke gemessen werden.

Interpolation

MERKE

Unter Interpolation versteht man die Vorgehensweise bei der Darstellung einer Bildgebungsmatrix, die größer ist als die gemessene Matrix.

Schon die Darstellung auf dem Monitor verlangt in der Regel eine solche Manipulation. Die einfachste Form der Interpolation ist z. B., dass man einem neuen Bildpunkt zwischen 2 Bildpunkten den Helligkeitswert zuordnet, der sich aus dem Mittelwert der benachbarten Bildpunkte ergibt. Die Interpolation hat keinen Einfluss auf das SNR. Es ist ein trivialer, wenn auch manchmal beeindruckender kosmetischer Trick.

Eine bemerkenswerte Form der Interpolation ist das Auffüllen der äußeren k-Raum-Zeilen mit Nullwerten, auch als Fourier-Interpolation bezeichnet. Im Randbereich des gemessenen k-Raums sind die Werte sehr niedrig, weil sich hier Situationen wiederfinden, in denen benachbarte Raumelemente entgegengesetztes Vorzeichen ihrer Magnetisierung haben – und das Summensignal entsprechend niedrig ist (s. k-Raum, S. 30). Die 256er-Messung in eine mit Nullen gefüllte 512er-Matrix zu platzieren hat einen eindrucksvollen Effekt.

Mathematisch lässt sich sehr schön herleiten, dass die geraden Indizes der Bildmatrix den Punkten der tatsächlich gemessenen Matrix entsprechen, während die ungeraden Datenpunkte einer Rekonstruktionsmatrix entsprechen, deren Spalteneinteilung verschoben ist.

In Abb. 6.10 ist der Effekt an einem Beispiel erläutert: Liegt die mittlere Zerebralarterie gerade auf der Linie zwischen 2 Raumelementen, so werden sich 2 benachbarte Bildpunkte die empfangene Signalintensität teilen. Bei dieser verbreiterten Darstellung mit jeweils abgeschwächter Signalintensität spricht man auch von einem Partialvolumeneffekt. Läuft die mittlere Zerebralarterie gerade durch ein Raumelement, so bekommt der Bildpunkt die volle Signalintensität zugeordnet. Ein Zusammenfügen der Informationen dieser beiden Rekonstruktionsgitter führt zu einer Reduk-

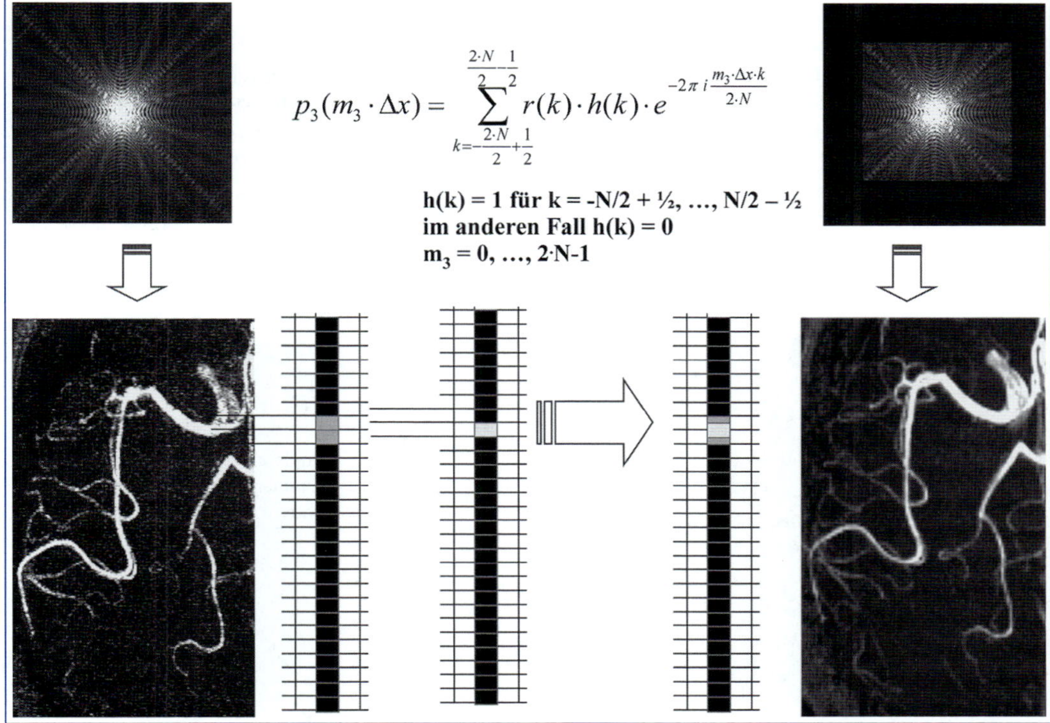

Abb. 6.10 Illustration der Interpolation durch Auffüllen des k-Raums mit Nullwerten, welches identisch ist mit einer Interpolation mit einem verschobenem Rekonstruktionsraster.

tion der Partialvolumeneffekte. Man bezeichnet dies als „voxel shifted interpolation“ oder „itn – interpolation through nulling“. Dabei wird eine bessere räumliche Auflösung nur vorgetäuscht. Die Bilder sprechen aber in der Regel für sich.

Swap – Vertauschen von GP- und GA-Richtung

Das Vertauschen von Frequenzkodier- und Phasenkodierrichtung sollte keinen Einfluss auf das SNR haben. Die Wahl der Phasenkodierrichtung erfolgt unter Berücksichtigung folgender Randbedingungen:

MERKE

Einfaltungsartefakte sind nur dann zu finden, wenn die Objektausdehnung größer ist als das gewählte FoV in Phasenkodierrichtung (**Abb. 6.11** und **6.12**).

Ausdehnungen des Objektes über das gewählte FoV hinaus werden also bevorzugt in Frequenzkodierrichtung gelegt. Die eindeutige Zuordnung von Phasenlagen und Frequenzen erfordert eine Mindestanzahl von Datenpunkten entlang der Fourier-Zeile oder Fourier-Spalte der entsprechenden Frequenz- oder Phasenkodierrichtung. Diese Mindestanzahl entspricht der gewählten Matrixgröße (mit Ausnahme von partial Fourier, Half-Nex bzw. Half-Scan). Eine prozentuale Erhöhung der Anzahl dieser Datenpunkte erlaubt eine Zuordnung von Signalen entsprechend einer prozentualen Erweiterung des FoV. Da die Erhöhung der Datenpunkte in Frequenzkodierrichtung in erster Näherung keine offensichtlichen Nachteile bringt, haben alle Hersteller eine doppelt so hohe Abtastrate als zur eindeutigen Auflösung (innerhalb des definierten FoV) eigentlich notwendig wäre. Mit diesem Schritt ist eine eindeutige Zuordnung über das doppelte FoV in Frequenzkodierrichtung möglich, was begründet, warum man in Frequenzkodierrichtung nie mit Einfaltungsartefakten konfrontiert wird. In Phasenkodierrichtung bedeutet jeder weitere Messpunkt eine weitere TR-Periode (multipliziert mit der Anzahl der gewünschten Mittelungen), die sich zur Messzeit addiert.

MERKE

Periodische Signalfluktuationen verursachen „Geister“, die sich immer in Phasenkodierrichtung ausbreiten.

Durch Vertauschen von Phasenkodier- und Frequenzkodierrichtung lassen sich also Pulsations- und Bewegungsartefakte in ihrem Orientierungsverlauf um 90° drehen.

MERKE

Die Wahl eines asymmetrischen FoV ist nur dann sinnvoll, wenn das kleinere FoV in Phasenkodierrichtung liegt. Bei Anwahl von parallelen Bildgebungstechniken (PAT, ASSET, SENSE, GRAPPA, ARC) ist es empfohlen, dass die auszunutzenden Spulenelemente in Phasenkodierrichtung liegen.

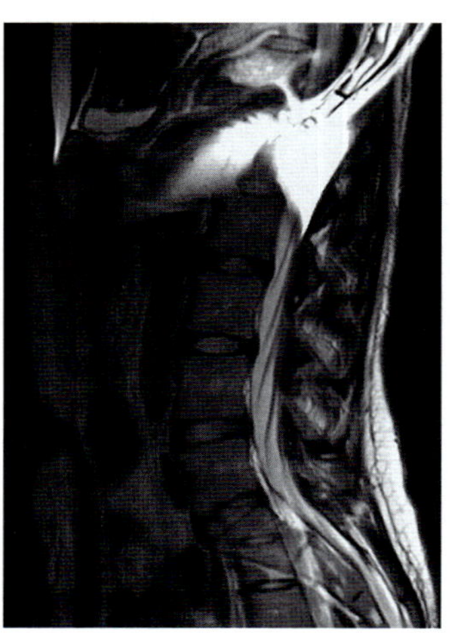

Abb. 6.11 Das Bild zeigt eine sagittale T2w-Aufnahme der LWS mit kraniokaudaler Phasenkodierrichtung ohne Oversampling mit den entsprechend resultierenden Einfaltungsartefakten.

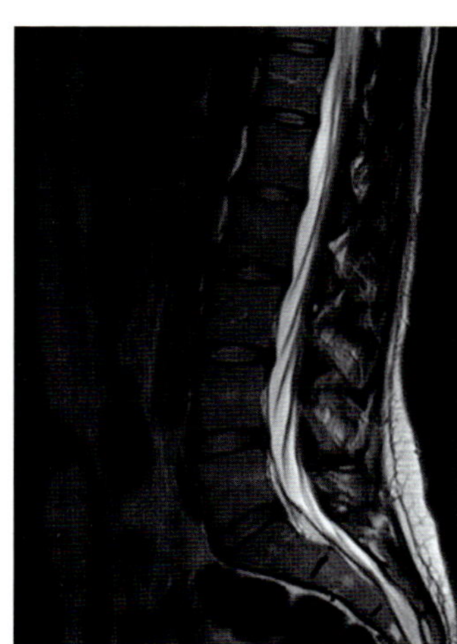

Abb. 6.12 Sagittale T2w-Aufnahme der LWS mit Phasenkodierrichtung a.-p.

Echozuglänge (ETL)

Wie später noch ausführlicher erläutert wird, besteht die Möglichkeit durch weitere phasenkodierte spätere Echos den k-Raum schneller zu füllen. Die Anzahl solcher weiterer Echos bezeichnet man als Echozuglänge oder Turbofaktor. Obwohl die Messzeit proportional zu der Anzahl der verwendeten Echos reduziert wird, bei gleichbleibender räumlicher Auflösung, wird das SNR doch nicht in dem Maße reduziert, wie man erwarten würde. Jedes zusätzliche Echo repräsentiert immerhin eine zusätzliche Messung, wenn auch mit einer zunehmenden T2-Wichtung. An dieser Stelle ist die Daumenregel „Verlust an Bildqualität bei Messzeitreduktion unter Beibehaltung der räumlichen Auflösung" abgeschwächt. Man kann tatsächlich durch zusätzliche phasenkodierte weitere Echos den k-Raum schneller füllen und damit eine signifikante Messzeitverkürzung erreichen. Es gibt jedoch einige Dinge zu beachten:

MERKE

Jedes weitere Echo verlängert die Zeit pro Schicht.

In der T1w-Bildgebung wird dies schnell zu einem Problem, da man ohnehin oft Schwierigkeiten hat, die Anzahl der Schichten bei einer kurzen TR hinzubekommen.

MERKE

Spätere Echos haben eine höhere T2-Wichtung.

Das ist ein Effekt, den man in der T1-Wichtung nicht sehen möchte, und selbst bei PDw-Bildern ist dieses Phänomen unerwünscht.

MERKE

Späte Echos liefern für Gewebe mit kurzer T2-Zeit so gut wie kein Signal.

Übertreibt man mit der Anzahl der Echos, so sind Abbruchartefakte zu erwarten, da die hohen Raumfrequenzen in der Regel mit den späten Echos gemessen werden – und wenn diese nur noch ein unzureichendes Signal liefern, so sind die hohen Raumfrequenzen unterrepräsentiert, was in Hochkontrastsituationen zu Kantenoszillationen führen wird.

Die **Abb. 6.13** und **6.14** präsentieren das Ergebnis einer T2w LWS-Messung bei konstanter Messzeit. In **Abb. 6.13** unter Verwendung von 17 phasenkodierten Echos und einer Akquisition, in **Abb. 6.14** mit 34 phasenkodierten Echos und 2 Akquisitionen: Das SNR in **Abb. 6.13** ist im Vergleich mit **Abb. 6.14** um 5–6% besser. Trotz gleicher räumlicher Auflösung scheinen die Strukturen in **Abb. 6.14** leicht verschwommen. Dies liegt daran, dass bei 34 Echos der T2-Zerfall im k-Raum zu einer Verbreiterung der Punktbildfunktion führt. Die Punktbildfunktion ist ein Maß für die Schärfe der Darstellung eines Hochkontrastpunktes.

MERKE

Die Verwendung eines längeren Echozuges in Kombination mit einer Erhöhung der Anzahl der Akquisitionen ergibt keine Verbesserung der Bildqualität (konstante Messzeit, gleiche räumliche Auflösung).

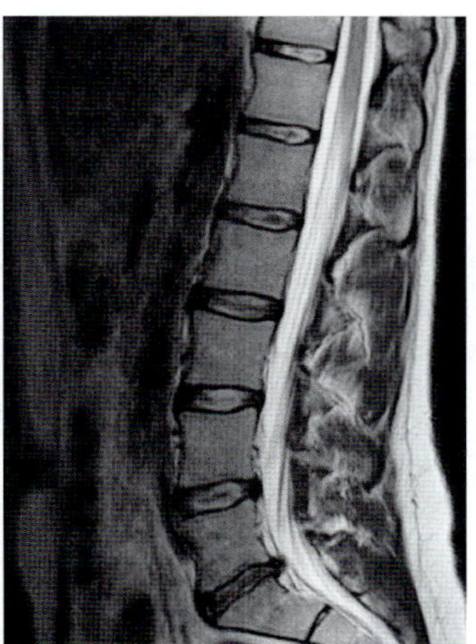

Abb. 6.13 Sagittale T2w-Aufnahme der LWS unter Verwendung von 17 Echos und 1 Akquisition.

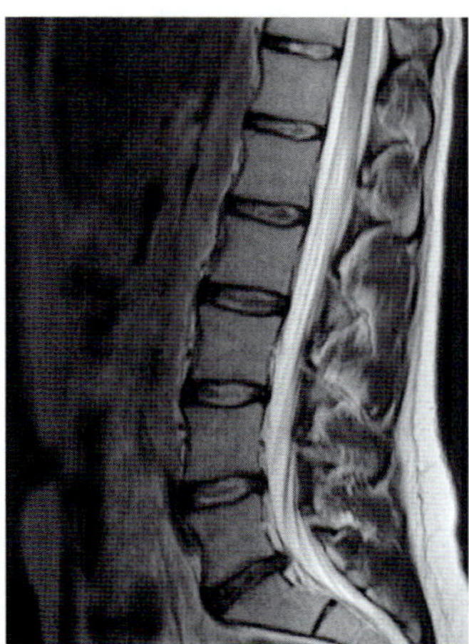

Abb. 6.14 Sagittale T2w-Aufnahme der LWS unter Verwendung von 34 Echos und 2 Akquisitionen.

Parameter, die im relativen SNR dokumentiert sind

Die meisten Hersteller geben innerhalb der Bedienoberfläche einen Hinweis auf das relative SNR. Dieser Wert heißt relativ, weil er sich in der Regel nur auf die Veränderungen bezüglich des vorher abgespeicherten Protokolls bezieht. Er dient dazu, dem Bediener der Anlage anzuzeigen, welchen Einfluss seine Protokollparameterveränderung auf die Bildqualität haben wird. Die Parameter, die in dieser Gleichung Eingang finden, lassen sich auf 2 Größen reduzieren:

- räumliche Auflösung (je größer das Raumelement, um so mehr Protonen, um so mehr Signal)
- da jede Messung (n_{acq}) Informationen von allen Objekten trägt ist SNR ~ $\sqrt{n_{acq}}$

Das SNR heißt relativ, weil es bei jedem Protokollaufruf mit dem Wert 1.0 erscheint. Es wird immer nur der Einfluss einer aktuellen Änderung dokumentiert. Ist das relative SNR = 0,7, so bedeutet dies, dass das so geänderte Protokoll gegenüber dem abgespeicherten Protokoll ein Bild mit einem Verlust von 30% im SNR zur Folge haben wird (**Abb. 6.15**).

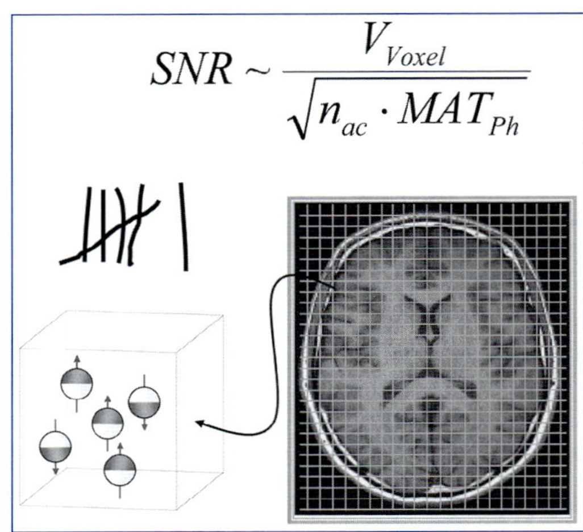

Abb. 6.15 Illustration der Tatsache, dass für das relative SNR in erster Linie die räumliche Auflösung, d. h. die Größe eines Raumelements V_{Voxel} bestimmend ist und durch die Tatsache, wie oft gemessen wurde. Die räumliche Auflösung wird dabei bestimmt durch Schichtdicke, Messfeldausdehnung und Matrixgröße. Die Anzahl der Messungen ist bestimmt durch die Anzahl der Mittelungen (wiederholte Messung der gleichen Fourier-Zeile) und der Matrixgröße in Phasenkodierrichtung.

Anzahl der Mittelungen (n_{acq})

Die Anzahl der Mittelungen bestimmt das SNR mit:

SNR ~ $\sqrt{n_{acq}}$

Beispielsweise verliert man von 2 Akquisitionen auf eine Akquisition zurückgenommen 29% am SNR (**Abb. 6.16**). Auf der anderen Seite hat man nur noch die halbe Messzeit.

MERKE

Auch wenn mit zunehmender Anzahl der Mittelungen das SNR theoretisch verbessert wird, so erhöht sich doch die Messzeit und damit die Wahrscheinlichkeit eines negativen Einflusses von Patientenbewegung, Fluss und Peristaltik auf die Bildqualität.

Jede Messung, auch jene mit einer räumlichen Kodierung, liefert ein Signal mit einem Informationsgehalt von der ganzen Schicht, d.h. nicht nur die Wiederholung der Messung der gleichen Fourier-

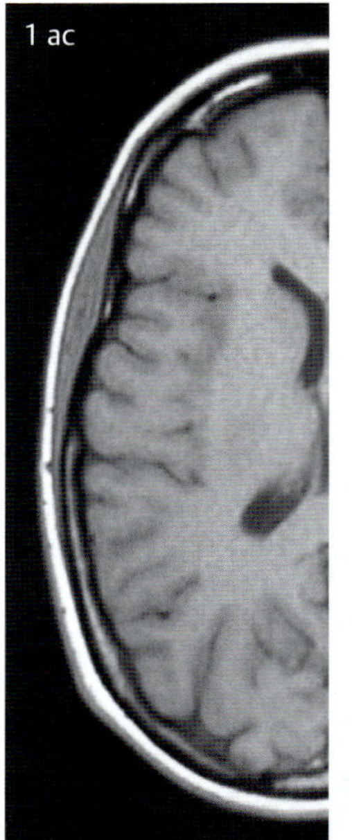

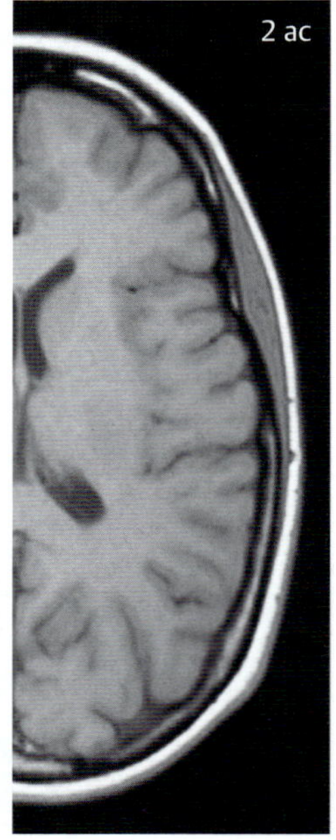

Abb. 6.16 Abbildung einer Messung mit einer Akquisition im Vergleich zu einer Messung mit 2 Akquisitionen: SNR-Verlust 29%.

Zeile, sondern jede Messung trägt in erster Näherung zum SNR bei:

$$n_{acq} = n_{ac} \cdot MAT_{Ph}$$

Damit spielt auch die Größe der Matrix in Phasenkodierrichtung eine Rolle.

Schichtdicke (d)

Der Einfluss der Schichtdicke auf das SNR ist trivial. Er ist linear:

$$SNR \sim d$$

MERKE

Je größer die Schichtdicke, um so mehr Protonen können dem einzelnen Raumelement zugeordnet werden – und damit steigt die Größe der longitudinalen Kernmagnetisierung. Je dicker die Schicht, um so größer ist auch das abgedeckte Bildvolumen.

Dicke Schichten bergen allerdings die Gefahr, dass Signale pathologischer kleiner Objekte vom Signal benachbarter Strukturen überlagert werden, mit der Gefahr, die Pathologie nicht zu erkennen. Den Effekt, den die Veränderung einer anatomischen Struktur innerhalb einer Schichtdicke auf das Bild hat, nennt man Partialvolumeneffekt.

Als Anekdote am Rande: Die Schichtdicke wird in der Regel über die Magnetfeldgradientenamplitude gesteuert. Eine dicke Schicht braucht eine niedrige Gradientenamplitude und das Protokoll ist damit leiser als ein Protokoll, welches mit dünneren Schichten arbeitet (**Abb. 6.17** bis **Abb. 6.19**).

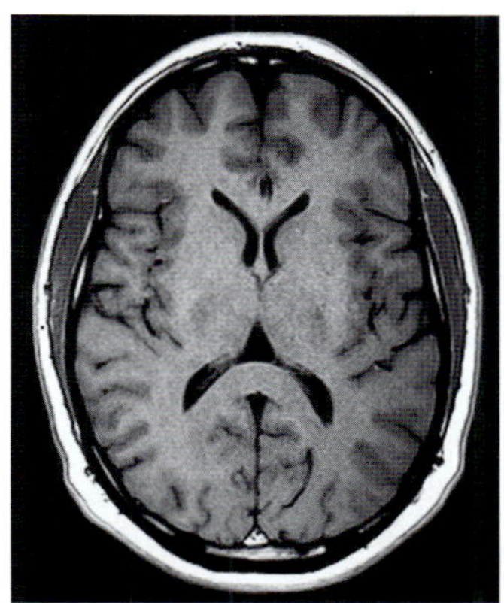

Abb. 6.17 Abbildung einer T1w-axialen Kopfmessung mit einer Schichtdicke von 5 mm (übliches Protokoll).

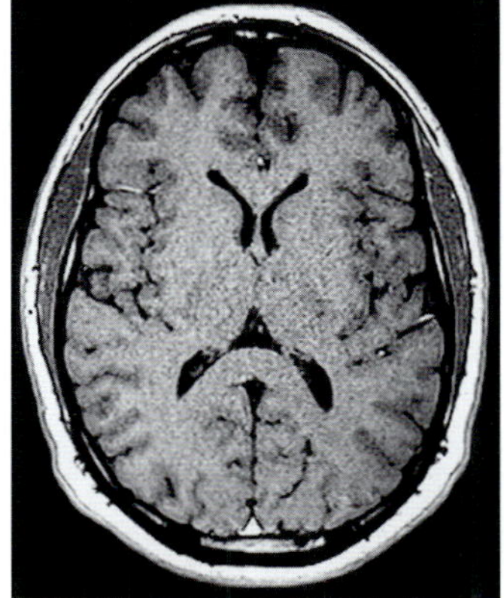

Abb. 6.18 Abbildung einer T1w-axialen Kopfmessung mit einer Schichtdicke von 2 mm (60 % SNR-Verlust gegenüber 5 mm-Protokoll).

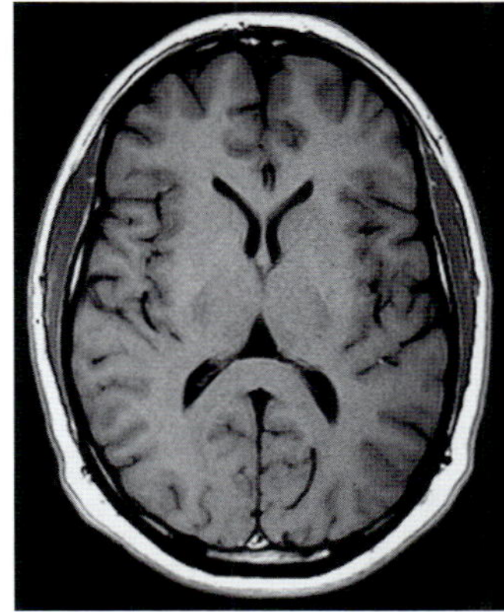

Abb. 6.19 Abbildung einer T1w-axialen Kopfmessung mit einer Schichtdicke von 6 mm (Grenzwert der Schichtdicke der Richtlinien der Bundesärztekammer; 20 % SNR-Gewinn gegenüber 5 mm-Protokoll).

Bildbereich (FoV)

Das „Field of View“ (FoV), auch Bildbereich oder Messfeld genannt, geht quadratisch in die SNR-Gleichung ein, weil das FoV 2 Kantenlängen des Raumelements definiert, dessen Größe die Anzahl der beteiligten Protonen bestimmt:

$$SNR \sim FoV^2$$

MERKE

Das FoV ist damit ein extrem empfindlicher Indikator für das SNR. Eine 10%ige Änderung des FoV zieht eine 19% Änderung des SNR nach sich (**Abb. 6.20**).

CAVE

Halbiert man ein FoV, so braucht man 16 Akquisitionen, um den SNR-Verlust aufzufangen.

Es gibt Hersteller, die der räumlichen Auflösung eine höhere Priorität geben als der gewählten Matrixgröße. Bei diesen Herstellern ändert sich die Messzeit bei Veränderungen der Messfeldgröße. Wenn die räumliche Auflösung, also die Voxelgröße, die höhere Priorität hat, so sind bei kleinerem Messfeld weniger Phasenkodierschritte zur eindeutigen Signalzuordnung nötig. Auch hier reduziert sich das SNR, allerdings nicht in dem Maße, wie bei anderen Herstellern, die die Matrixgröße bei FoV-Änderung konstant halten. Ändert sich mit der FoV-Änderung die Matrixgröße in Phasenkodierrichtung und damit die Messzeit, dann ist:

$$SNR \sim \frac{1}{\sqrt{Mat_{Ph} \cdot \frac{FoV_{neu}}{FoV_{alt}}}}$$

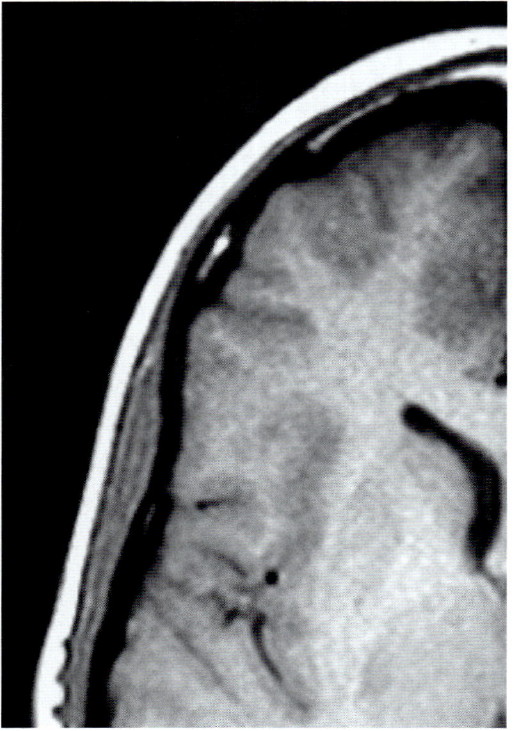

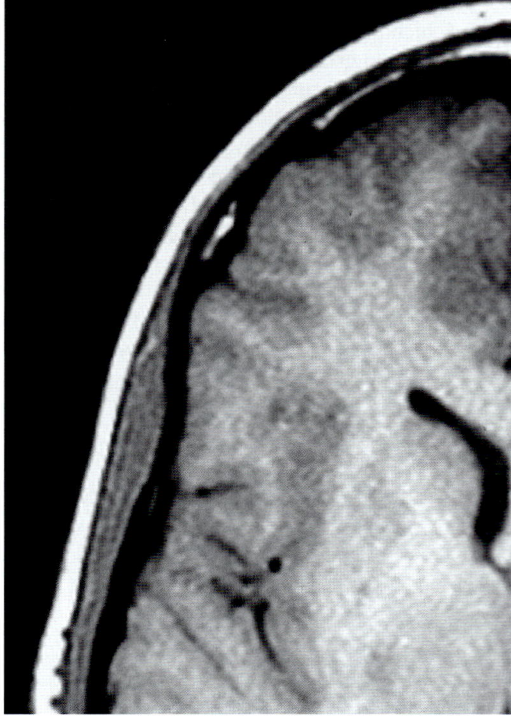

Abb. 6.20 Abbildung einer Messung mit einem FoV von 230 mm im Vergleich zu einer Messung mit einem FoV von 210 mm, wobei die gewählte Matrixgröße nicht verändert wurde. Der SNR-Verlust liegt bei 19%.

Asymmetrisches FoV (FoV_P)

Bei gleicher räumlicher Auflösung lässt sich Messzeit sparen, wenn man den Bildbereich (FoV) in Phasenkodierrichtung kleiner wählt als in Frequenzkodierrichtung. Mit dieser Maßnahme werden weniger Phasenkodierschritte zur eindeutigen Zuordnung der Signale innerhalb des definierten FoV benötigt.

CAVE

Als potenzielle Konsequenz werden sich außerhalb des FoV liegende Signalquellen in Form von Einfaltungsartefakten bemerkbar machen.

Da jede Messung, auch wenn es ein weitere Phasenkodierschritt ist, in erster Näherung zum SNR beiträgt, führt eine Reduktion der Anzahl dieser Messungen zu einem Verlust an SNR:

$$SNR \sim \sqrt{\frac{FoV_P}{FoV}}$$

MERKE

Als Daumenregel lässt sich anführen, dass bei gleicher räumlicher Auflösung jede Maßnahme zur Messzeitreduktion zu einem Verlust an Bildqualität führt. Auf der anderen Seite führen kleine Kompromisse in der räumlichen Auflösung zu einer Erhöhung des SNR, was wiederum Freiheitsgrade in der Messzeitreduktion erlaubt.

Abb. 6.21 zeigt eine T2w-sagittale LWS-Studie mit einem symmetrischen FoV von 280 mm, gemessen in 4 Minuten. **Abb. 6.22** zeigt die gleiche Schicht unter Verwendung des gleichen Protokolls mit Ausnahme einer Einschränkung des FoV in Phasenkodierrichtung (72%). Bei gleichbleibender räumlicher Auflösung reduziert sich die Anzahl der Phasenkodierschritte ebenfalls um 72% und die Messzeit verkürzt sich auf 3 Minuten. Mit der Reduktion der Anzahl der Phasenkodierschritte verbunden ist ein Verlust an Bildqualität: das SNR-Verhältnis ist um 14% schlechter.

Wie in dieser Anwendung offensichtlich, macht hier nur die Anwahl eines asymmetrischen FoV Sinn, wenn eine a.-p. Phasenkodierrichtung gewählt wurde.

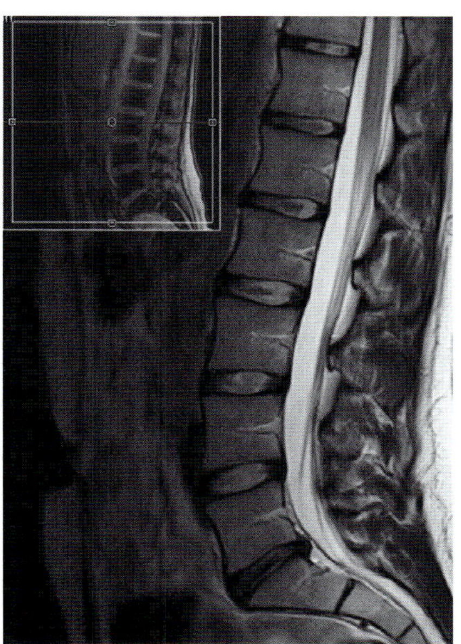

Abb. 6.21 T2w-sagittale LWS-Studie mit symmetrischem FoV.

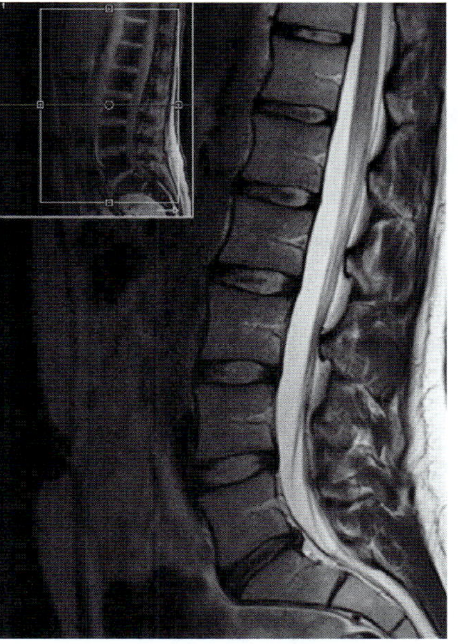

Abb. 6.22 T2w-sagittale LWS-Studie mit asymmetrischem FoV (72%). SNR-Verlust gegenüber **Abb. 6.21** ist 14%.

Matrixgröße (Mat_b)

Der Einfluss der Matrixgröße auf das SNR ist etwas komplexer. Mit der Matrixgröße ändert sich zwar das Volumen des Raumelements, aber es ändern sich auch die Anzahl der Messungen:

$$SNR \sim \frac{\sqrt{MAT_b}}{MAT_b^2}$$

Geht man von einer 256er- auf eine 128er-Matrix, so gewinnt man zwar den Faktor 4 im SNR hinsichtlich der räumlichen Auflösung, aber auch den Faktor 0,71 als Konsequenz der Reduktion der Anzahl der Messungen (**Abb. 6.23**). Der verbleibende resultierende SNR-Gewinn wäre in diesem Fall 2,8.

Abb. 6.24 zeigt eine T1w axiale Kopfstudie mit einer 320er-Basismatrix. Das SNR in der Studie (**Abb. 6.25**) mit einer 256er-Basismatrix zeigt bei 20%ig verkürzter Messzeit einen SNR-Gewinn von 40%, aber die schlechtere räumliche Auflösung führt zu „Partialvolumeneffekten“: Ändert sich die Gewebeform innerhalb eines Raumelements, kommt es zur Mittelung der unterschiedlichen Gewebebeiträge und zu einer „unscharfen“ Darstellung der Anatomie.

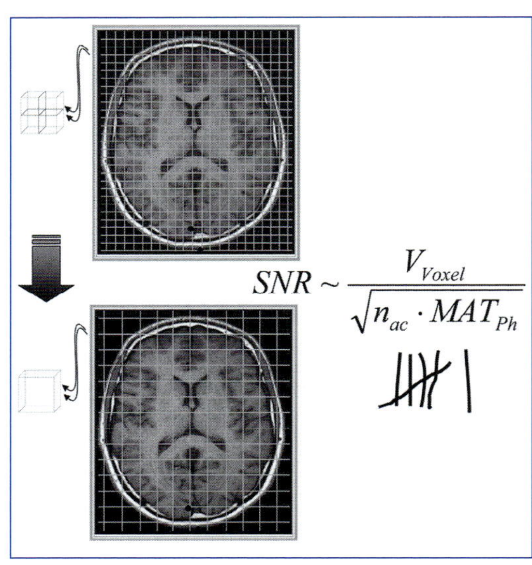

Abb. 6.23 Illustration zum Übergang von einer „feineren“ Bildmatrix zu einer „groberen“ Bildmatrix. Während das Volumen des Raumelements zunimmt, nimmt die Anzahl der Phasenkodierschritte ab.

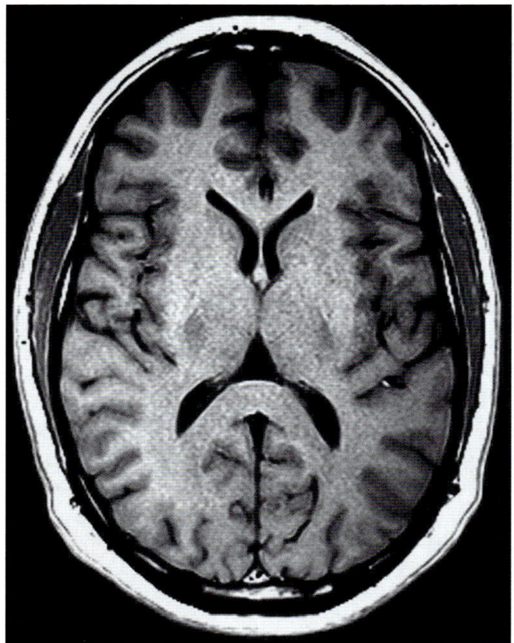

Abb. 6.24 Axiale T1w-Kopfstudie mit einer 320er-Basismatrixgröße.

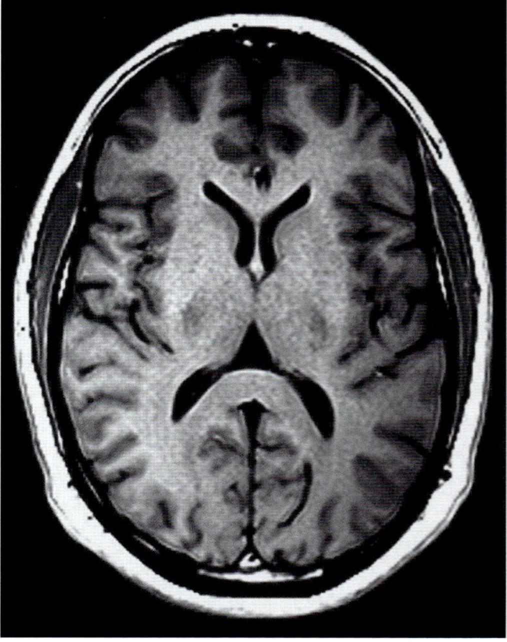

Abb. 6.25 Axiale T1w-Kopfstudie mit einer 256er-Basismatrixgröße. Der SNR-Gewinn gegenüber dem Protokoll verwendet in **Abb. 6.24** beträgt 40% bei gleichzeitiger Messzeitreduktion um 20%.

Asymmetrische Matrix (Mat_{asym})

Da man durch Einsparung von Phasenkodierschritten direkt Messzeit sparen kann, ist man natürlich versucht, einen Kompromiss hinsichtlich der räumlichen Auflösung in Phasenkodierrichtung anzustreben. Das Raumelement hat damit in Phasenkodierrichtung eine andere Dimension als in Frequenzkodierrichtung. Da es nur eine Kantenlänge betrifft, ist der räumliche Zusammenhang mit dem SNR linear.

Wählt man in Phasenkodierrichtung eine um den Faktor 2 schlechtere räumliche Auflösung, so reduziert sich die Messzeit um den Faktor 2 und das SNR sollte hinsichtlich der Dimensionen des Raumelements auch um den Faktor 2 steigen. Da man aber auf die Hälfte der Messungen verzichtet, reduziert sich der SNR-Gewinn auf 41 % (**Abb. 6.26** und **Abb. 6.27**).

$$SNR \sim \frac{\sqrt{Mat_{asym}}}{Mat_{asym}}$$

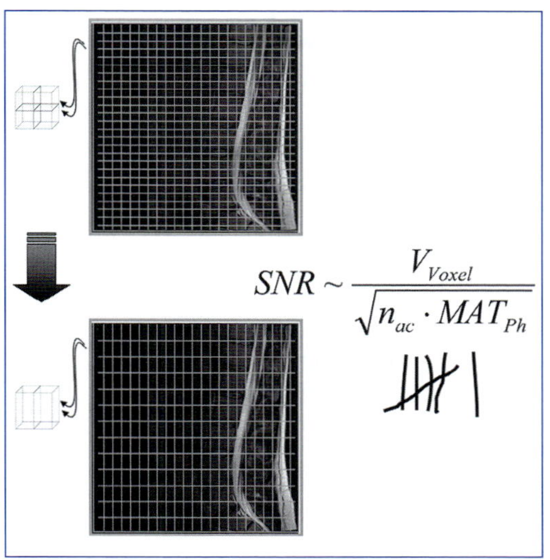

Abb. 6.26 Illustration zur Wahl einer asymmetrischen Matrix. Dabei wird in der Regel die räumliche Auflösung in Phasenkodierrichtung kompromittiert, was bei reduzierter Messzeit zu einer Verbesserung des SNR führt (weil die Voxelgröße linear wächst, während die Reduktion der Anzahl der Messung nur über die Wurzel mit dem SNR verknüpft ist).

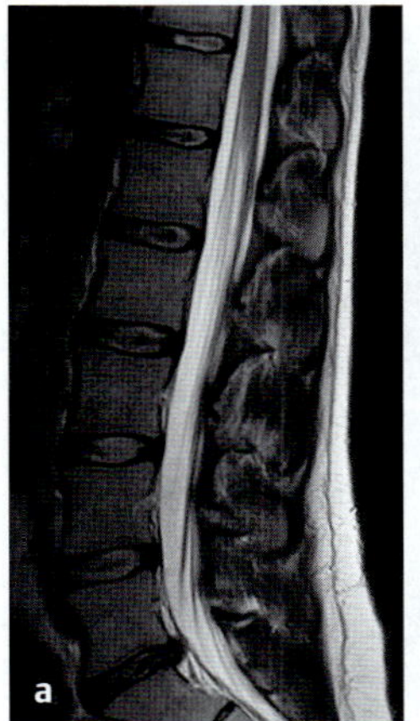

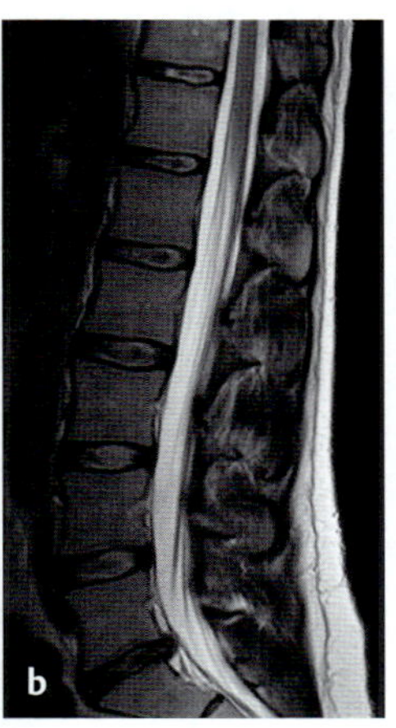

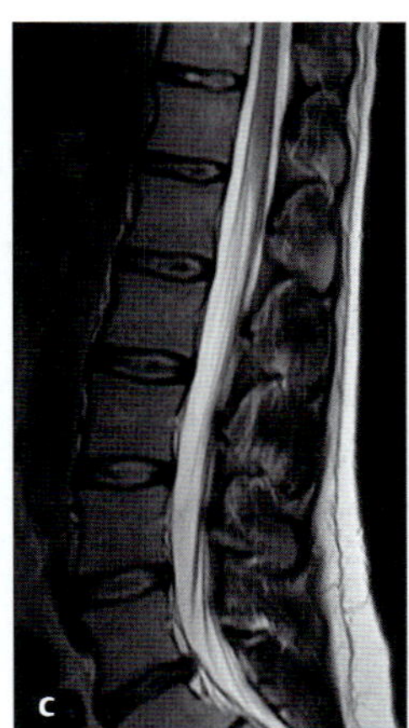

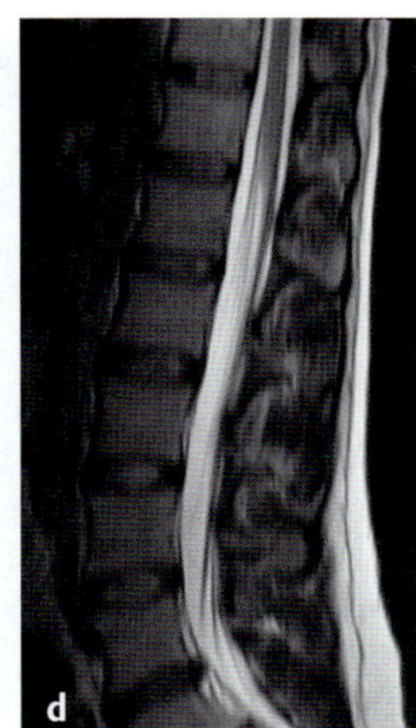

Abb. 6.27 Darstellung einer T2w-sagittalen LWS-Aufnahme mit unterschiedlicher Matrixasymmetrie bei kaudokranialer Phasenkodierrichtung.

a 100 %ige Matrix, gleiche Auflösung sowohl in Frequenzkodierrichtung als auch in Phasenkodierrichtung (0,7 mm).

b 75 %ige Matrix, Messzeitreduktion von 5 : 27 Minuten auf 4 : 05 Minuten, Auflösung 0,7 mm × 0,9 mm, SNR-Gewinn 15 %.

c 50 %ige Matrix, Messzeit 2 : 46 Minuten, Auflösung 0,7 mm × 1,4 mm, SNR-Gewinn 41 %.

d 25 %ige Matrix, Messzeit 1 : 29 Minuten, Auflösung 0,7 mm × 2,8 mm, SNR-Gewinn 200 % – aber vom Bildeindruck als Folge der Asymmetrie in der räumlichen Auflösung sicher nicht mehr akzeptabel.

„Partial Fourier" (GP_{PF})

Wenn man den k-Raum betrachtet, so kommt einem berechtigterweise der Verdacht, dass dieser punktsymmetrisch ist. Theoretisch könnte man bei der Bildberechnung mit einem Quadranten des k-Raums auskommen. In der Frequenzkodierrichtung würde man nicht viel gewinnen. Dazu kommt, dass die ideale Symmetrie in der Realität leichte Abweichungen aufweist. In Phasenkodierrichtung korrigiert man diese Abweichungen, in dem man z. B. 8 zusätzliche Zeilen auf der anderen Hälfte des k-Raums misst, sich die Messung des Restes aber erspart. Man spiegelt einfach den gemessenen k-Raum in die fehlende Hälfte. Da man damit auch das Rauschen hineinspiegelt, reduziert sich mit der Messzeit – bei gleicher räumlicher Auflösung – auch die Bildqualität:

$$SNR \sim \sqrt{GP_{PF}}$$

Es gibt Hersteller, die diesen „partialen Fourier-Faktor" in 25 %-Schritten anbieten, während andere Hersteller nur ein entweder/oder zur Verfügung stellen. „HalfScan" oder „HalfNex" stehen für die Akquisition der Hälfte des k-Raums.

MERKE

Man wird einen solchen Schritt zur Messzeitreduktion nur dann wählen, wenn man als Ausgangsbasis genügend SNR zur Verfügung hat.

Die ideale Symmetrie des k-Raums ist in der Realität nicht ganz eingehalten. Die meisten Hersteller werden deshalb etwa 8 Fourier-Zeilen über die k-Raum-Mitte hinaus messen, um über eine Phasenkorrektur die Abweichung zu kompensieren.

Ansonsten gilt auch bei diesem Parameter die Daumenregel, dass jede Verkürzung der Messzeit (unter Verwendung dieser Maßnahme) bei gleicher räumlicher Auflösung zu einem Verlust an Bildqualität führt (**Abb. 6.28**).

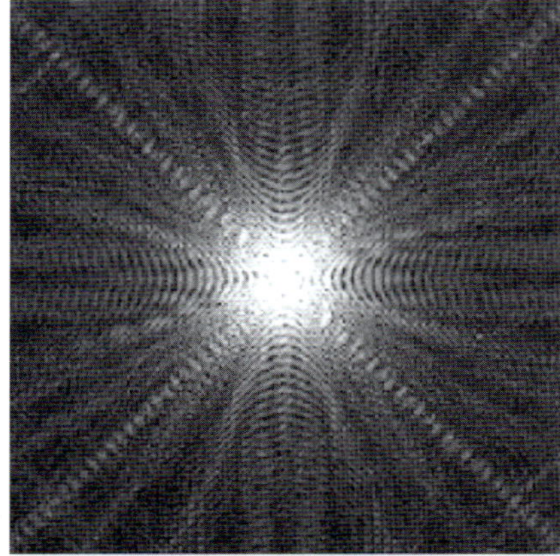

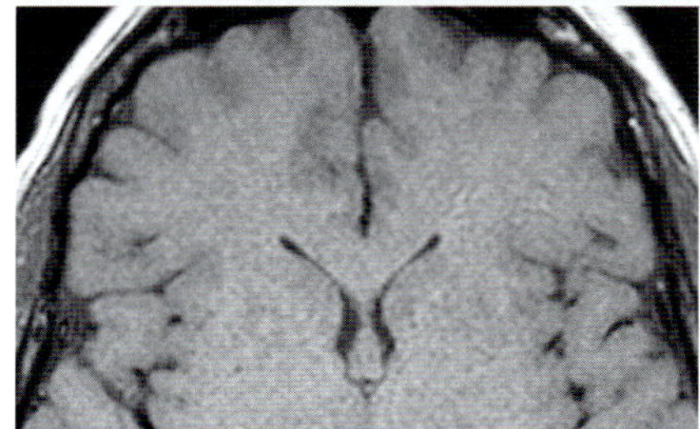

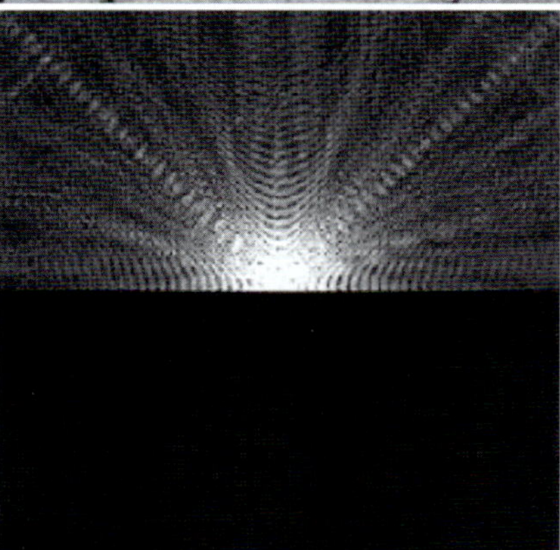

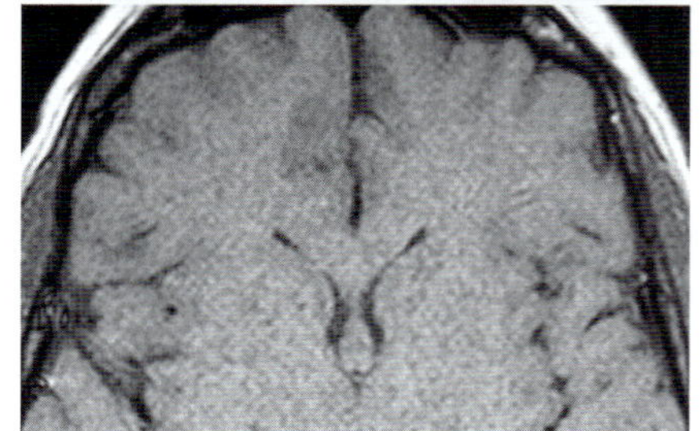

Abb. 6.28 Abbildung einer Bildkonstruktion mit einer vollständigen k-Raum-Matrix im Vergleich zu einer Rekonstruktion mit einem nur teilweise gefülltem k-Raum. Im letzten Fall wird die fehlende Hälfte konjugiert komplex gespiegelt.

„Oversampling" (GP_{ov})

Die Wahl von Frequenzbandbreite und Messfeld (FoV) bestimmt den zeitlichen Digitalisierungsabstand, um die innerhalb des FoV vorkommenden Frequenzen zu identifizieren. Wie aus **Abb. 6.29** deutlich wird, wird eine außerhalb des Messfeldes liegende Frequenz an den gleichen „Stützstellen" digitalisiert wie eine Frequenz innerhalb des Messfeldes.

Da Information in diesem Zusammenhang nur innerhalb des Messfeldes zugeordnet wird, kommt es zur Einfaltung, kommt es zur Darstellung des außerhalb des Messfeldes liegenden Signalquelle innerhalb des Messfeldes.

Bei einer 256er-Matrix und einer Bandbreite von 130 Hz/Pixel beträgt die Frequenzbandbreite des Bildes ± 16,7 kHz.

Bei einer für die Auflösung von ± 16,7 kHz hinreichenden Datendigitalisierung im 30 µs-Takt, kann keine Unterscheidung gefunden werden für die Frequenz – 14,3 kHz innerhalb des FoV und der Frequenz von + 19 kHz außerhalb des FoV. Letzteres Signal wird also dem Ort – 14,3 kHz zugeordnet. Es kommt zur Einfaltung.

MERKE

„Oversampling" heißt, dass man mehr Daten misst, als man für die eindeutige Zuordnung im Bildbereich eigentlich brauchen würde (**Abb. 6.30**).

TIPPS FÜR DIE PRAXIS

In der Frequenzkodierrichtung ist das „Oversampling" nicht wirklich mit Nachteilen verbunden, sodass es alle Hersteller per Voreinstellung implementiert haben. Aus diesem Grunde gibt es auch in Frequenzkodierrichtung nie Einfaltungsartefakte.

In Phasenkodierrichtung bedeutet jeder zusätzliche Messpunkt eine weitere TR-Warteperiode, d. h. die Messzeit ist direkt proportional zu der Anzahl der Phasenkodierschritte.

Wählt man bei einer sagittalen Wirbelsäulenaufnahme eine kraniokaudale Phasenkodierrichtung, um z. B. die Pulsationsartefakte der Aorta parallel zur Wirbelsäule verlaufen zu lassen, oder um die kraniokaudale Spulenverteilung zur parallelen Bildgebung auszunutzen, so wird es mit großer Wahrscheinlichkeit zu Einfaltungsartefakten kommen (**Abb. 6.31**). Will man diese Einfaltungen vermeiden, so erweitert man mit der Anwahl des Phasen-Oversampling das gemessene Messfeld, ohne

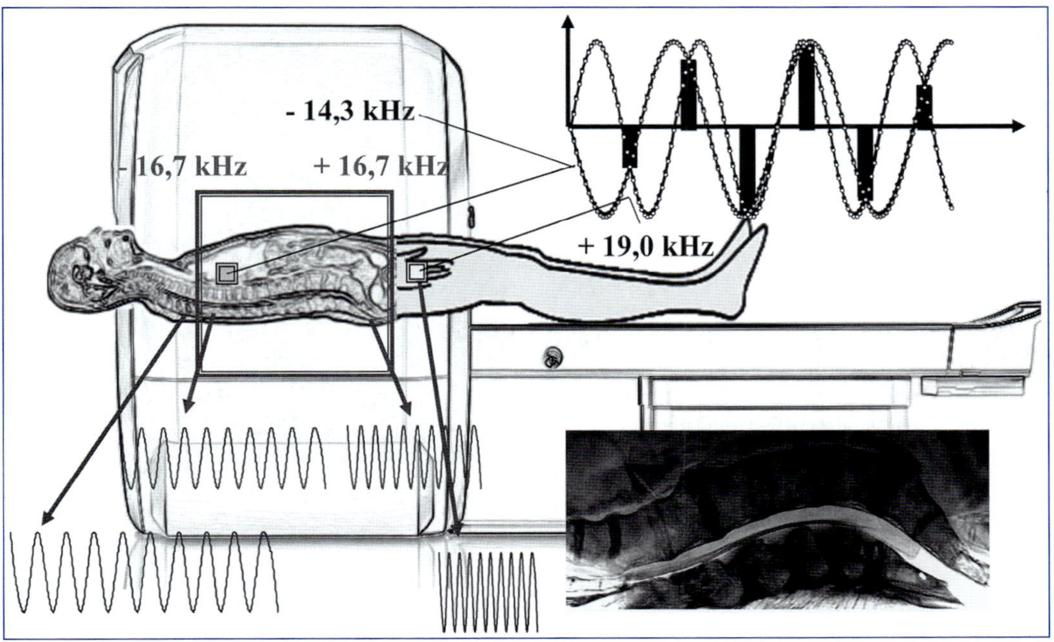

Abb. 6.29 Illustration zur Entstehung eines Einfaltungs- oder Überfaltungsartefakts.

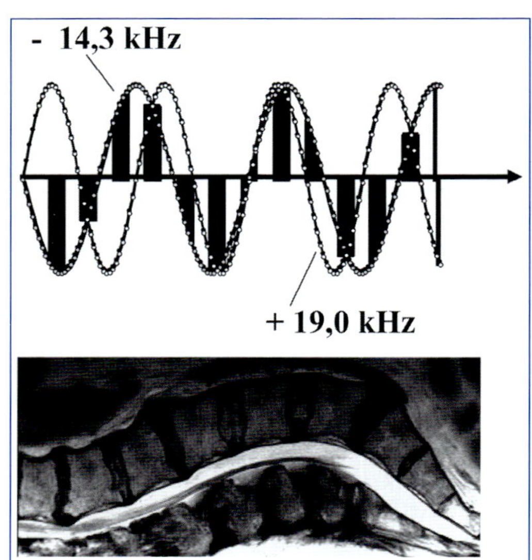

Abb. 6.30 Illustration einer schnelleren bzw. zusätzlichen Signalabtastung (Oversampling, Foldover Suppression, No Phase Wrap).

das dargestellte FoV zu verändern. Manche Hersteller kennzeichnen in der grafischen Benutzeroberfläche den erweiterten Auflösungsbereich als gestrichelte Markierung (Abb. 6.32). Einige Hersteller erlauben eine prozentuale Erweiterung des Messfeldes, andere Hersteller haben mit „No Phase Wrap“ (GE) oder „Foldover Suppression“ (Philips) einen voreingestellten Oversampling-Faktor.

Die dargestellten Beispiele beweisen, dass ein 100%iges Phasenoversampling den gleichen SNR-Gewinn bringt wie eine Verdopplung der Anzahl der Akquisitionen. Die Abbildungen Abb. 6.31 und 6.33 sind mit 4 Akquisitionen aufgenommen worden. Abb. 6.32 ist mit 2 Akquisitionen und 100% igem Oversampling aufgenommen worden. Somit hatten alle Aufnahmen die gleiche Messzeit.

Allgemein bedeutet ein 25%iges Phasen-Oversampling eine Messfelderweiterung um 25%, eine Messzeitverlängerung um 25% und, da man mehr Messungen macht als vorher, bei gleicher räumlicher Auflösung, eine SNR-Verbesserung um 12%:

$$\mathrm{SNR} \sim \sqrt{1 + \mathrm{GP}_{ov}}$$

Die Lautstärke der Messung bleibt unverändert, weil diese zusätzlichen Messungen in die Phasenkodiertabelle eingeschoben werden. Die Lautstärke der Messung wird durch den größten Phasenkodierschritt bestimmt, vorgegeben durch die geforderte räumliche Auflösung.

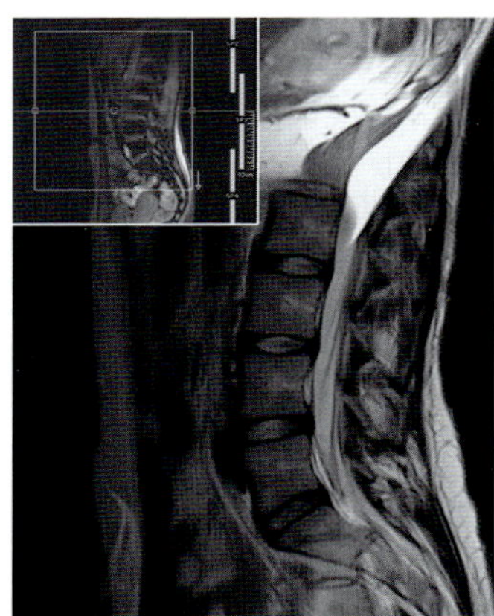

Abb. 6.31 T2w-sagittale LWS-Studie mit kraniokaudaler Phasenkodierrichtung ohne Oversampling.

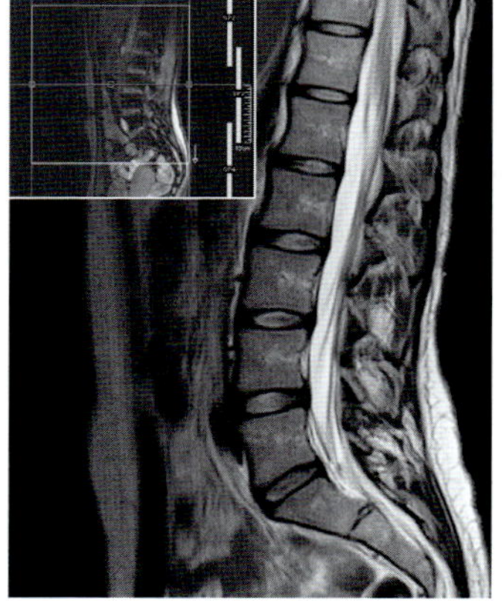

Abb. 6.32 T2w-sagittale LWS-Studie mit kraniokaudaler Phasenkodierrichtung und 100% „Oversampling“ in GP.

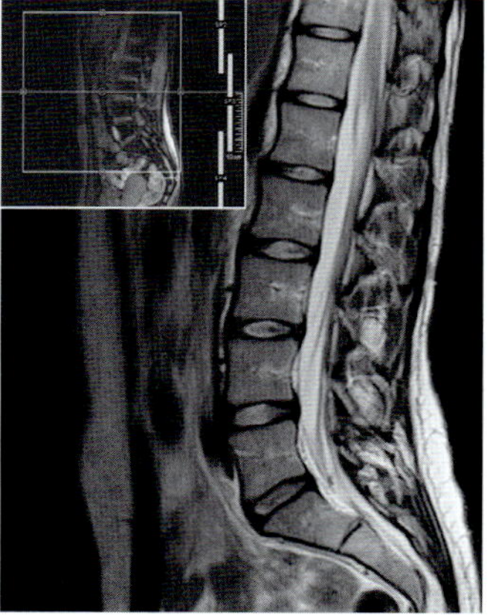

Abb. 6.33 T2w-sagittale LWS-Studie mit a.-p. Phasenkodierrichtung (kein Oversampling, aber mit doppelter Anzahl von Akquisitionen).

PAT-Faktor

Bei den „parallelen Akquisitionstechniken“ wie SENSE und GRAPPA spart man sich die Messung von Fourier-Zeilen und übernimmt die fehlende Rauminformation aus der räumlichen Verteilung von Oberflächenspulen, die das Signal alle „parallel“ messen.

Da man hier bei gleichbleibender räumlicher Auflösung Messzeit spart, ist das SNR-Verhalten entsprechend schlechter:

$$SNR \sim \frac{1}{\sqrt{PAT}}$$

Die eingesparten, nicht gemessenen Fourier-Zeilen entsprechen der Wahl eines reduzierten Messfeldes in Phasenkodierrichtung mit den potenziell zu erwartenden Einfaltungsartefakten. Diese Einfaltungsartefakte werden herausgerechnet, über entsprechende Algorithmen im Bildraum bzw. analoge Algorithmen im k-Raum.

SENSE und mSENSE

Mit der Einführung von räumlich verteilten Oberflächenspulen wurde letztlich die Idee geboren, diese Information der räumlichen Verteilung in der räumlichen Kodierung zu verwenden und damit auf die damit verbundenen Kodierschritte zu verzichten.

MERKE

Der Verzicht auf Kodierschritte hat entsprechende Einfaltungsartefakte zur Folge.

In den von den Einzelspulen „parallel“ empfangenen Signalen haben diese Einfaltungen entsprechend der Position und Lage der Spulen unterschiedliche Intensitäten. Diese Unterschiede im Bildraum können – in Kombination mit den zu bestimmenden Spulenprofilen – zu einer Korrektur der Artefakte herangezogen werden. Das entsprechende Akronym heißt SENSE (für SENSitivity Encoding; **Abb. 6.34**).

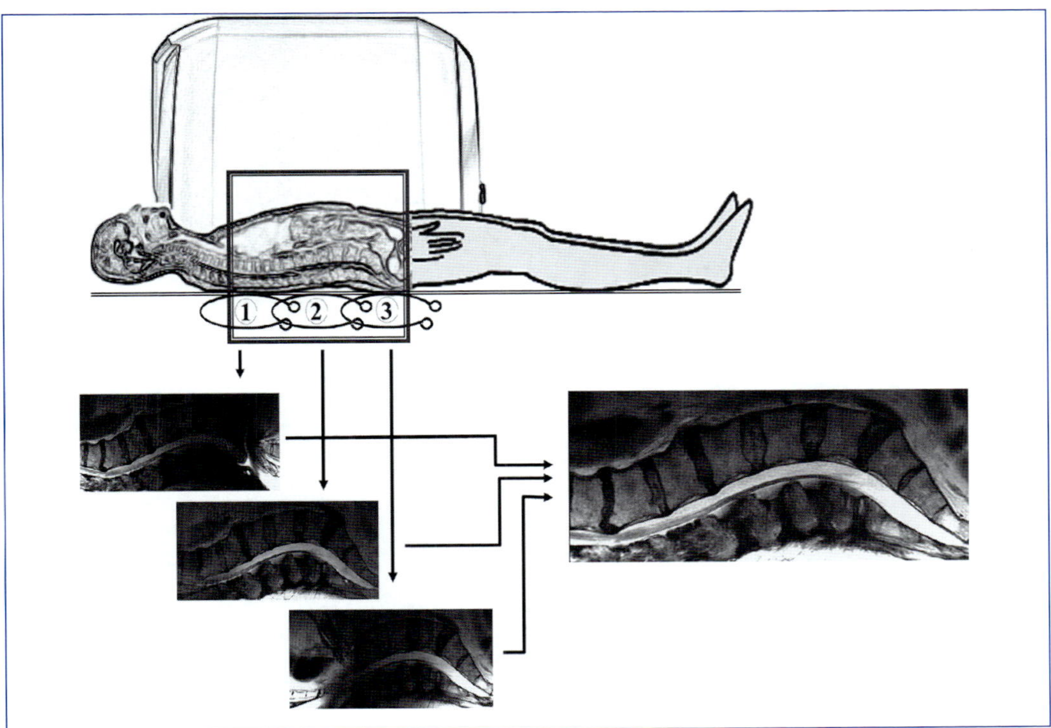

Abb. 6.34 Illustration zur Korrektur von Einfaltungsartefakten im Bildraum (mSENSE). Die Bilder, die sich aus den mit einer einzelnen Spule gemessenen Signalen ergeben, werden nicht dem Benutzer angezeigt, sondern miteinander verglichen. Unter Berücksichtigung der Spulensensitivitätsprofile wird entsprechend ein in der Regel artefaktfreies Bild generiert, welches dem Benutzer angezeigt wird.

GRAPPA

Was immer als Korrektur im Bildraum möglich ist, sollte auch mit ähnlicher Methodik im k-Raum möglich sein. Hier lässt sich damit argumentieren, dass die fehlenden, nicht gemessenen Fourier-Zeilen retrospektive aus der räumlichen Verteilung der Oberflächenspulen ermittelt werden können. Der entsprechende Algorithmus nennt sich GRAPPA (GeneRalized Autocalibrating Partially Parallel Acquisition).

Der Versuch einer Erklärung findet sich in **Abb. 6.35**. Danach kann eine Analogie gezogen werden, zwischen den im Kapitel „k-Raum aus der Perspektive der ‚Raumfrequenzen'" (S. 31) eingeführten Raumfrequenzen und der Verteilung der Oberflächenspulen.

Die gemessenen Intensitätsschwankungen entsprechen bestimmten k-Raum-Werten entsprechend der zugehörigen Raumfrequenz, d. h. über die Verteilung der Spulen bzw. deren Sensitivitätsprofile, einschließlich der gemessenen Signalamplitude in den Einzelspulen, lassen sich k-Raum-Zeilen rekonstruieren. Der so vervollständigte k-Raum sollte ein Bild liefern, welches frei von Einfaltungsartefakten ist.

In der Literatur finden sich Hinweise, dass der GRAPPA-Algorithmus etwas robuster ist als der SENSE-Algorithmus. So kommt es bei letzterem zu Einfaltungsartefakten, wenn das Bild auch ohne Anwahl von paralleler Akquisitionstechnik schon Einfaltungsartefakte aufweist.

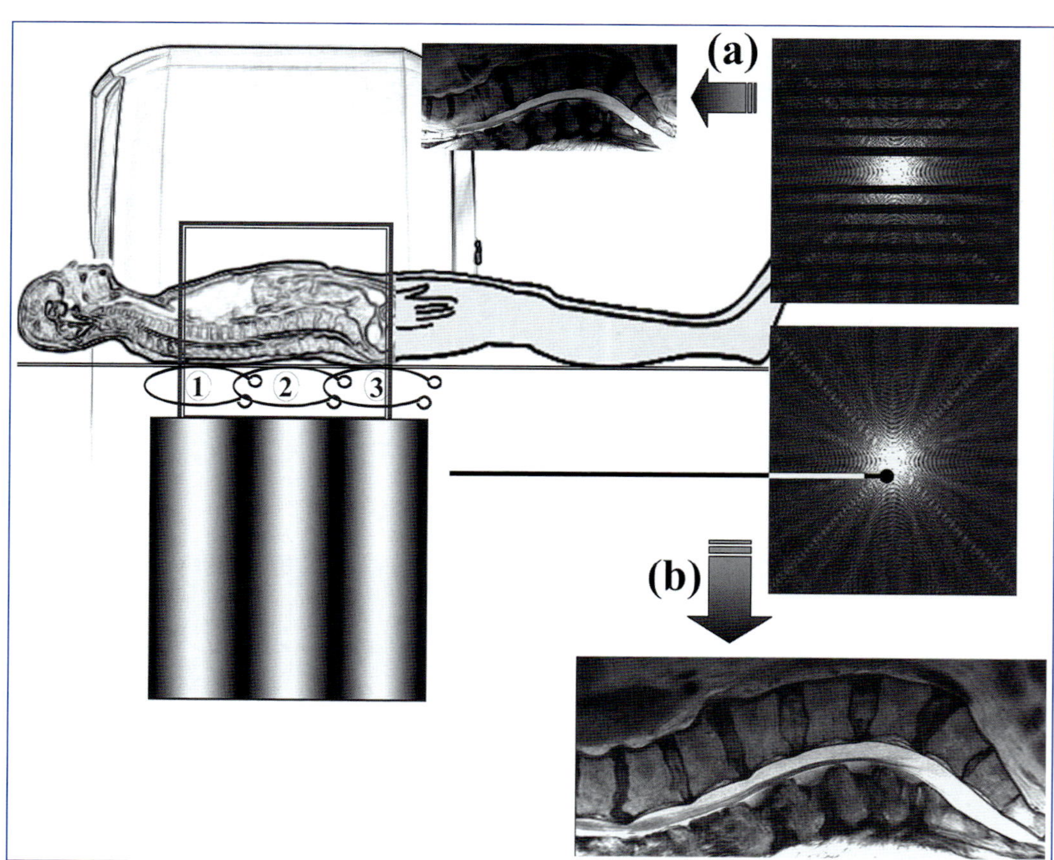

Abb. 6.35 Illustration zur Korrektur von Einfaltungsartefakten im k-Raum (GRAPPA). Der unvollständig gemessene k-Raum würde zu einem Bild mit Einfaltungsartefakten führen (**a**). Die Spulensensitivitätsprofile finden sich in „Raumfrequenzen" wieder, die gemessenen Intensitäten können entsprechenden Werten bestimmter k-Raum-Punkte zugeordnet werden. Danach lassen sich über diese Spulensensitivitätsprofile nicht gemessene Fourier-Zeilen rekonstruieren. Der so vervollständigte k-Raum liefert ein Bild frei von Einfaltungsartefakten (**b**).

Übertriebener PAT-Faktor

Derzeitige MRT-Systeme verriegeln in der Regel nicht die Anwahl eines grenzwertigen PAT-Faktors. Im Allgemeinen ist die Zahl der Spulenelemente der begrenzende Faktor für die Anwahl eines PAT-Faktors. **Abb. 6.36** zeigt das Ergebnis bei Anwahl eines PAT-Faktors von 4 bei nur 3 angewählten Spulenelementen. Die sichtbaren Artefakte lassen sich auch nicht durch Erhöhung der Anzahl der Akquisitionen beseitigen. Sie sind kein SNR-Phänomen, sondern kommen durch „Überforderung" des Rekonstruktionsalgorithmus zustande. Von der vorherigen Erklärung ausgehend sollte man annehmen, dass die Phasenkodierrichtung in Kombination mit paralleler Bildgebung der Richtung der räumlich verteilten Oberflächenspulen entsprechen sollte. Wie in **Abb. 6.37** skizziert, hat eine kraniokaudale Spulenverteilung auch eine Auswirkung auf den a.-p. Verlauf der entsprechenden Spulensensitivitätsprofile. Aus der Bildqualität dieses Ansatzes ist jedoch zu entnehmen, dass eine solche Vorgehensweise suboptimale Resultate liefern wird.

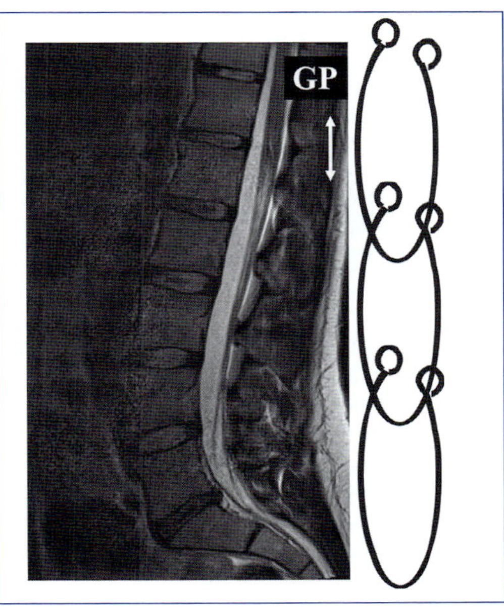

Abb. 6.36 Illustration eines Verlusts an Bildqualität („PAT-Artefakte") bei Anwahl eines zu großen PAT-Faktors (PAT-Faktor = 4 bei 3 Spulenelementen).

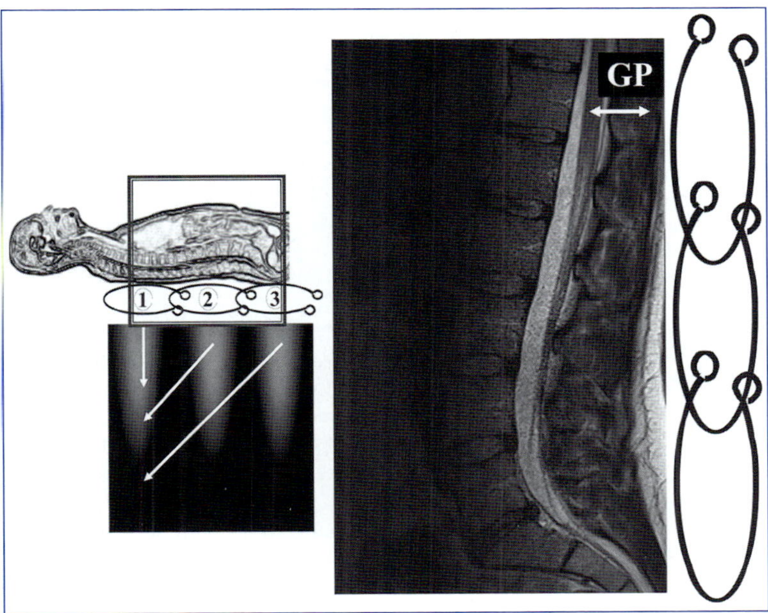

Abb. 6.37 Bild einer Messung mit einem PAT-Faktor höher als die Anzahl verfügbarer Spulenelemente und mit einer Phasenkodierrichtung, die nicht in Richtung der verteilten Oberflächenspulen verläuft.

Frequenzbandbreite (Δv)

MERKE

Die Frequenzbandbreite ist eigentlich etwas anwendungsspezifisches, d. h. sie wird in der Regel einmal für eine bestimmte Anwendung angepasst und ist dann eigentlich kein Parameter mehr für die Modifikation in der klinischen Routine.

Die Bandbreite ist der vom Bediener gewählte Frequenzunterschied zweier benachbarter Raumelemente in Frequenzkodierrichtung (Philips, Siemens). Da 2 benachbarte Raumelemente auf dem Monitor durch entsprechende Pixel repräsentiert werden, spricht man auch von Bandbreite pro Pixel. Für GE wird an dieser Stelle die Filterbandbreite der Messung angegeben (halbe Matrixgröße multipliziert mit dem Frequenzunterschied von einem Raumelement zum nächsten, in Frequenzkodierrichtung).

Man kann in erster Näherung davon ausgehen, dass das vom Patienten erzeugte elektromagnetische Rauschen im Frequenzraum gleichmäßig verteilt ist. Für das empfangene Signal wird man entsprechend einen Frequenzfilter verwenden, der nur Frequenzen aus dem zu erwartenden Spektrum durchlässt. Je nach Filterbandbreite wird ein entsprechendes elektromagnetisches Patientenrauschen durchgelassen und ist im Bild als Hintergrundrauschen dokumentiert. Der Einfluss auf das SNR ist entsprechend:

$$SNR \sim \frac{1}{\sqrt{\Delta v}}$$

Auf der anderen Seite ist die minimal mögliche Echozeit an die gewählte Bandbreite geknüpft (**Abb. 6.38**).

MERKE

Je höher die Bandbreite, um so kürzer das Datenakquisitionsfenster.

Die Länge des Datenakquisitionsfensters ist über die Fourier-Bedingung mit der gewählten Frequenzbandbreite verknüpft: Die transversale Kernmagnetisierung wird als zum Nachbarraumelement gehörend betrachtet, wenn sie sich über die Dauer des Datenakquisitionsfenster in der Transversalebene einmal komplett um die longitudinale Richtung des statischen Magnetfeldes gedreht hat.

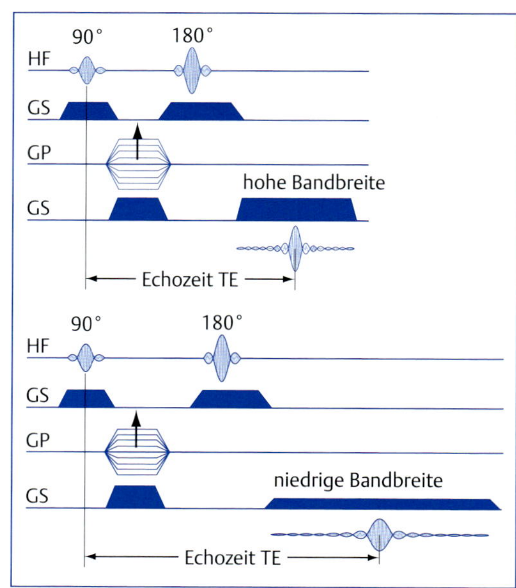

Abb. 6.38 Sequenzdiagramme mit unterschiedlichen Datenakquisitionsfenstern (Bandbreiten).

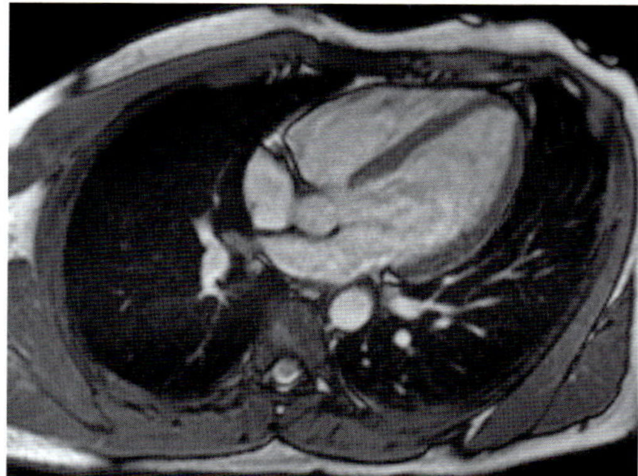

Abb. 6.39 Bei Aufnahmen des Herzens mit einer SSFP-Sequenz wie der trueFISP, sind kurze Echozeiten essenziell. In diesem Beispiel wurde eine Echozeit von 1,22 ms erzielt, bei Verwendung einer Frequenzbandbreite von 888 Hz/Pixel.

MERKE

Je kürzer das Datenakquisitionsfenster, um so kürzer die mögliche Echozeit.
Je kürzer die Echozeit, je größer die Signalintensität (**Abb. 6.39**).

Die Signalamplitude ist direkt nach der Erzeugung der transversalen Kernmagnetisierung am höchsten. Danach dephasiert die Kernmagnetisierung und das Signal verschwindet mit der Zeitkonstanten T2 bzw. T2*. Zur Darstellung von Blutungen ist dieser Effekt erwünscht (**Abb. 6.40** [niedrige Bandbreite, „lange" Echozeit]).

MERKE

Je kürzer das Datenakquisitionsfenster, umso kürzer der mögliche Echozug.
Je kürzer der Echozug, umso mehr Schichten sind bei gegebenem TR möglich.

Das bedeutet, eine Minimierung der Echozeit wirkt sich auch positiv aus auf die Anzahl der messbaren Schichten für eine vorgegebene Repetitionszeit TR.

Die in der Protonenbildgebung primär zur Darstellung kommenden Kerne sind jene der relativ frei beweglichen Wassermoleküle und jene Kerne der Wasserstoffatome, die sich in eine der verschiedenen Fette wiederfinden. Letztere liegen mit ihrer Resonanzfrequenz etwa um ein 3,5 Millionstel unterhalb der Resonanzfrequenz für Wasser. Bei einem 1,5-T-System beträgt der Frequenzunterschied etwa 217 Hz. Entsprechend der gewählten Frequenzbandbreite pro Pixel wird damit ein Fettbild gegenüber dem Wasserbild verschoben dargestellt. Der damit verbundene „Artefakt nennt sich Artefakt der chemischen Verschiebung" (**Abb. 6.41**).

MERKE

Je niedriger die Bandbreite, um so größer das Artefakt der chemischen Verschiebung.

Eine höhere Bandbreite erfordert das Schalten höherer Magnetfeldgradientenamplituden. Ein Protokoll mit einer hohen Frequenzbandbreite ist lauter als ein Protokoll mit niedriger Frequenzbandbreite.

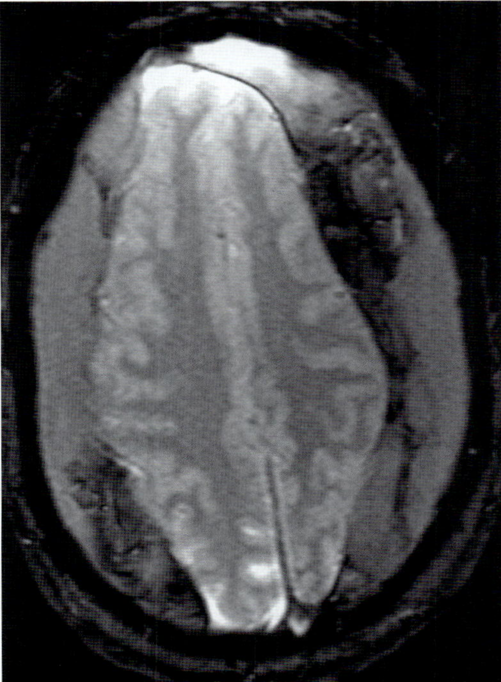

Abb. 6.40 Zur Darstellung der Artefakte verursacht durch Blutzerfallsprodukte, wie bei dem hier abgebildeten subduralen Hämatom, werden moderate Echozeiten benötigt, d. h. die Zeit kann man verwenden, eine niedrige Bandbreite zur Anwendung zu bringen. Eine Echozeit von 26 ms erlaubt die Verwendung einer Bandbreite von 78 Hz/Pixel.

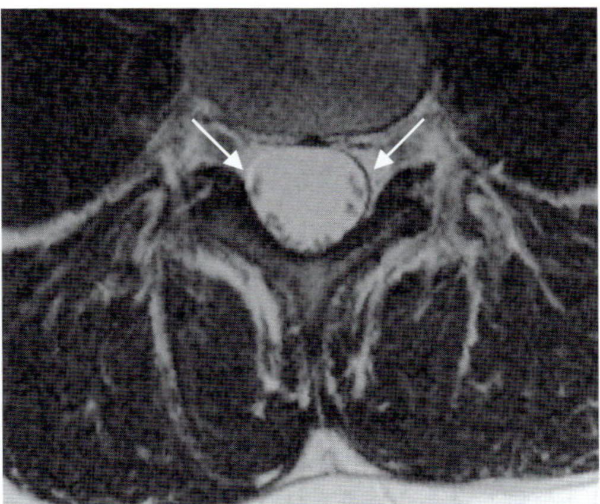

Abb. 6.41 Bei dieser T2w-axialen Aufnahme einer LWS sieht man deutlich den Artefakt der chemischen Verschiebung. Auf der einen Seite wird die Frequenz als Ortsinformation benutzt, auf der anderen Seite haben wir bei einem 1,5-T-System eine Frequenzverschiebung zwischen Fett und Wasser von 217 Hz. Die so gegeneinander verschobene Darstellung eines Fettbilds im Vergleich zu Wasser führt zu den hier dargestellten Artefakten.

Von 2D nach 3D ($GP_{S,3D}$)

Bei der bisher besprochenen 2D-Bildgebung werden die Schichten selektiv angeregt und dem Signal wird vor der Datenakquisition über die Phasenlage (Phasenkodierung) eine Rauminformation mitgegeben. Die zweite Rauminformation erhält man durch eine Frequenzkodierung während der Datenakquisition (**Abb. 6.42**). Das Prinzip der Phasenkodierung lässt sich auch in Schichtselektionsrichtung verwenden. Durch eine solche Phasenkodierung lässt sich eine Schicht weiter „partitionieren". Man spricht in diesem Zusammenhang dann von einer Volumenanregung (**Abb. 6.43**).

MERKE

Da mit jedem Phasenkodierschritt in der Tiefe alle Phasenkodierschritte in der Ebene wiederholt werden müssen, ist eine solche Methode nur praktikabel, wenn das 2D-Äquivalent kurze Messzeiten aufweist.

Hinsichtlich der SNR-Abhängigkeit gelten für Volumenaufnahmen die gleichen Bedingungen wie bei der Phasenkodierung in der Ebene: Jedem Phasenkodierschritt folgt eine Signalantwort aus allen im Anregungsbereich liegenden signalgebenden Teilen des Patientenkörpers. Damit trägt jeder Phasenkodierschritt zu einer Verbesserung des SNR bei:

$$SNR \sim \sqrt{GP_{s,3D}}$$

Wie bei der Wahl der Matrixgröße und der damit zusammenhängenden Änderung der Raumelementgröße, muss auch bei einer 3D-Aufnahme das Verhältnis von Signal pro Raumelement und das fundamentale Rauschen berücksichtigt werden.

Wie bei Phasenkodierrichtung bei der 2D-Bildgebung gibt es auch bei der 3D-Bildgebung Einfaltungsartefakte, diesmal in Volumenselektionsrichtung, die in der Regel nicht so offensichtlich sind (s. Kapitel „Bedienerverursachte Artefakte", S. 140). Wie bei der Phasenkodierrichtung in der Ebene gibt es auch ein „Slice Oversampling" und der Oversampling-Faktor wirkt sich auch hier linear auf die Messzeit auf und steht in einer Wurzelabhängigkeit zum SNR:

$$SNR \sim \sqrt{1 + GP_{s,ov}}$$

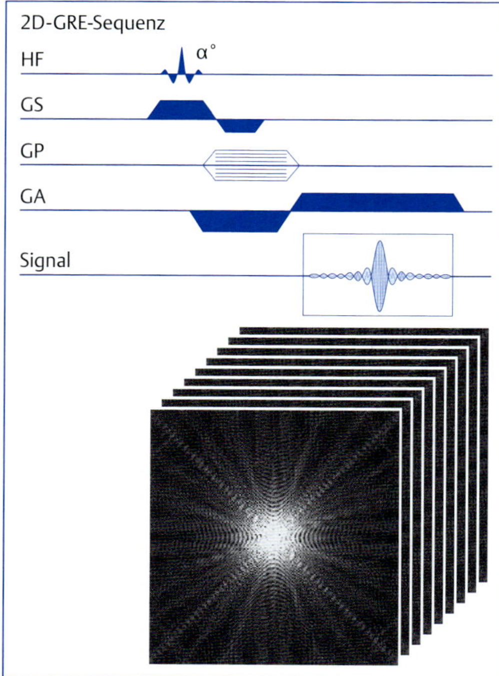

Abb. 6.42 Sequenzdiagramm einer 2D-GRE-Aufnahme.

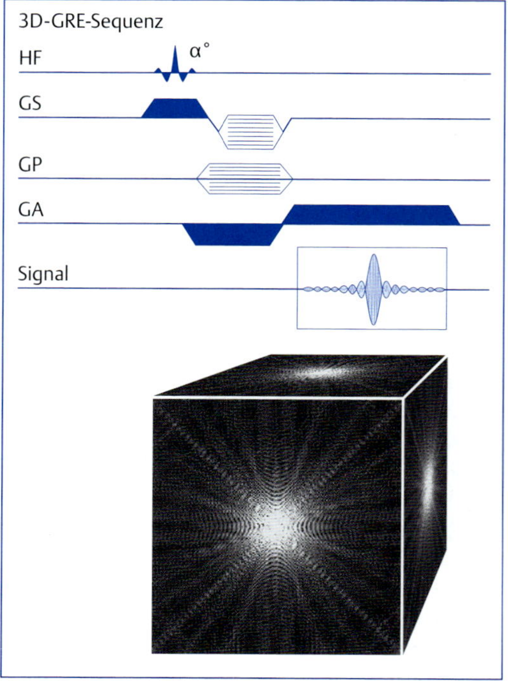

Abb. 6.43 Sequenzdiagramm einer 3D-GRE-Aufnahme.

7 MR-Sequenzfamilie – die „Wichtigsten“

Alle Bildgebungssequenzen wie SE, GRE, TSE, FSE, TSE, FISP, trueFISP, GRASS, FRFSE etc. können grob in 2 Rubriken eingeteilt werden:

- Spin-Echos
- Gradienten-Echos

Jede dieser Gruppen kann wiederum in 3 Kategorien unterteilt werden:

- Es ist nur eine Fourier-Zeile pro Anregung gemessen worden.
- Es sind mehrere Fourier-Zeilen pro Anregung gemessen worden.
- Nach einer Anregung sind alle Fourier-Zeilen gemessen worden.

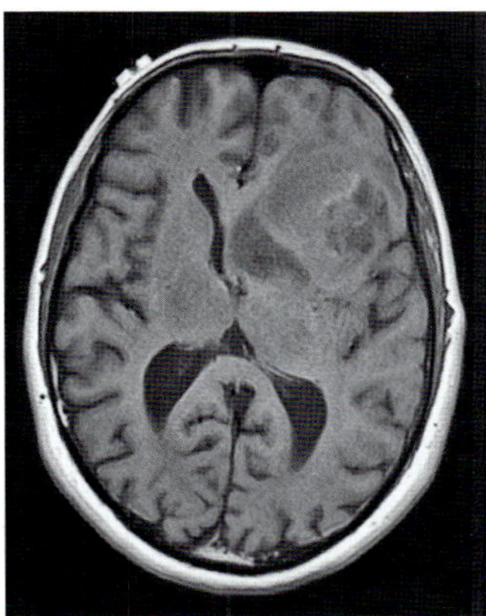

Abb. 7.1 Axiale T1w-Aufnahme eines Glioblastoma multiforme (mit freundlicher Genehmigung des Klinikums der Universität Regensburg).

Innerhalb jeder dieser Kategorien kann man noch mit der longitudinalen (oder transversalen) Magnetisierung spielen: Techniken mit Vorbereitung der Magnetisierung. Die Grobklassifizierung von Sequenzen lässt sich auch auf potenzielle Anwendungen übertragen. Danach gilt für Spin-Echo-Sequenzen als Anwendung:

- T1w-Bildgebung mit und ohne Kontrastmittel (**Abb. 7.1** und **7.2**)
- PDw-Bildgebung (ausschließlich in Verbindung mit der Multi-Echo-Bildgebung)
- T2w-Bildgebung (ausschließlich in Verbindung mit Multi-Echo)

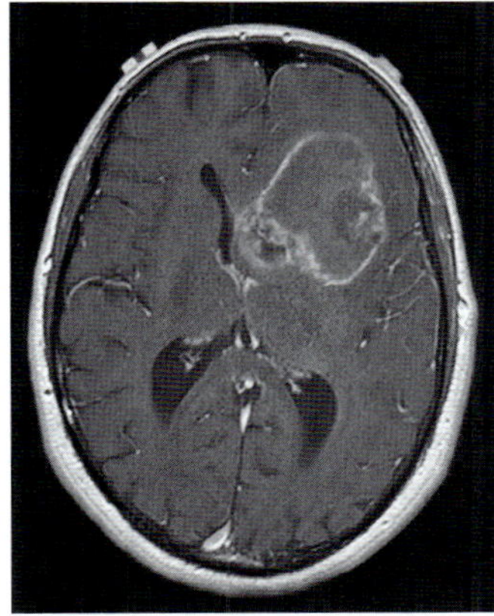

Abb. 7.2 Axiale T1w-Aufnahme eines Glioblastoma multiforme nach Kontrastmittelgabe (mit freundlicher Genehmigung des Klinikums der Universität Regensburg). Bewegliche Wassermoleküle in der Nähe paramagnetischer Kontrastmittel zeigen eine signifikante Verkürzung ihrer T1-Relaxationszeiten und erscheinen damit hyperintens in der T1w-Bildgebung.

Bis auf eine Spin-Echo-Sequenz (HASTE) sind alle Techniken Multi-Schicht-Techniken, d.h. nach der Anregung einer Schicht werden andere Schichten adressiert, während sich die longitudinale Kernmagnetisierung in der einen Schicht erholen kann, um nach Ablauf der Repetitionszeit erneut angeregt zu werden.

Gradienten-Echo-Sequenzen bilden in der Regel die Grundlage für

- alle gängigen MRA-Techniken (ToF, PC, ceMRA),
- T1w-Bildgebung im abdominellen Bereich (Messzeit bei angehaltenem Atem),
- T1w-Bildgebung des Zentralnervensystems bei höheren Feldern (3 T),
- T2*-empfindliche Protokolle zum Nachweis von Blutungen,
- T2*-empfindliche Protokolle zur Perfusionsmessung,
- T2*-empfindliche Protokolle zum Nachweis des BOLD-Effekts,
- Herzbildgebung,
- Diffusionsbildgebung (schnelle Abbildung großer Volumina).

Einzel-Echo-Techniken

Spin-Echo-Sequenz (SE)

Die Spin-Echo-Sequenz (SE) wurde schon ausführlich erläutert (s. Kap. „Anregung und räumliche Kodierung“, **Abb. 3.12** [S. 30] und **Abb. 3.17** [S. 24]. Die in **Abb. 7.3** gezeigte T2w ist zwar eine SE-Aufnahme, aber in einer Kombination mit Multi-Echo (s. S. 87).

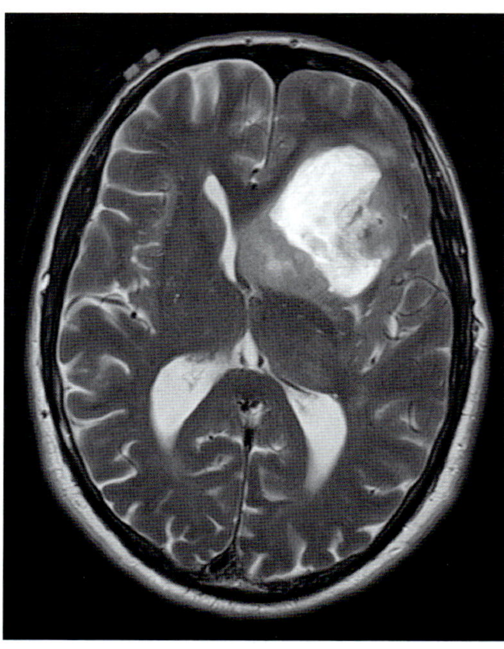

Abb. 7.3 Axiale T2w-Aufnahme eines Glioblastoma multiforme (mit freundlicher Genehmigung des Klinikums der Universität Regensburg).

Gradienten-Echo Sequenz (GRE)

Verzichtet man auf den 180°-HF-Refokussierungspuls und formt ein Echo durch bipolares Schalten des Auslesegradienten (GA), so erhält man ein Gradienten-Echo (GRE; **Abb. 6.42** [S. 78]).

Der Kontrast wird jetzt nicht mehr ausschließlich durch T2 bestimmt, sondern auch durch die lokalen Unterschiede in magnetischer Suszeptibilität. Der residuale Kontrast ist T2*w.

Letzteres bringt offensichtlich Probleme bei der Bildgebung in der Schädelbasis, hat aber auch seine Vorteile bei der Diagnostik von Blutzerfallsprodukten (**Abb. 7.4**). Gradienten-Echos bilden die Grundlage aller MR-angiografischen Anwendungen und werden überall dort eingesetzt, wo der T2*-Kontrast erwünscht ist.

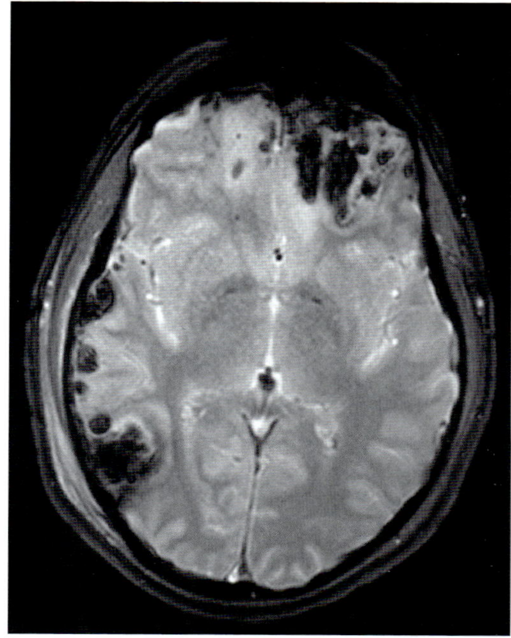

Abb. 7.4 Axiale GRE-Aufnahme subakuter Blutungen nach Polytrauma (mit freundlicher Genehmigung des Klinikums der Universität Regensburg).

Steady State Free Precession Sequenzen (SSFP)

Unter diese Rubrik fallen alle Sequenzen, bei denen folgende Anregungspulse auf die transversale Kernmagnetisierung vorheriger Messungen refokussierend wirken. In erster Näherung können diese Sequenzen als Gradientenechos mit Spin-Echo-Beiträgen betrachtet werden. Unter diese Techniken fallen FISP, PSIF, DESS, CISS, trueFISP, GRASS, FIESTA, FIESTA-PC, SSFP, FFE, FFE-T2. Sie sollen bei den „fortgeschrittenen Techniken“ näher behandelt werden.

Klassische Anwendungsgebiete betreffen schnelle Übersichtsaufnahme, Bildgebung im Bereich großer Suszeptibilitätsgradienten (Schädelbasis, Felsenbein), Gelenkdiagnostik (hyperintense Gelenkflüssigkeit) und zeitlich aufgelöste funktionelle Aufnahmen (Herzbildgebung).

Einzel-Echo-Techniken mit Vorbereitung der Magnetisierung

Die einfachste Form der Manipulation der longitudinalen Magnetisierung vor einer Messung kann in der klassischen spektralen Fettsättigung gesehen werden, die von einigen MRT-Herstellern angeboten wird. Eine andere Form der klassischen Manipulation besteht in der Inversion der longitudinalen Magnetisierung vor der Messung einer Fourier-Zeile. Durch Festlegen einer bestimmten Zeit zwischen Inversion und Start der Bildgebung, der sog. Inversionszeit, lassen sich gezielt Gewebe mit einer bestimmten T1-Relaxationszeit ausblenden. Da Fett eine sehr kurze T1-Relaxationszeit hat, wird zum Ziel der Fettunterdrückung eine kurze Inversionszeit verwendet, was mit dem Akronym STIR (Short Tau Inversion Recovery) bezeichnet wird. Am anderen Ende der Skala findet man die lange Inversionszeit zur Unterdrückung des Flüssigkeitssignals, die FLAIR (Fluid Attenuated Inversion Recovery).

Fettsättigung (FS)

Bei der Fettsättigung wird das Phänomen ausgenutzt, dass die Resonanzfrequenz für Protonen in fetthaltigen Verbindungen etwa ein 3,5 Millionstel unterhalb der Resonanzfrequenz für Wasser liegt.

Man regt also mit genau dieser Frequenz das Fett im gesamten Volumen an, zerstört sofort danach die so erzeugte transversale Magnetisierung mit sog. Spoilergradienten und – bevor sich das Fett erholen konnte – beginnt man mit der Bildgebung (**Abb. 7.5**).

Wie aus der Sequenzgrafik (**Abb. 7.5**) zu ersehen, erfordert die Fettsättigung zusätzliche Zeit für jede Fourier-Zeile. Die Anwahl einer Fettsättigung erlaubt damit weniger Schichten bei gleichem TR.

MERKE

Für diese Art der Fettunterdrückung muss das Magnetfeld innerhalb des Bildgebungsvolumens eine Homogenität vorweisen, die nur Abweichungen in der sechsten Stelle nach dem Komma zulässt (eine 3,5 millionstel Abweichung von der nominalen Magnetfeldstärke).

CAVE

Kommt es innerhalb des Bildgebungsvolumens zu einer linearen Abweichung der magnetischen Feldstärke, die über die Verschiebung von 3,5 ppm hinausgeht, so kann es vorkommen, dass die „Wasserfrequenz" in den Bereich der spektralen Fettsättigung „hineinrutscht" (**Abb. 7.6**).

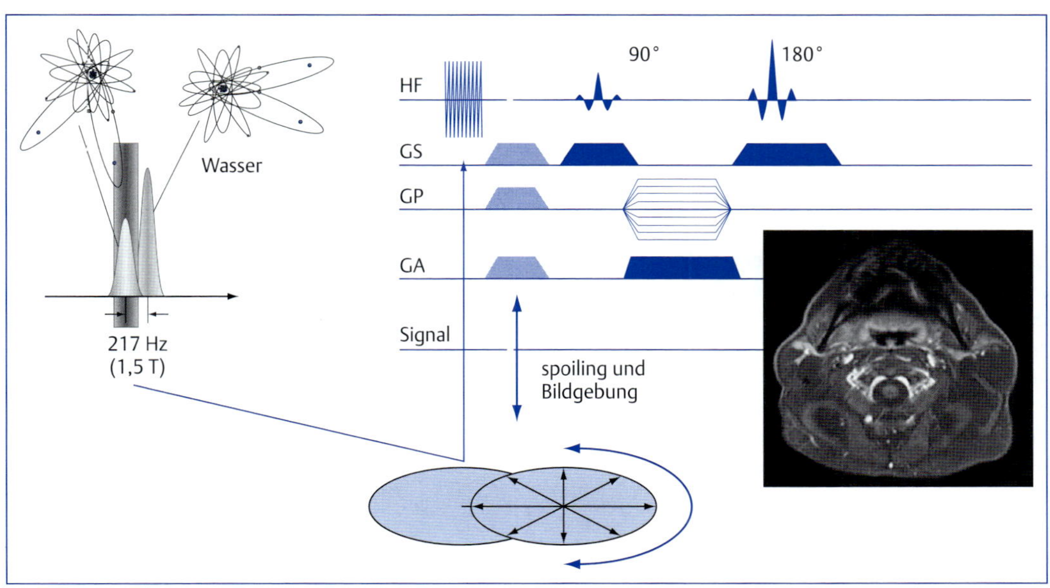

Abb. 7.5 Darstellung der klassischen spektralen Fettunterdrückung.

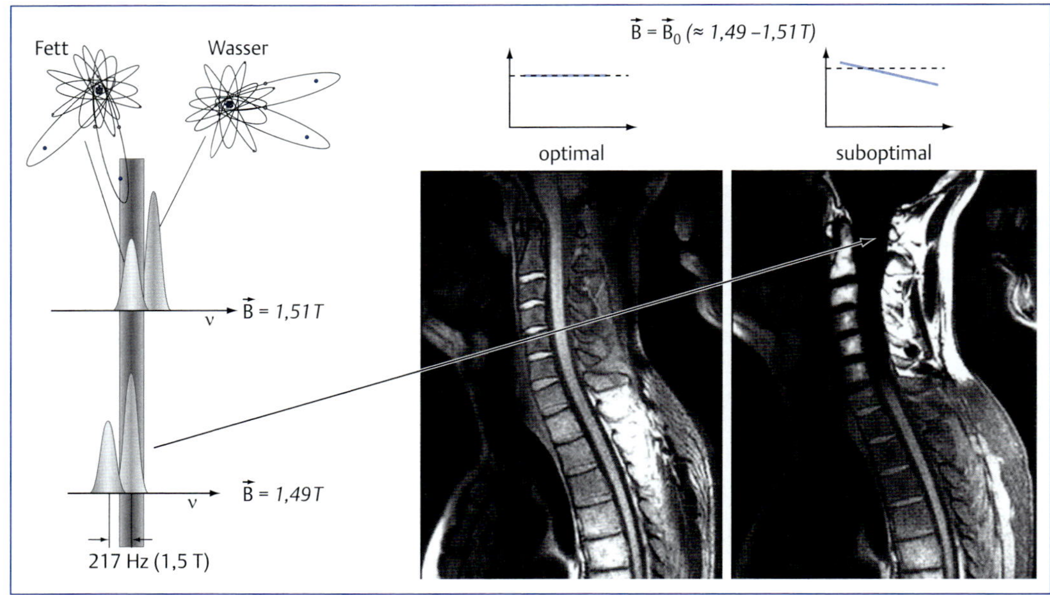

Abb. 7.6 Resultat einer kraniokaudalen Drift der magnetischen Feldstärke.

Solche Bilder sind dadurch gekennzeichnet, dass es Bereiche gibt, in denen die Fettsättigung offensichtlich leidlich funktioniert hat, wohingegen bei anderen großflächigen Bereichen das Fett in seiner ungestörten hyperintensen Signalintensität erscheint und das Signal der freien Wassermoleküle offensichtlich verschwunden ist.

Solche drastischen Beispiele sind in der Regel nur nach Ausfall einer für das „Shimmen“ notwendigen Komponente des MR-Systems zu erreichen.

MERKE

Als „Shimmen“ bezeichnet man das Verfahren, das Magnetfeld zu „homogenisieren“.

Ein „passiver Shim“ erfolgt bei der Aufstellung des MRT. Dabei wird die Homogenität des Magnetfeldes durch Platzieren von „Shim-Blechen“ in entsprechenden „Shim-Trays“ in den laut Spezifikation versprochenen Bereich gebracht.

Als „aktiven“ Shim bezeichnet man dann die Kompensation der Magnetfeldinhomogenitäten über die auch zur Bildgebung verwendeten Magnetfeldgradienten oder sogar durch spezielle „Shimspulen“. Die in **Abb. 7.6** gezeigte Magnetfelddrift lässt eine lineare Abweichung in kraniokaudaler Richtung vermuten. Eine solche Drift hätte sicher mit Zuschaltung eines kraniokaudalen Magnetfeldgradienten kompensiert werden können. Bei Protokollen, die eine spektrale Fettsättigung verwenden, oder Sequenzen, die auf Magnetfeldinhomogenitäten leicht mit Artefakten reagieren (z. B. trueFISP), wird vor der Bildgebung eine Justage durchgeführt, die die zur Homogenisierung des Magnetfeld notwendigen Magnetfeldgradienten ermittelt, in der Regel „hörbar“ durch ein entsprechendes Schalten von Magnetfeldgradienten vor der eigentlichen Bildgebung.

Das System ermittelt dabei die notwendigen Schritte über den Phasenverlauf der transversalen Kernmagnetisierungen innerhalb des abzubildenden Volumens.

TIPPS FÜR DIE PRAXIS

Bestimmte Körperregionen erweisen sich dabei durchaus als problematisch. Regionen, die kein Signal liefern, geben auch keinen Hinweis über die an dem Ort vorliegenden Magnetfeldstärke und die Berechnung einer Drift kann für das System zu einer unmöglichen Aufgabe werden. Hier bietet sich als Lösung eine Lagerung mit „signalgebenden“ Lagerungshilfen an. Gleichzeitig muss natürlich darauf geachtet werden, dass diese Lagerungshilfen nicht zusätzlich suszeptibilitätsbedingte Verzerrungen in das Bildgebungsvolumen hineinbringen.

Ein weiterer Kompromissschritt besteht in der Einschränkung auf ein kleineres Shim-Volumen.

Eine Variante, die mehr Schichten für ein gegebenes TR erlaubt, ist die sog. „schnelle Fettsättigung". Dabei wird die auf das Volumen angewandte spektrale Fettsättigung nicht vor jeder Fourier-Zeile wiederholt, sondern seltener. Erfolgt die Fettsättigung z. B. nur bei der jeweils ersten Schicht eines Schichtpaketes, so wird sich als Nachteil eine unterschiedliche schichtabhängige Qualität der Fettsättigung ergeben.

Short Tau Inversion Recovery (STIR)

MERKE

Eine weitere charakteristische Eigenschaft, die Fett auszeichnet, ist die kurze T1-Relaxationszeit. Das wird in der STIR-Sequenz ausgenutzt, um das Signal von Fett zu unterdrücken (**Abb. 7.7**).

Ein Signal kann nur erzeugt werden, wenn zuvor die longitudinale Magnetisierung in eine transversale Magnetisierung umgewandelt wurde. Ist keine longitudinale Magnetisierung vorhanden, so kann auch keine transversale Magnetisierung erzeugt werden. Nach Inversion aller longitudinalen Magnetisierungen wird in jedem Gewebe, entsprechend der T1-Relaxation, der Parallelzustand wieder angestrebt:

$$M_z \sim M_0 \cdot \left(1 - 2 \cdot e^{-T_I/T_1}\right)$$

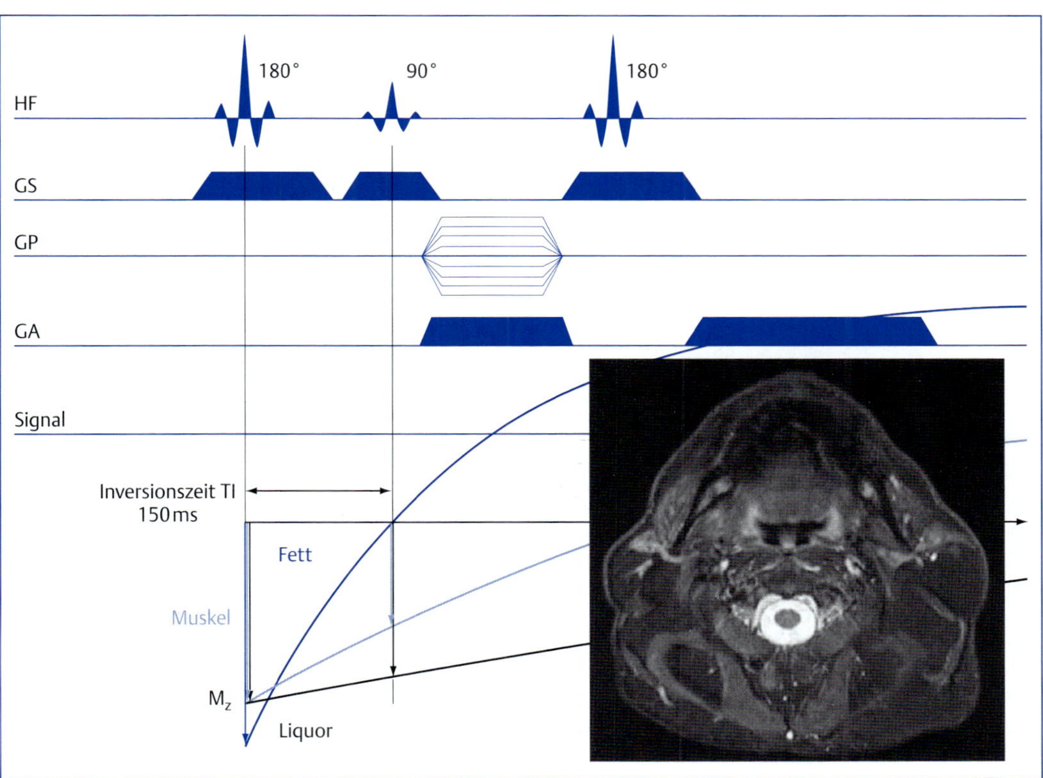

Abb. 7.7 Dargestellt ist der Sequenzverlauf und das Resultat einer STIR-Sequenz. Ausgenutzt wird dabei die kurze T1-Relaxationszeit fetthaltiger Strukturen. Unter Verwendung einer kurzen Zeit zwischen Inversion und Beginn der Bildgebung wird gerade dann angeregt, wenn die longitudinale Komponente der Kernmagnetisierung im Fett gerade durch Null geht (von der antiparallelen zur parallelen Ausrichtung). Damit wird mit der Anregung keine transversale Magnetisierung erzeugt.

Bzw. genauer unter Berücksichtigung der verwendeten Echozeit und Repetitionszeit:

$$M_z \sim \left(1 - 2 \cdot e^{-T_I/T_1} + 2 \cdot e^{-\left(T_R - T_E/2\right)/T_1} - e^{\left(-T_R/T_1\right)}\right)$$

Fett zeichnet sich dabei durch Schnelligkeit in der Erholung aus, was einer kurzen T1-Relaxationszeit entspricht. Startet man die Bildgebungssequenz zu dem Zeitpunkt, wo die longitudinale Kernmagnetisierung gerade von der antiparallelen Ausrichtung zur parallelen Ausrichtung übergeht, also gerade durch Null geht, so wird im Fett keine transversale Magnetisierung erzeugt – und damit gibt es auch kein Signal. Bei der Entscheidung, wann Fettsättigung angewählt werden sollte und wann STIR, sollte man sich über die grundlegende Eigenschaft des STIR-Ansatzes im Klaren sein.

MERKE

STIR zielt auf die Unterdrückung einer Gewebesubstanz mit kurzer T1-Relaxationszeit.

Kontrastmittelaufnehmendes Gewebe zeichnet sich dadurch aus, dass auf Grund der signifikant verkürzten T1-Relaxationszeit dieses Gewebe hell in der T1w-Bildgebung aufleuchtet.

CAVE

Da Gewebe mit kurzer T1-Relaxationszeit unterdrückt, ist offensichtlich, dass STIR nicht in Verbindung mit einer T1-verkürzenden Kontrastmittelgabe verwendet werden sollte.

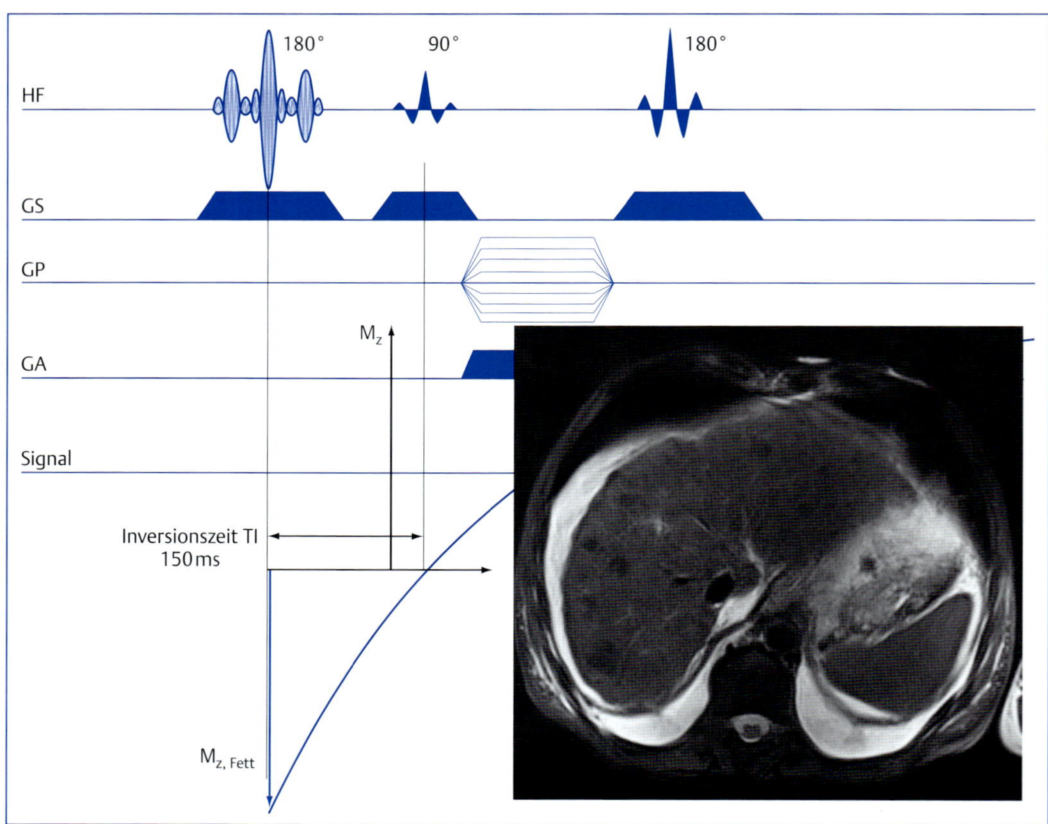

Abb. 7.8 Dargestellt ist der Sequenzverlauf und das Resultat einer SPIR-(/SPAIR-)Sequenz. Auch hier wird die kurze T1-Relaxationszeit fetthaltiger Strukturen ausgenutzt, um gerade beim Nulldurchgang der sich erholenden longitudinalen Kernmagnetisierung in fetthaltigen Strukturen mit der Anregung zu beginnen (Morbus Wilson; mit freundlicher Genehmigung des Klinikums der Universität Regensburg).

Spektral selektive Inversion Recovery (SPIR)

Da bei der STIR die longitudinale Kernmagnetisierung in allen Gewebearten invertiert wird, zeichnen sich STIR-Protokolle durch ein dürftiges SNR aus. Die longitudinale Kernmagnetisierung in fetthaltigem Gewebe erreicht als erstes den Nulldurchgang, wohingegen die longitudinale Magnetisierung in allen anderen Gewebesorten sich noch in der antiparallelen Ausrichtung befinden und sich auf ihrem Weg zur parallelen Ausrichtung die verfügbare longitudinale Kernmagnetisierung erst einmal signifikant reduziert hat.

Die Zielsetzung der spektralen Inversion ist es also, nur die longitudinale Kernmagnetisierung in fetthaltigem Gewebe zu invertieren und die Kernmagnetisierung in anderen Gewebearten nicht anzutasten (**Abb. 7.8**). Dieser Ansatz führt zu einem besseren SNR, verlangt aber die gleichen Voraussetzungen, wie sie bei der Fettsättigung schon angeführt wurden: Eine Magnetfeldhomogenität, die sich in der sechsten Stelle nach dem Komma nicht verändert.

Fluid Attenuated Inversion Recovery (FLAIR)

Am anderen Ende der charakteristischen Relaxationszeiten steht der Liquor mit seiner besonders langen Relaxationszeit.

Wartet man mit der Messung nach Inversion 2–2,5 Sekunden, so erwischt man die longitudinale Kernmagnetisierung des Liquors in seinem Nulldurchgang. Mit diesem Ansatz lassen sich T2w-Aufnahmen erzeugen, bei denen der freie Liquor ausgeblendet ist. Als Akronym wurde FLAIR eingeführt (**Abb. 7.9**).

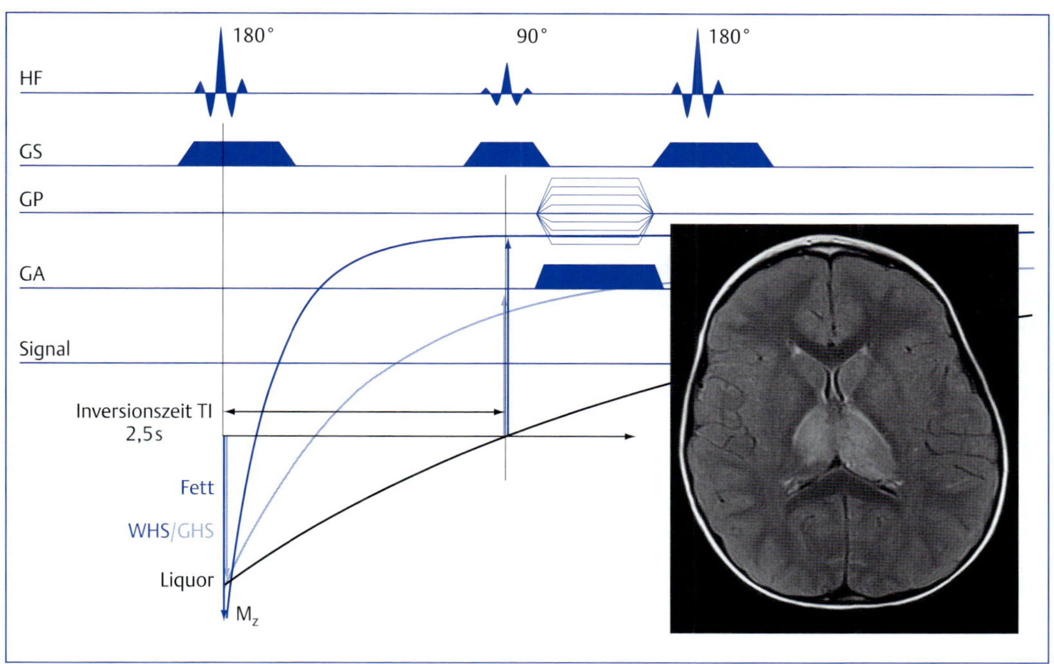

Abb. 7.9 Dargestellt ist der Verlauf der Erholung der longitudinalen Kernmagnetisierung. Unter Verwendung einer langen Zeit zwischen Inversion und Start der eigentlichen Bildgebungssequenz lässt sich das Signal von Strukturen mit langer T2-Relaxationszeit unterdrücken (Enzephalitis; mit freundlicher Genehmigung des Klinikums der Universität Regensburg).

IR und IRM

Die Inversion-Recovery-Technik erlaubt 2 unterschiedliche Behandlungsweisen des erzeugten Signals.

Wie aus **Abb. 7.10** ersichtlich, werden nach Inversion und Ablauf der Inversionszeit mit einer 90°-HF-Anregung, sowohl aus der parallel ausgerichteten longitudinalen Kernmagnetisierung als auch aus der noch antiparallel ausgerichteten, eine transversale Kernmagnetisierung erzeugt. Das induzierte Signal unterscheidet sich nur in seiner Phasenlage, entsprechend der Phase der transversalen Kernmagnetisierung. Ignoriert man die Phasenlage des Signals und berücksichtigt nur den Absolutwert des induzierten Signal, so nennt man das eine Inversion Recovery with Magnitude reconstruction (IRM; **Abb. 7.10 a**).

Die STIR und die FLAIR sind eine solche IRM, es werden lediglich unterschiedliche Inversionszeiten gewählt.

Entscheidet man sich für eine Berücksichtigung der Phasenlagen, so erhält man eine phasensensitive oder „wahre“ Inversion-Recovery-Sequenz. Dabei wird Signal von zum Zeitpunkt der Anregung noch antiparallel ausgerichteter longitudinaler Kernmagnetisierung dunkel dargestellt, wohingegen Signal von zum Zeitpunkt der Anregung parallel ausgerichteter longitudinaler Kernmagnetisierung hell zur Darstellung kommt. Null-Signal wird einem mittleren Grauwert zugeordnet (**Abb. 7.10 b**).

MERKE

Diese Technik eignet sich besonders für die kontrastreiche Darstellung zwischen grauer und weißer Hirnsubstanz und kommt dementsprechend vor allen Dingen in der Pädiatrie bei der Dokumentation der Entwicklung des kindlichen Gehirns zur Anwendung und zur Darstellung der anatomischen Verhältnisse bei Temporallappenepilepsie.

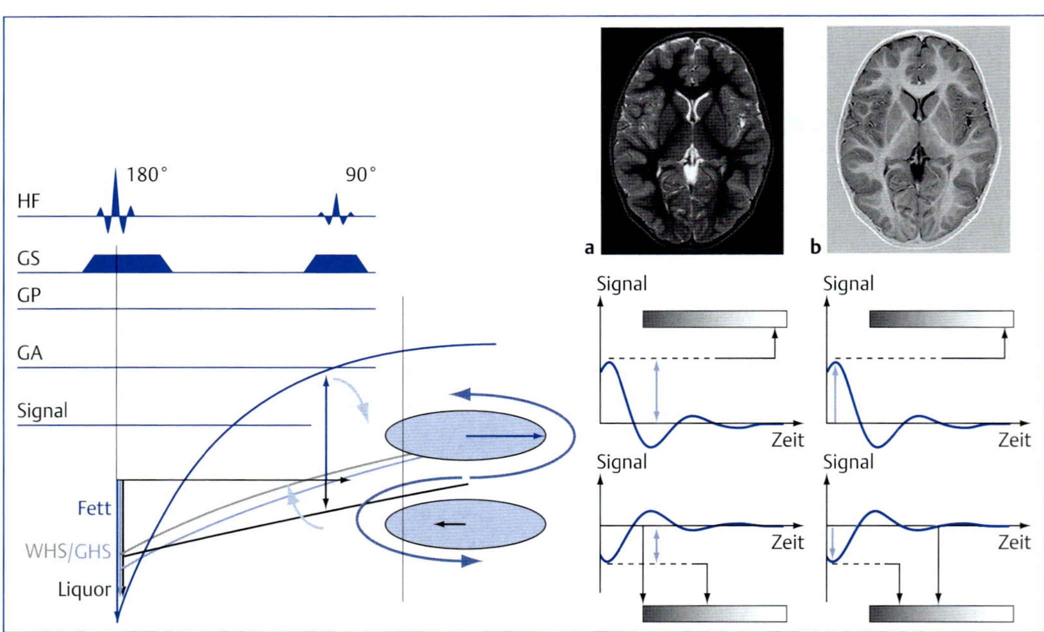

Abb. 7.10 Dargestellt ist der Erholungsverlauf der longitudinalen Kernmagnetisierung nach Inversion und die Verwendung des Signals. **a** Darstellung der Amplitude als Helligkeit eines Bildpunktes. **b** Darstellung der Amplitude als hypointenser oder hyperintenser Bildpunkt je nach Phasenlage der erzeugten transversalen Kernmagnetisierung bzw. des induzierten Signals.

TSE, FSE – Spin-Echo-Multi-Echo-Techniken

Eine der wichtigsten Gruppen der bildgebenden MR-Sequenzen ist die Gruppe der Techniken, bei denen nach einer Anregung mehrere Fourier-Zeilen hintereinander gemessen werden.

Seit 1990 hat sich dieser Ansatz vor allen Dingen in der PDw- und T2w-Bildgebung etabliert. Klassisch hat sich diese Technik aus einer Forschungssequenz heraus entwickelt, die auch im akademischen Bereich heute noch Anwendung findet. Nach der Messung eines Spin-Echos lässt sich die dephasierte transversale Magnetisierung mit einem 180°-HF-Refokussierungspuls erneut rephasieren und eine weitere Fourier-Zeile akquirieren, für ein Bild mit einer späteren Echozeit (**Abb. 7.11**). Nach diesem zweiten Echo lässt sich die dephasierte transversale Kernmagnetisierung mit einem weiteren 180°-HF-Refokussierungspuls erneut rephasieren für ein weiteres Bild.

Die Analyse der Signalintensitäten in jedem Bildpunkt dieser erzeugten Bilder erlaubt die Berechnung der T2-Relaxationszeit für das Gewebe in den jeweils entsprechenden Raumelementen. Wie schon erwähnt, eine rein akademische Anwendung.

Es fällt allerdings auf, dass sich besonders die mit späteren Echos aufgenommenen Bilder im grundlegenden Kontrast kaum voneinander unterscheiden. Sie sind alle mehr oder weniger T2w. Aus dieser Beobachtung resultierte die Überlegung, dass man diese Echos mit einer Phasenkodierung versehen könnte, um für ein Bild eine zusätzliche Fourier-Zeile zu akquirieren und damit die Messzeit zu verkürzen.

In **Abb. 7.12** sind exemplarisch 4 phasenkodierte Echos symbolisiert, die einen Messzeitverkürzungsfaktor um den Faktor 4 ermöglichen würden, weil nach einer Anregung kurz hintereinander gleich 4 Fourier-Zeilen für die gleiche Schicht akquiriert werden. Heutzutage werden für eine T2w-Bildgebung zwischen 11 und 17 Spin-Echos verwendet. Gerade Ende der 1980er-Jahre hat es viele wissenschaftliche Arbeiten gegeben, ob man bei diesem Ansatz wirklich straffrei ausgeht.

MERKE

Vorwegnehmend sei gesagt, dass sich dieser Ansatz in der klinischen Routine durchgesetzt hat.

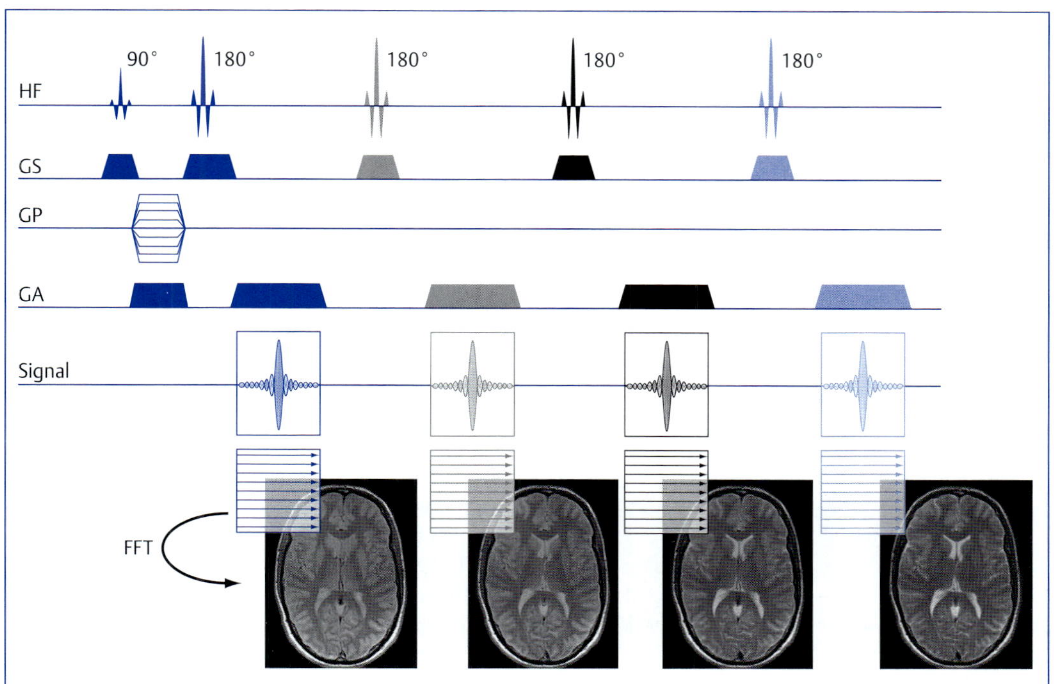

Abb. 7.11 Die klassische CPMG-Sequenz zur Erzeugung multipler Bilder mit unterschiedlichen Echozeiten. In der Regel akquiriert, um den mittleren T2-Wert pro Raumelement zu berechnen.

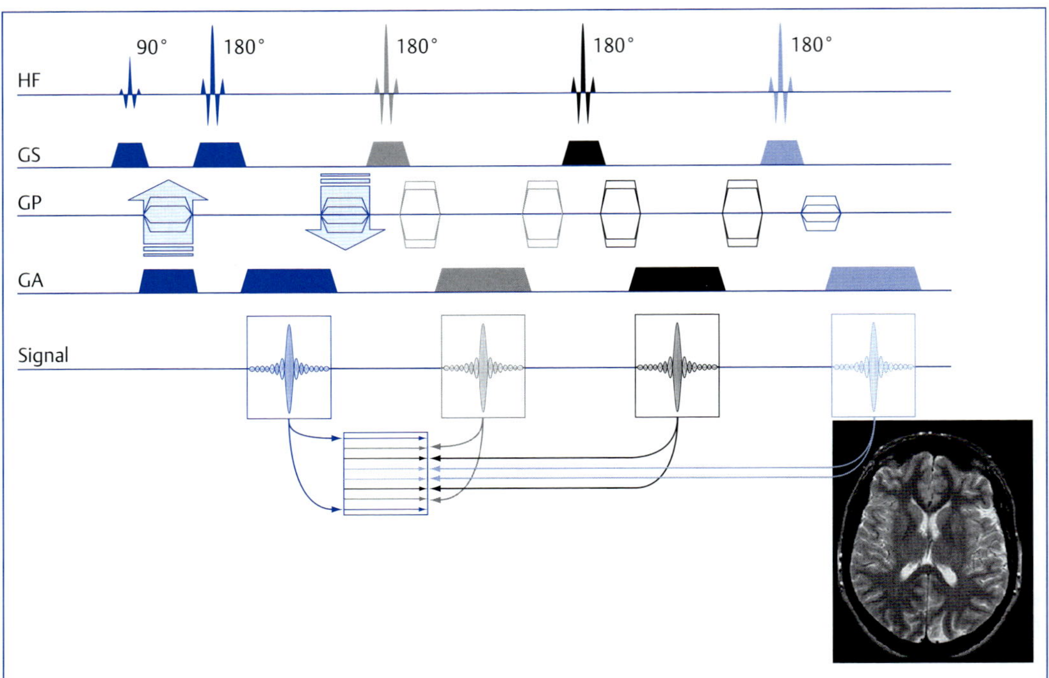

Abb. 7.12 Illustration zur Akquisition multipler k-Raum-Zeilen mit einer Anregung. Die Echozuglänge (Turbofaktor) ist in diesem grafischen Beispiel 4. Dieses Beispiel zeigt die Akquisition eines T2w-Bildes, weil späte Spin-Echos im Zentrum des k-Raums liegen.

Die entsprechenden Akronyme heißen TSE (Turbo-Spin-Echo), respektive FSE (Fast-Spin-Echo).

Mit dem oben erwähnten Ansatz hat man für jede Fourier-Zeile eine andere T2-Wichtung. Es lässt sich zeigen, dass dadurch die Bildqualität in einer Form beeinträchtigt wird, dass man Gefahr läuft, kleine Läsionen nicht zu sehen. Die erreichbare Messzeitverkürzung wurde und wird aber dahingehend ausgenutzt, dass man längere TR zur Kontrastverbesserung verwendet und eine bessere räumliche Auflösung (größere Matrixgrößen) wählt. Diese beiden Maßnahmen überkompensieren die genannten Befürchtungen.

MERKE

Die weiße Hirnsubstanz kommt in der TSE-Bildgebung kontrastreicher zur Darstellung als in der konventionellen Spin-Echo-Bildgebung.

Dies liegt an der Verwendung multipler 180°-HF-Refokussierungspulse, die für benachbarte Schichten als Magnetisierungs-Transfer-Pulse fungieren. In den T2w-Bildern fällt auf, dass man mehr Signal hat als im Vergleich zur konventionellen Aufnahme. Das liegt an der Verwendung multipler 180°-HF-Refokussierungspulse. Auf Grund des vorgehend erwähnten Kompromisses im Schichtprofil wirken die 180°-HF-Refokussierungspulse zwar im Zentrum der Schicht refokussierend, im Randbereich wirken sie allerdings auch anregend. Diese Anregung wird nun mit dem nächsten 180°-HF-Refokussierungspuls wiederum refokussiert. Die so gebildeten Echos nennt man „stimulierte Echos“ und diese tragen ebenfalls zum Signal bei. Im Fall der TSE sind das fast 30%. Fett erscheint in der TSE-Bildgebung hell. Dies ist der Verwendung multipler 180°-HF-Refokussierungspulsen zuzuschreiben. In der konventionellen SE-Bildgebung beobachtet man einen Artefakt, der durch die sog. J-Kopplung in fetthaltigem Gewebe seinen Ursprung hat. Fett lässt sich danach nicht rephasieren. In der TSE-Bildgebung wird auf Grund der Verwendung multipler relativ dicht gepackter 180°-HF-Refokussierungspulse diese J-Kopplung aufgebrochen und Fett erscheint rephasiert in der angemessenen Helligkeit.

TSE mit Vorbereitung der Magnetisierung

Ähnlich, wie es schon bei den Einzel-Echo-Techniken vorgestellt wurde, lassen sich durch Vorbereitung der Magnetisierung weitere Sequenzmethoden auf Basis des Multi-Echo Ansatzes generieren.

Die Verwendung multipler phasenkodierter Echos nennt man auch einen Echozug und die Anzahl der verwendeten Echos wird durch die Echozuglänge (ETL), charakterisiert. Einige Hersteller nennen diesen Parameter auch Turbofaktor.

TIR, TIRM und IR-FSE

Vor (oder nach) jedem Echozug lässt sich die longitudinale Kernmagnetisierung manipulieren. Die vorherig gezeigten Bilder zur Vorbereitung der Magnetisierung waren schon ausnahmslos Beispiele, die mit einem Multi-Echo-Ansatz akquiriert wurden.

FLAIR hätte sich in Kombination mit der konventionellen Spin-Echo-Bildgebung nie durchgesetzt, weil die Messzeit für eine T2w ohne die Verwendung von multiplen Echos bei 12 Minuten liegt, wobei schon der Kompromiss einer Repetitionszeit von 2,5 s eingegangen werden muss, um solch „kurze" Messzeiten zu erreichen. Unter Berücksichtigung einer Inversionszeit von weiteren 2,5 s pro Fourier-Zeile würde man auf eine unakzeptable Messzeit von 24 Minuten kommen. Erst die Kombination mit der Multi-Echo-Bildgebung hat der FLAIR zur klinischen Akzeptanz verholfen.

Da die FLAIR eine TIRM mit einer bestimmten Inversionszeit darstellt, wird die Technik auch einfach „liquorunterdrücktes Protokoll" genannt. FLAIR Protokolle sind T2w mit expliziter Unterdrückung des Liquorsignals (**Abb. 7.13**).

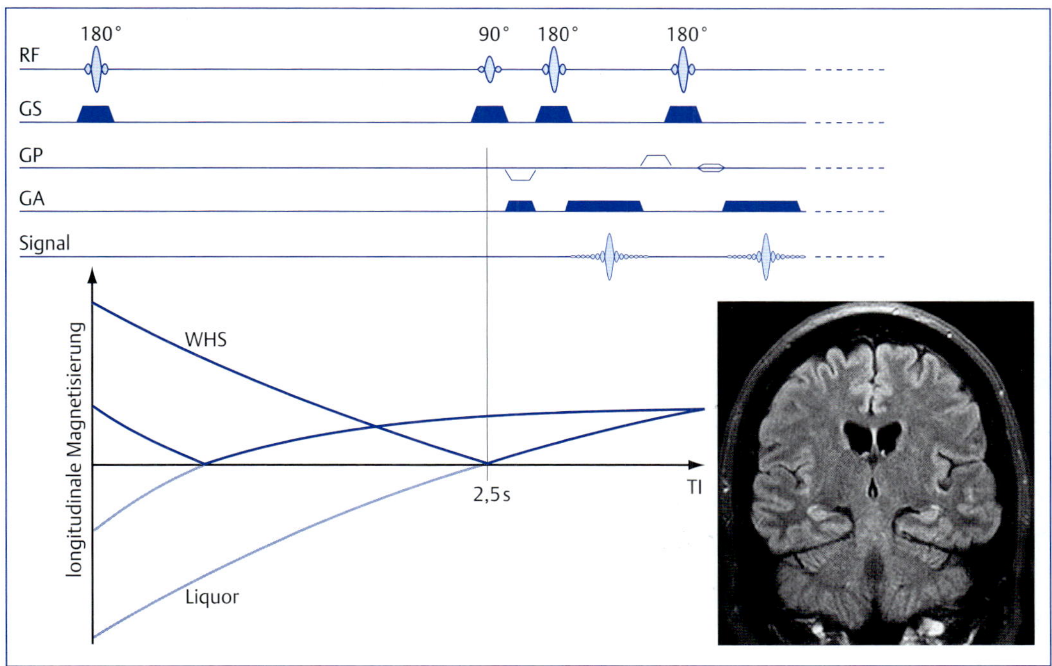

Abb. 7.13 Grafische Darstellung der Inversion der longitudinalen Kernmagnetisierung vor Beginn der Messung eines Echozuges einer Multi-Echo-Spin-Echo-Sequenz.

SPACE, CUBE, VISTA

Die Messzeitverkürzung durch Verwendung multipler phasenkodierter Spin-Echos in der Abfolge eines Echozuges erlaubt die Überlegung, eine solche Sequenz auch für eine Volumenakquisition zu verwenden. Eine 2D-Sequenz wird zur 3D-Sequenz, wenn in Schichtselektionsrichtung eine Phasenkodiertabelle implementiert wird (**Abb. 7.14**). Da für jede Tiefen- oder Partitionskodierung alle Phasenkodierschritte in der Ebene wiederholt werden müssen, ist eine 3D-Version nur dann sinnvoll, wenn die 2D-Version theoretisch eine sehr kurze Messzeit aufweist.

Bei höheren Magnetfeldstärken erreicht man mit zeitlich schnell hintereinander folgenden 180°-HF-Refokussierungspulsen sehr schnell das SAR-Limit. Eine Lösung ist die Reduktion des Refokussierungswinkels. In dem Fall wird aber zunehmend nicht nur refokussiert, sondern auch angeregt – es bilden sich sog. „Hyperechos“. Wenn man nun auch noch dafür sorgt, indem man mit der Amplitude dieser Refokussierungspulse so „spielt“, dass das SNR im Zentrum des k-Raums maximal wird, kommen wir zum TRAPS (TRAnsition into a Pseudo steady State). Weitere Optimierungsüberlegungen führen zur SPACE (Sampling Perfection with Application optimized Contrasts using different flip angle Evolutions; Siemens). Andere Hersteller verwenden für ähnliche Ansätze die Akronyme CUBE (GE) bzw. VISTA (Philips).

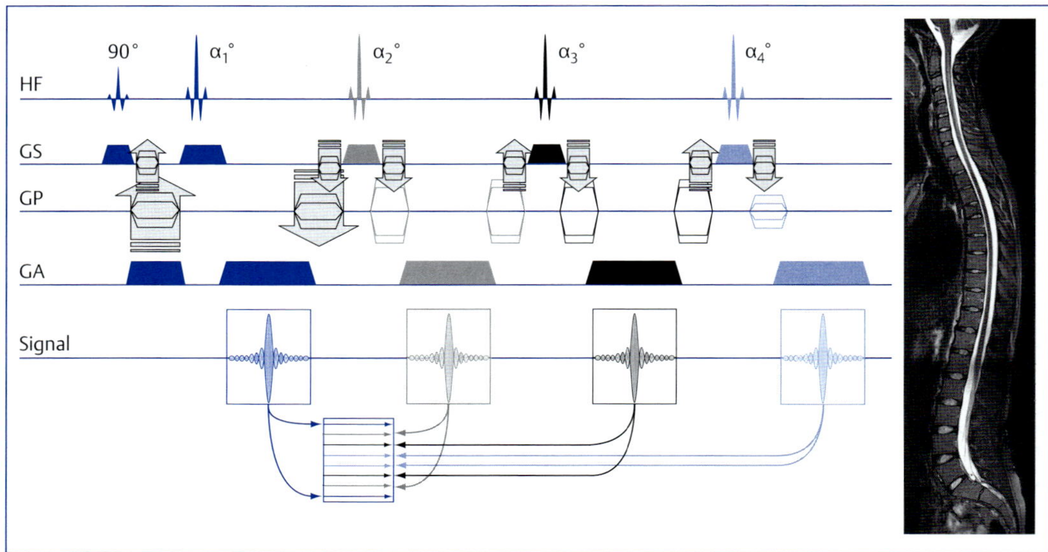

Abb. 7.14 Grafische Darstellung einer 3D-TSE mit variierenden Refokussierungswinkeln (SPACE, CUBE, VISTA).

RESTORE, DRIVE und FRFSE

Eine interessante Variante der Vorbereitung der Magnetisierung liegt im Fall der RESTORE vor, je nach Hersteller auch DRIVE oder FRFSE genannt (**Abb. 7.15**). Die verbleibende transversale Kernmagnetisierung am Ende eines Echozugs wird bei diesem Ansatz refokussiert und mit einen −90°-HF-Puls wieder in die longitudinale Richtung gezwungen. Bei diesem Ansatz wird man mehr Signal für Gewebe mit langer T2-Relaxationszeit erwarten dürfen. **Abb. 7.16** zeigt eine Akquisition mit einer normalen TSE-Sequenz. **Abb. 7.17** zeigt die gleiche Schicht unter Verwendung einer RESTORE.

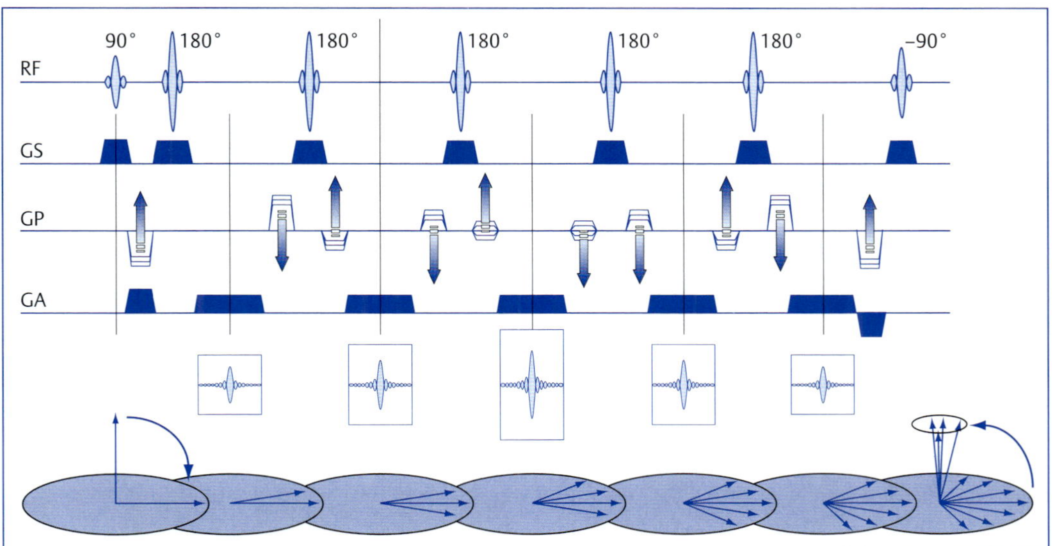

Abb. 7.15 Grafische Darstellung einer TSE-Sequenz mit „Flip-back-Puls", je nach Hersteller auch RESTORE, DRIVE oder FRFSE genannt.

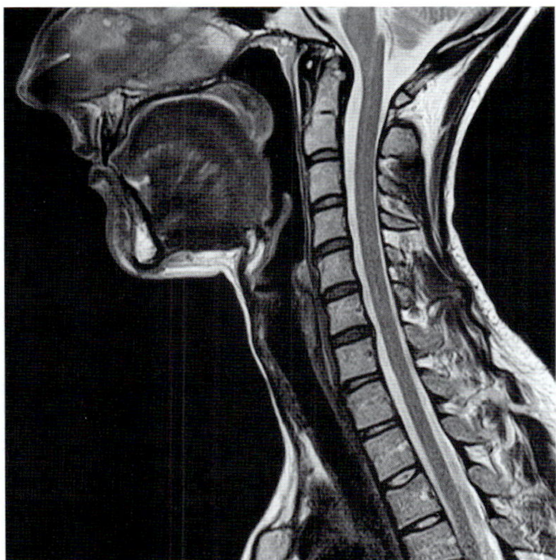

Abb. 7.16 T2w-sagittale TSE-Akquisition einer HWS ohne Anwendung eines RESTORE-Pulses.

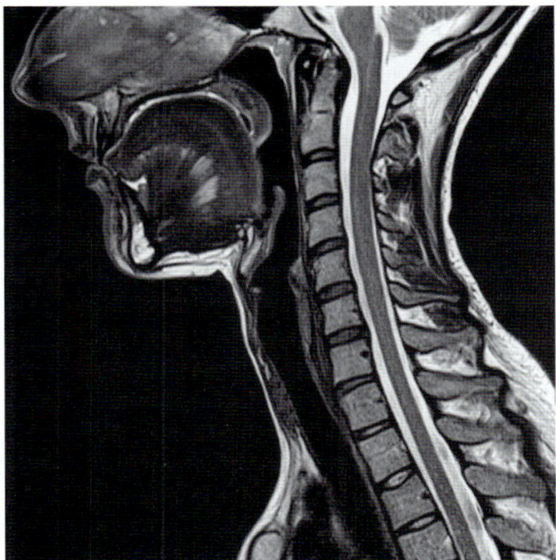

Abb. 7.17 T2w-sagittale TSE-Akquisition einer HWS mit Anwendung eines RESTORE-Pulses (DRIVE, FRFSE).

8 MR-Angiografie (MRA) – die „Gängigen“

Die Angiografie ist eine Wissenschaft für sich und entsprechend der unterschiedlichen Regionen, Fragestellungen und Herausforderungen, sind auch die MR-angiografischen Techniken den unterschiedlichen Anforderungen angepasst.

TIPPS FÜR DIE PRAXIS

Schwerpunktmäßig wird die Kernspintomografie bei Erkrankungen des ZNS (Kopf und Wirbelsäule, Gehirn und Rückenmark) angewandt.

In konsequenter Folge ergibt sich daraus ein besonderes Interesse an der intrakraniellen Gefäßversorgung.

Für das intrakranielle Gefäßsystem gilt immer noch die MR-angiografische Technik der ersten Stunde, die Time of Flight MRA (ToF-MRA; **Abb. 8.1**).

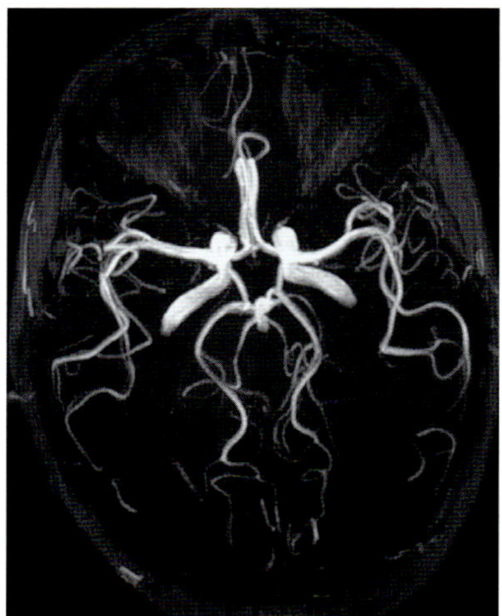

Abb. 8.1 Axiale MIP einer ToF-MRA des Circulus arteriosus cerebri.

Während bei der intrakraniellen Gefäßversorgung offensichtlich immer noch die ToF-MRA dominiert, so sieht das für die extrakranielle Gefäßversorgung schon anders aus. Hier hat sich die kontrastmittelgestützte MRA etabliert. Wird bei der ToF-MRA das Einfließen frischen Blutes zur Gefäßdarstellung ausgenutzt, so wird bei der sog. ceMRA die T1-verkürzende Wirkung von paramagnetischen Kontrastmitteln verwendet, d. h. trotz kurz aufeinanderfolgender Anregungspulse ist der T1-Wert im Blut so kurz, dass sich die longitudinale Kernmagnetisierung bis zur nächsten Anregung wieder adäquat erholt hat, sodass Gefäßstrukturen beeindruckend zur Geltung kommen (**Abb. 8.2**).

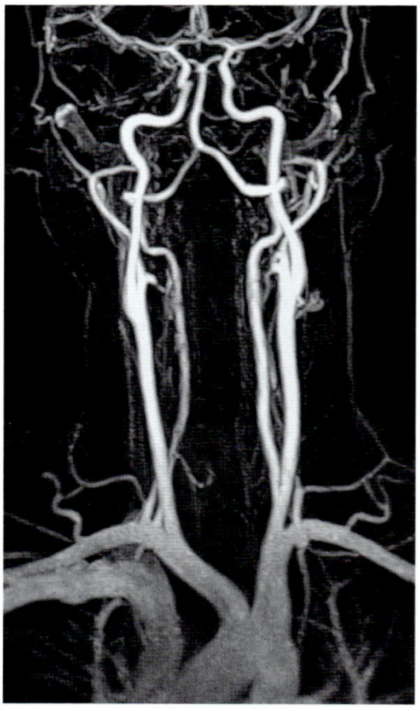

Abb. 8.2 Koronare MIP einer ceMRA der extrakraniellen Gefäßversorgung (Normalbefund; mit freundlicher Genehmigung des Klinikums der Universität Regensburg).

Fließende Strukturen erfahren in Gegenwart magnetischer Feldgradienten eine Phasenverschiebung ihrer transversalen Kernmagnetisierungen. In der ToF-MRA wird diese Phasenverschiebung kompensiert (GMR), in der ceMRA spielt sie wegen der Verwendung extrem kurzer Echozeiten keine relevante Rolle während sie in der Phasenkontrast-MRA (PC-MRA) ausgenutzt wird. Letztere Technik wird als Übersichtsaufnahme bei peripheren Angiografien eingesetzt. Auf Grund der Einstellbarkeit der „Empfindlichkeit“ lässt sich diese Technik auch bei langsam fließendem Blut (venöses Gefäßsystem) einsetzen.

Gradient Motion Rephasing (GMR) in der ToF-MRA

MERKE

Um die Phasenentwicklung der transversalen Kernmagnetisierung flussunempfindlich zu machen, braucht es mehr als einen bipolaren Magnetfeldgradienten, d. h. bei gleicher Bandbreite wird die Echozeit verlängert und damit auch die Zeit, die man für die Messung einer Fourier-Zeile braucht.

Als Beispiel sei die Phasenentwicklung während des Anregungsprozesses betrachtet. Ähnliche Überlegungen gelten natürlich auch für die Frequenzkodierrichtung.

Die räumliche Selektion braucht eine örtliche Variation der Resonanzfrequenz (**Abb. 8.3** [1]). Sobald eine transversale Kernmagnetisierung erzeugt ist, führt der Unterschied in Resonanzfrequenzen innerhalb kurzer Zeit zu einer Dephasierung der transversalen Kernmagnetisierung (**Abb. 8.3** [2]). Näherungsweise kann man tatsächlich annehmen, dass die transversale Kernmagnetisierung schlagartig zum Zeitpunkt (1) in **Abb. 8.3** erzeugt wurde.

Um die transversale Kernmagnetisierung wieder zu rephasieren, kann man einfach einen Magnetfeldgradienten für die halbe Einschaltzeit mit gleicher Amplitude aber umgekehrter Polarität einschalten (**Abb. 8.4**). Orte, die zum Zeitpunkt (1) in **Abb. 8.4** an einem Ort höherer Resonanzfrequenz lagen, sollten, wenn sie sich nicht bewegt haben, zum Zeitpunkt (3) in **Abb. 8.4** an einem Ort mit niedrigerer Resonanzfrequenz befinden. Zum Zeitpunkt (4) sind die transversalen Kernmagnetisierungen wieder rephasiert.

Das Schalten der Magnetfeldgradienten, zum Zwecke der schichtselektiven Anregung oder räumlichen Kodierung, erfolgt über bestimmte Zeiträume und zwangsläufig in bestimmten Zeitabständen. Es wird damit sofort ersichtlich, dass die entsprechend gewollte Steuerung der Phasenentwicklung der transversalen Kernmagnetisierungen in den einzelnen Raumelementen nur bei Objekten funktioniert, die ihren Ort in der Zwischenzeit nicht verlassen. In **Abb. 8.5** ist skizziert, wie sich die transversale Kernmagnetisierung im fließenden Blut verhält, das sich zum Zeitpunkt der Anregung im Isozentrum befunden hat und im Laufe der Zeit aber zu einem Punkt gewandert ist, welcher bei der angestrebten Rephasierung einem Ort mit niedrigerer Resonanzfrequenz entspricht, erhält am Ende eine abweichende Phasenlage, im Vergleich zu stationärem Gewebe.

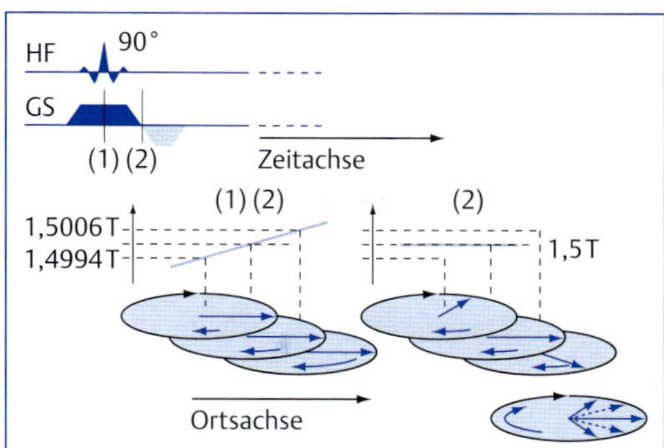

Abb. 8.3 Grafische Darstellung der Phasenentwicklung der transversalen Kernmagnetisierung während einer Anregung.

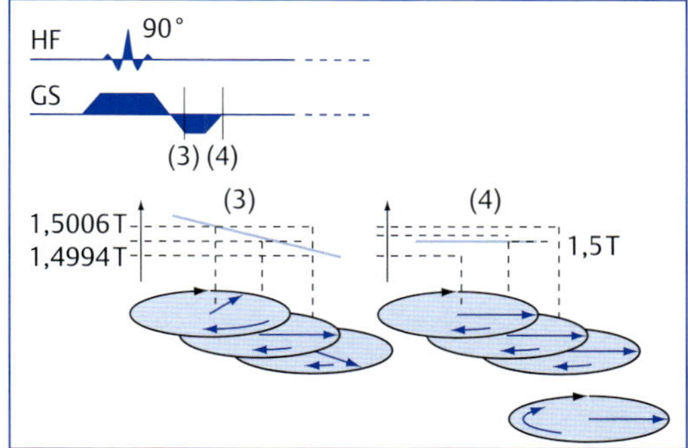

Abb. 8.4 Grafische Darstellung der Rephasierung der transversalen Kernmagnetisierung nach einer Anregung.

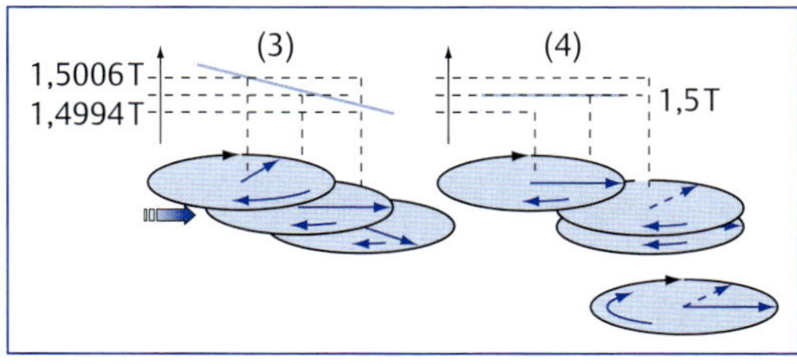

Abb. 8.5 Grafische Darstellung der Dephasierung der transversalen Kernmagnetisierung als Folge einer Bewegung während des bipolaren Schaltens eines Schichtselektionsgradienten.

MERKE

Bei Strukturen, die sich bewegen, wie fließendem Blut, kommt es zu einer Phasenverschiebung. Diese Phasenverschiebung ist geschwindigkeitsabhängig und bei einem entsprechenden Geschwindigkeitsprofil innerhalb eines Raumelementes kommt es auf Grund der resultierenden Phasendispersion zu einer Signalauslöschung oder entsprechenden „Flussartefakten“.

Die Phasenentwicklung relativ zu einer transversalen Kernmagnetisierung, die sich im Isozentrum befindet, ist proportional zum Magnetfeldgradienten GS_1 multipliziert mit dem Abstand x zum Isozentrum und multipliziert über die Zeitdauer t des Magnetfeldgradienten:

$$\varphi_1 = GS_1 \cdot x \cdot t$$

Zwecks Rephasierung der transversalen Kernmagnetisierung schaltet man einen adäquaten Magnetfeldgradienten mit umgekehrter Polarität:

$$\varphi_2 = GS_2 \cdot x \cdot t$$

Sodass:

$$\varphi_1 + \varphi_2 = 0$$

Ist jetzt die Distanz zum Isozentrum auch eine Funktion der Zeit, so wird aus dem einfachen x näherungsweise ein

$$x(t) = x_{t=0} + v \cdot t$$

Eingesetzt in die Gleichung zur Phasenentwicklung ergibt sich

$$\varphi_1 = GS_1 \cdot (x_{t=0} + v \cdot t) \cdot t$$

MERKE

Wird nun eine Rephasierung der transversalen Kernmagnetisierung sowohl für stationäres als auch für sich mit konstanter Geschwindigkeit bewegender transversaler Kernmagnetisierung gewünscht, so müssen sowohl der lineare als auch der quadratische Anteil der Gleichung erfüllt sein, und das geht nicht mit nur einem bipolaren Gradientenpaar, sondern erfordert einen dritten Magnetfeldgradientenpuls (**Abb. 8.6**).

Die Technik wird „Gradient Motion Rephasing“ (GMR) genannt. Mit einer solchen GMR-Gradientenstruktur lässt sich die transversale Kernmagnetisierung innerhalb sich mit konstanter Geschwindigkeit bewegender Objekte zum gleichen Zeitpunkt rephasieren, wie die transversale Kernmagnetisierung im stationären Gewebe (**Abb. 8.7**).

Dieser Algorithmus wird sowohl für den Schichtselektionsgradienten als auch den Auslesegradienten angewandt. Es hat Arbeiten gegeben, die diesen Formalismus auch auf den Verlauf des Phasenkodiergradienten angewandt haben, aber der Nachteil einer weiteren Verlängerung der Echozeit hat die weitere Artefaktreduktion nicht gerechtfertigt. Des Weiteren hat es auch Publikationen hinsichtlich einer Berücksichtigung von Momenten höherer Ordnung gegeben; auch hier führt die damit verbundene Verlängerung der Echozeit zu mehr Nachteilen, als die Kompensation der Momente höherer Ordnung an Vorteilen gewinnen kann.

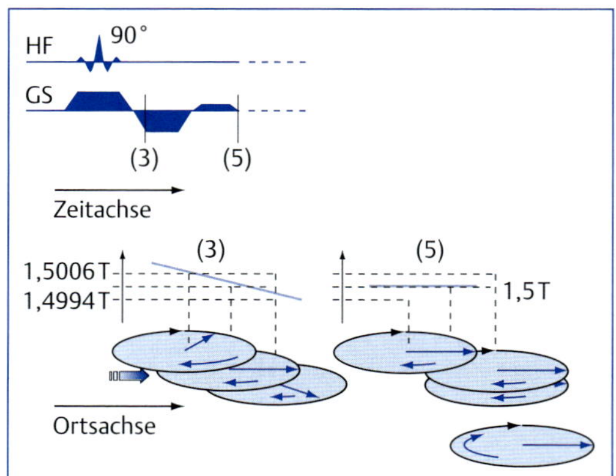

Abb. 8.6 Grafische Darstellung der „Dreierstruktur“ einer Magnetfeldgradientenschaltung in Schichtselektionsrichtung, die theoretisch erlaubt, sowohl die Kernmagnetisierung in stationärem Gewebe zu rephasieren als auch in Gewebe, welches sich mit einer konstanten Geschwindigkeit bewegt.

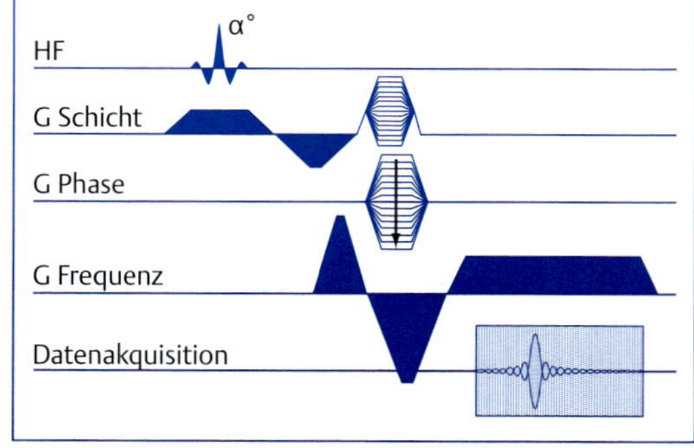

Abb. 8.7 Grafische Darstellung des zeitlichen Verlaufs einer flussunempfindlichen 3D-GRE.

Flugzeit-MR-Angiografie (3D-ToF-MRA)

Die kurz hintereinander folgenden Anregungspulse einer 3D-GRE führen zu einer niedrigen Signalintensität des Hirnparenchyms und das einfließende frische Blut kommt hyperintens zur Darstellung. Fließendes Blut hat ähnliche Relaxationszeiten wie das Hirnparenchym und sollte demnach isointens zur Darstellung kommen. Durch Einfließen von Blut, welches noch durch keinen Anregungspuls gesättigt wurde, wird die Relaxationszeitabhängigkeit „ausgehebelt" (**Abb. 8.8**). Die hyperintense Darstellung wird durch die Kombination mit der vorherig erwähnten „Flusskompensation" gewährleistet.

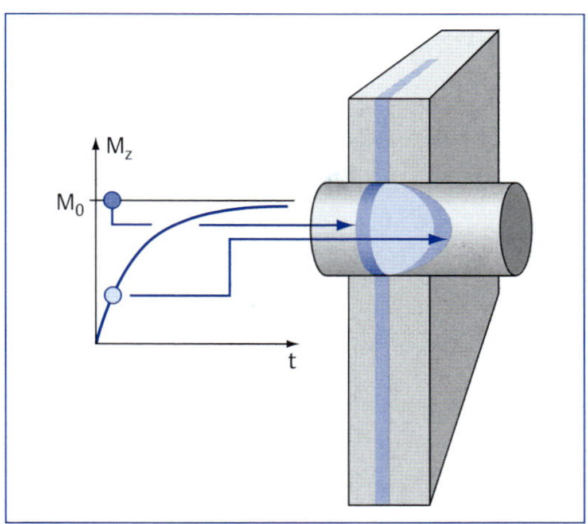

Abb. 8.8 Grafische Illustration des Flugzeiteffekts (ToF-MRA).

Projektion der maximalen Intensität (MIP)

Bei der Darstellung der so erzielten Ergebnisse hat sich ebenfalls die Technik der ersten Stunde durchgesetzt: Die Projektion der maximalen Intensität (Maximum Intensity Projection, MIP). Dabei wird vom Benutzer eine Perspektive auf den akquirierten und Fourier-transformierten Datensatz vorgegeben und das System ordnet den hellsten Punkt auf der Blickwinkeltrajektorie einer entsprechenden Bildpunkthelligkeit zu. Damit ergibt sich eine Projektion des betrachteten Datensatzes (**Abb. 8.9**). Der Nachteil eines solchen Ansatzes besteht in der „Überbetonung" des Rauschens. Leider diktiert der hellste Datenpunkt auf dem Weg der Betrachtungstrajektorie die Bildpunkthelligkeit des Projektionsbildes. Dazu gehören auch die fetthaltigen Strukturen, die auf Grund ihrer kurzen T1-Relaxationszeit als erstes aus der Sättigung kommen. Trotzdem hat sich bis dato keine robustere Alternative etabliert. Im Zweifelsfall bleibt die Auswertung der „nativen" Schichten, d.h. die Betrachtung der Einzelpartitionen.

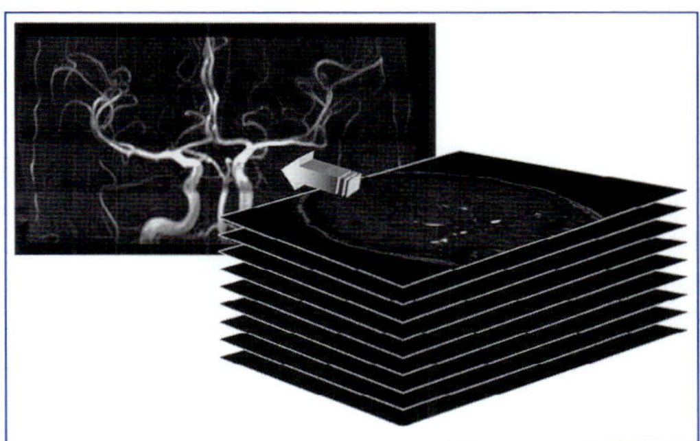

Abb. 8.9 Grafische Illustration der Projektion der maximalen Intensität.

Magnetization Transfer Saturation (MTS)

MERKE

Die kurzen T2-Relaxationszeiten von Wassermolekülen mit eingeschränkter Beweglichkeit führen zu einer raschen Dephasierung. Eine rasche Dephasierung erfolgt auch bei einem breiten Spektrum von Resonanzfrequenzen. Eine kurze T2-Relaxationszeit reflektiert sich damit auch in der Breite der Resonanzlinie.

Dieses Phänomen ist beweisbar beim Versuch der MR-Bildgebung von Eiswürfeln. Die Protonen der eingefrorenen Wassermoleküle emittieren ein ähnliches Signal wie ihre an frei beweglichen Molekülen gebundene Partner, aber die intramolekulare Spin-Spin-Wechselwirkung impliziert so große Magnetfeldunterschiede im Mikrokosmos, dass der dazugehörige Unterschied in Resonanzfrequenzen für eine schnelle Signaldephasierung sorgt. Eiswürfel kommen hypointens zur Darstellung. Sollten die eigentlich nicht beobachtbaren Protonen der in ihrer Beweglichkeit eingeschränkten Wassermoleküle in irgendeiner Form ihre Magnetisierung auf die Protonen der beobachtbaren weil freien Wassermoleküle übertragen, würde man das als Magnetisierungstransfer bezeichnen. Sättigt man also die sowieso nicht beobachtbaren Wassermoleküle und überträgt sich diese Sättigung auf die Protonen der beobachtbaren Wassermoleküle, so kann man von einer Magnetisierungstransfersättigung (MTS) reden, oft wird auch der Begriff Magnetisierungstransferkontrast (MTC) gebraucht (**Abb. 8.10**).

Bei der ToF-MRA mit MTC wird ein Sättigungspuls etwa 1 kHz unterhalb der beobachtbaren Wasserresonanz angesetzt. In der Gegenwart von Makromolekülen sollten dabei die entsprechend nicht beobachtbaren Wassermoleküle betroffen sein. Der Transfer der Magnetisierung auf die beobachtbaren Wassermoleküle führt zu einer Signalminderung. Da sich Makromoleküle primär nur im Hirnparenchym finden (und nicht im Blut), kommt es zu einer (weiteren) Unterdrückung des Hintergrundsignals in der ToF-MRA und damit zu einer weiteren Kontrastverbesserung und potenziell zur Darstellung zusätzlicher kleiner Gefäße bzw. Gefäßfortsetzungen.

Wie aus **Abb. 8.11** ersichtlich, führt die Anwahl eines MTS-Pulses zu einer Verlängerung der für die Messung einer Fourier-Zeile notwendigen Zeit, was die TR-Zeit verlängern dürfte. Mit der Verlängerung der TR-Zeit ist natürlich eine proportionale Verlängerung der Messzeit verbunden. Desgleichen ist der MTS-Puls ein weiterer HF-Puls, der zur SAR-Belastung des Patienten beiträgt.

Die **Abb. 8.12** bis **Abb. 8.16** zeigen das Ergebnis der Aufnahme einer intrakraniellen arteriellen Gefäßversorgung mit (**Abb. 8.14** und **8.16**) und ohne MTS (**Abb. 8.13** und **8.15**). 4 überlappende Volumina (Überlappungsgrad 18%) mit 44 Partitionen. Messzeit lag bei 5 Minuten unter Verwendung eines PAT-Faktors von 2. Für die Aufnahmen aus **Abb. 8.13** und die zugehörige MIP in **Abb. 8.15** lag die Repetitionszeit bei 24 ms mit einer resultierenden Messzeit von 5:16 Minuten. Durch Hinzufügen

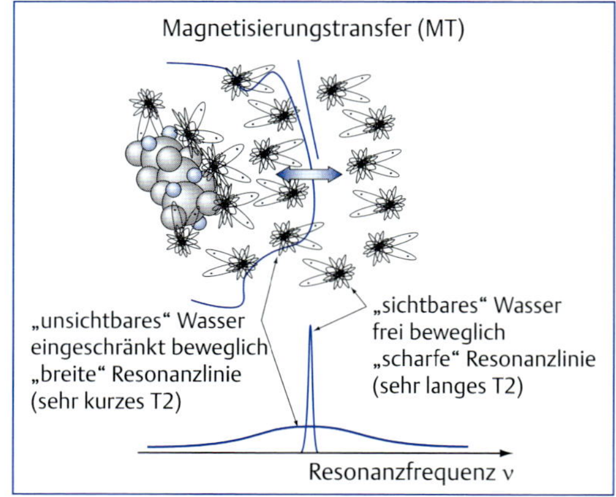

Abb. 8.10 Grafische Illustration der Magnetisierungstransfersättigung (MTS).

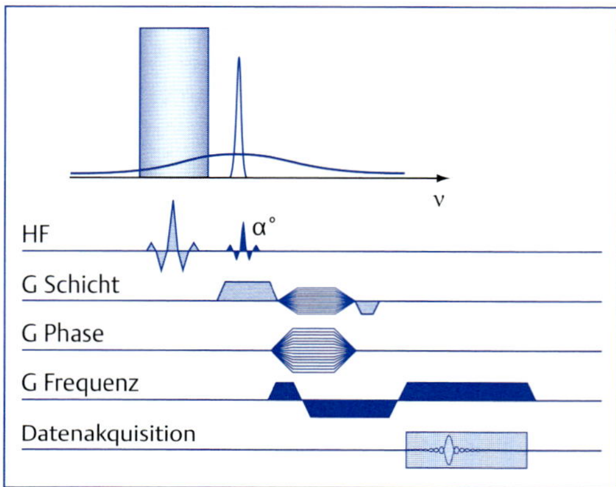

Abb. 8.11 Grafische Illustration des Sequenzablaufs einer 3D-GRE mit Flusskompensation und MTS-Puls.

eines MTC-Pulses erhöhte sich die Repetitionszeit auf 32 ms und die Messzeit damit auf 6:57 Minuten. Der MTC-Puls führt zu einer Angleichung der Signalintensitäten zwischen GHS und WHS (**Abb. 8.14**). Die Darstellung zusätzlicher kleiner Gefäße bzw. Gefäßverlängerungen in den MIPs (**Abb. 8.15** und **8.16**) impliziert eine weitere Unterdrückung des Signals des Hirnparenchyms durch den MTC-Puls.

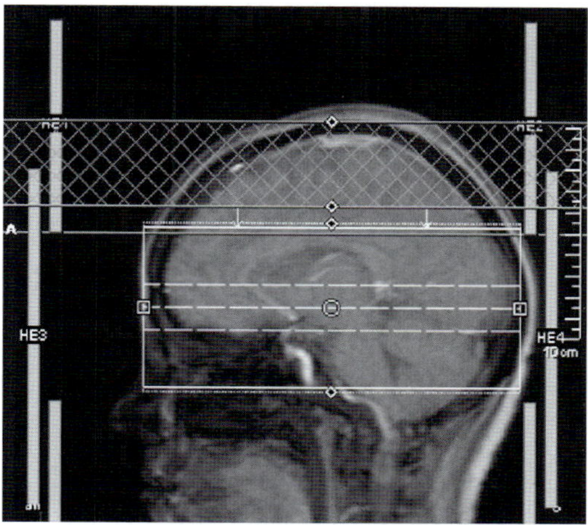

Abb. 8.12 Übersichtsaufnahme mit Darstellung der 4 überlappenden axial positionierten 3D-ToF-MRA-Volumina, mit superior positioniertem Sättigungspuls zur Eliminierung des Signals von venösen Strukturen.

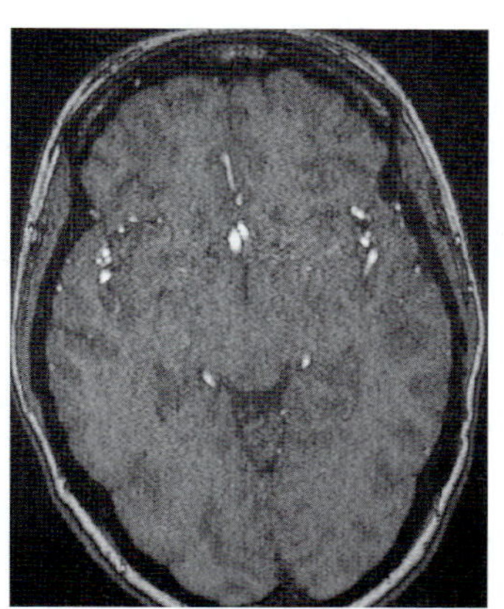

Abb. 8.13 Darstellung einer Partition einer 3D-ToF-MRA-Aufnahme ohne MTC-Puls.

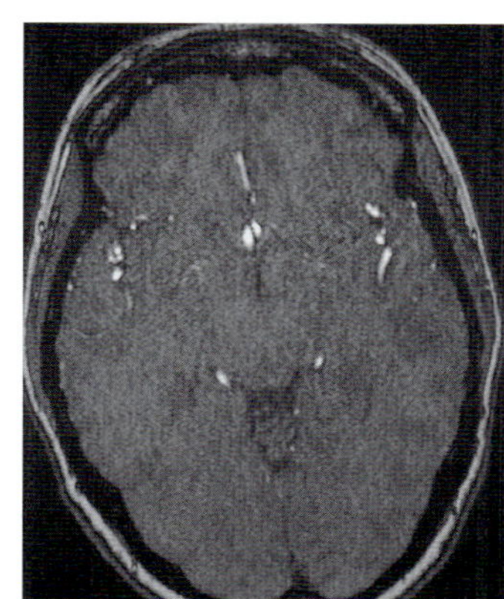

Abb. 8.14 Darstellung einer Partition einer 3D-ToF-MRA Aufnahme mit MTC-Puls.

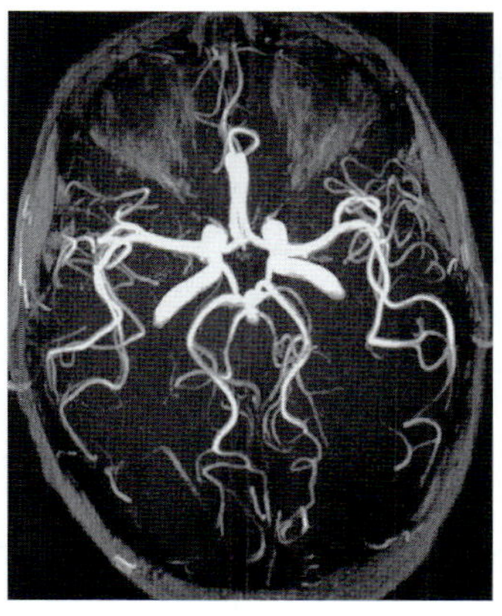

Abb. 8.15 MIP der 3D-ToF-MRA ohne Verwendung eines MTC-Pulses.

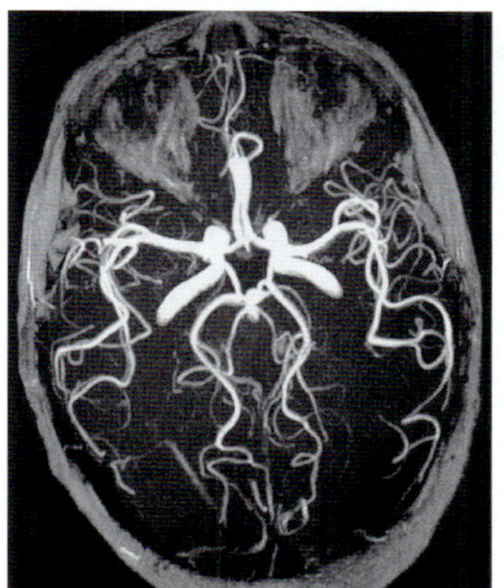

Abb. 8.16 MIP der 3D-ToF-MRA mit Verwendung eines MTC-Pulses.

Tilted Optimized Nonsaturating Excitation (TONE)

TIPPS FÜR DIE PRAXIS

Mit zunehmender Verweildauer im Bildgebungsvolumen wird letztlich auch das Blut durch die Abfolge der Anregungspulse gesättigt (**Abb. 8.17** und **8.18**). Die entsprechende Variation in der Signalintensität lässt sich dadurch abschwächen, dass man eine räumliche Variation des Anregungswinkels zulässt.

Eine Maßnahme, dem Sättigungsphänomen zu entkommen, ist die Aufteilung des Gesamtvolumens in multiple, hintereinander zu messende Volumen. Innerhalb der Subvolumina kompensiert man die Sättigung mit Hilfe einer örtlichen Variation des Anregungswinkels (TONE; **Abb. 8.19**). Am Eintrittspunkt des Gefäßes kommt dabei ein niedrigerer Anregungswinkel zur Anwendung als im weiteren Verlauf des Bildgebungsvolumens. **Abb. 8.20** wurde akquiriert mit 4 überlappenden Volumina (negative Schichtlücke 18%) mit 44 Partitionen und einer Dicke des Einzelvolumens von 22 cm. Schichtoversampling lag bei 18% (vermeidet Einfaltungsartefakte innerhalb eines 3D-Volumens in Schicht- bzw. Partitionskodierrichtung). Messzeit lag bei 5 Minuten unter Verwendung eines PAT-Faktors von 2, TONE-Anstiegswinkel war 50%, entspricht einem Anregungswinkel an der angenommenen arteriellen Eintrittsstelle von 16,7° und 33,3° auf der Gegenseite des Volumens, bei einem gewählten mittleren Anregungswinkel von 25° und einer angewählten kraniokaudalen Flussrichtung.

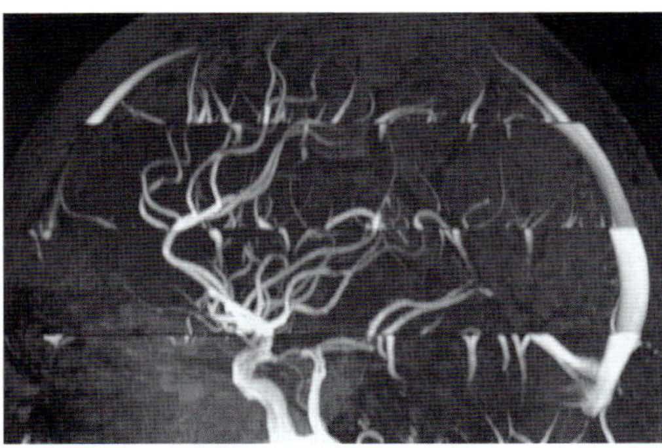

Abb. 8.17 Sagittale MIP einer axial akquirierten 3D-ToF-MRA einer Volumenaufnahme der intrakraniellen Gefäße, ohne Sättigung der venösen Struktur und örtlich konstantem Anregungswinkel.

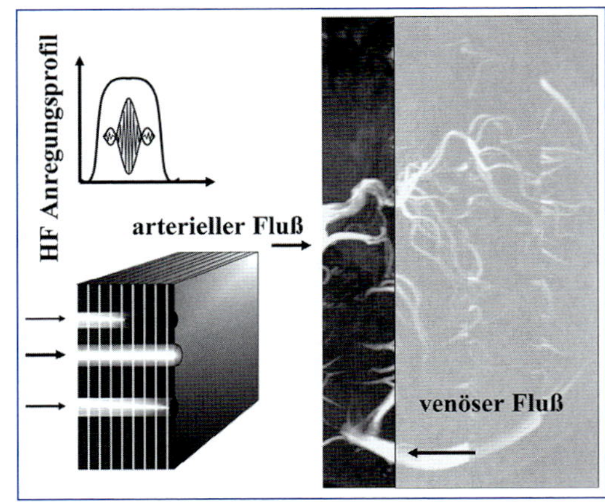

Abb. 8.18 Grafische Illustration des Sättigungsphänomens eines räumlich konstanten Anregungswinkels.

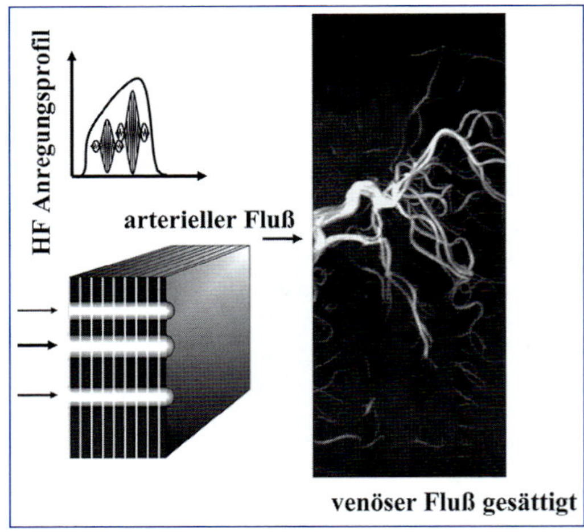

Abb. 8.19 Grafische Illustration der Verwendung eines TONE-HF-Pulses (Anregungswinkel variiert mit dem Ort).

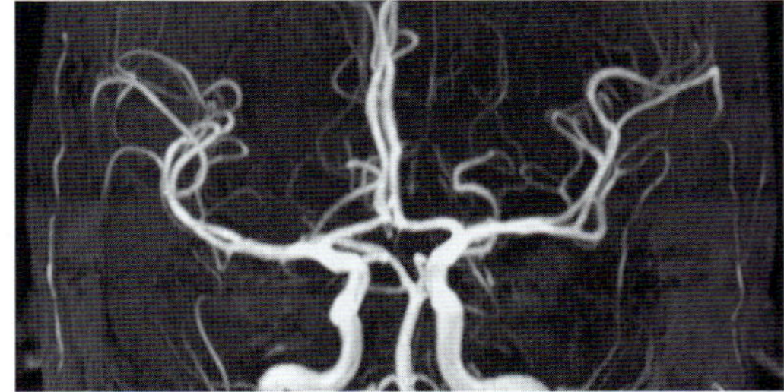

Abb. 8.20 MIP in koronarer Perspektive einer axial gemessenen 3D-ToF-MRA der intrakraniellen arteriellen Gefäßversorgung unter Verwendung von TONE.

Interpolation Through Nulling (ITN)

Wie schon im Kapitel „Interpolation" (S. 61) erläutert, zeigen die äußeren Punkte des k-Raums eine niedrige Signalintensität, weil die entgegengesetzten Phasenlagen der transversalen Magnetisierungen in den einzelnen Raumelementen zu einer entsprechenden Reduktion des Gesamtsignals führen. Es war einfach zu verführerisch, sich die Messung dieser äußeren k-Raum-Zeilen zu sparen und ihre Werte einfach auf Null zu setzen (**Abb. 8.23**). Der dadurch erzielte positive Bildeindruck war zu bestechend, als dass man diese Methode hätte ignorieren könne. Da die Anwendung dieser Technik keine offensichtlichen Nachteile birgt, lassen einige Hersteller gar keine andere Alternative zu. Die Bilder sind in der Regel mit einem „i" oder „I" gekennzeichnet, was dafür steht, dass hier eine Fourier-Interpolation zur Anwendung gekommen ist. Man täuscht dem System so eine höhere Auflösung vor, als eigentlich gemessen wurde. Bei solchen Messungen ist in der Regel die in Partitionskodierrichtung angegebene räumliche Auflösung um den Faktor 2 besser angegeben, als die tatsächlich gemessene.

Es lässt sich zeigen, dass dieses Auffüllen mit Nullen äquivalent ist zu einer Volumeninterpolation. Dabei wird eine Interpolation durchgeführt zwischen 2 Rekonstruktionen mit verschobenem Rekonstruktionsraster (Kap. „Interpolation", S. 61, **Abb. 6.10**). Durch diese Maßnahme lassen sich Partialvolumeneffekte minimieren, die ansonsten zu einer Beeinträchtigung des Bildeindrucks führen würden. Ergebnisse dieser Methode sind in **Abb. 8.21** und **Abb. 8.22** dokumentiert.

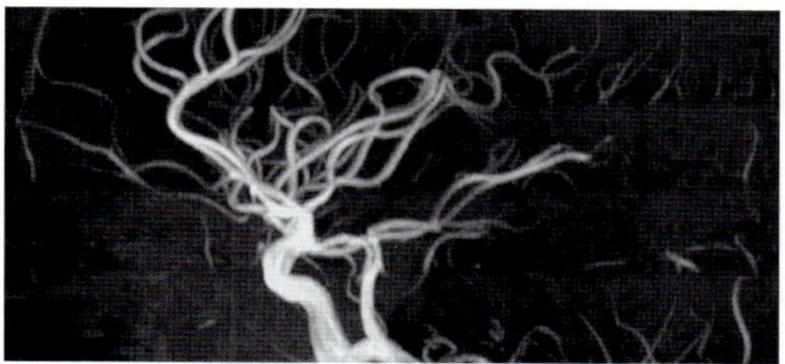

Abb. 8.21 Sagittale MIP einer axial akquirierten 3D-ToF-MRA mit „Volumeninterpolation" durch Auffüllen äußerer k-Raum-Zeilen (in Partitionskodierrichtung z) mit Nullen.

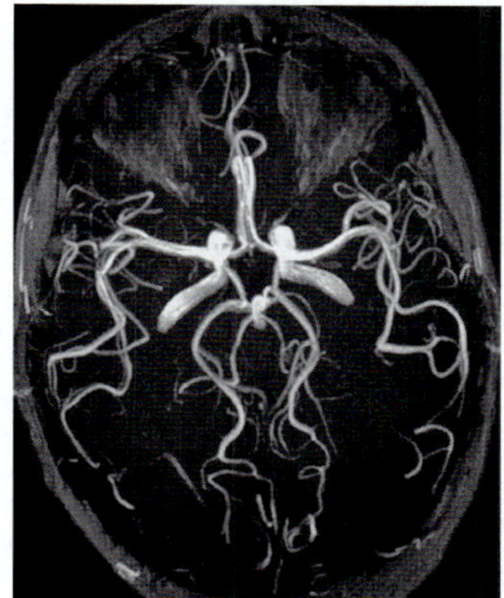

Abb. 8.22 Transversale MIP einer axial akquirierten 3D-ToF-MRA mit Volumeninterpolation.

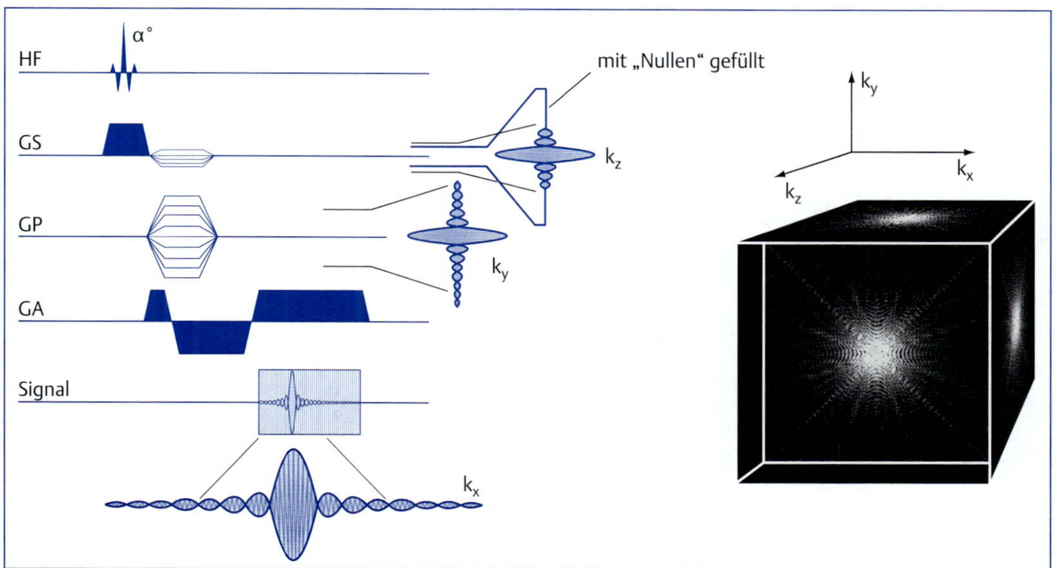

Abb. 8.23 Sequenzdiagramm und k-Raum-Skizze einer 3D-ToF-MRA mit Volumeninterpolation.

2D-ToF-MRA

Wie aus dem vorherigen Beispielen schon ersichtlich, ist der Blutfluss im venösen Gefäßsystem zu langsam, um die Darstellung der venösen Gefäßstruktur mit einer 3D-ToF-MRA zu gewährleisten. Es kommt in den in der Regel größeren 3D-Volumina schnell zur „Sättigung“. Hier greift man mit der 2D-ToF-MRA auf den Flugzeiteffekt in Einzelschichten zurück: Das dargestellte Protokoll umfasst eine 2D-GRE mit Flusskompensation (TR 24 ms, TE 7 ms). Mit 45 Schichten anguliert sagittal nach koronar, relativ zum Sinus sagittalis, mit einer Schichtdicke von 3 mm und einem 33 %igem Überlapp bei einer Messzeit von 5 : 58 Minuten. Arterielles Blut ist durch einen axial liegenden „Sättiger“ in seiner Signalintensität vermindert (**Abb. 8.24**, schraffiert). Die MIPs dieses Protokolls sind in **Abb. 8.25** wiedergegeben.

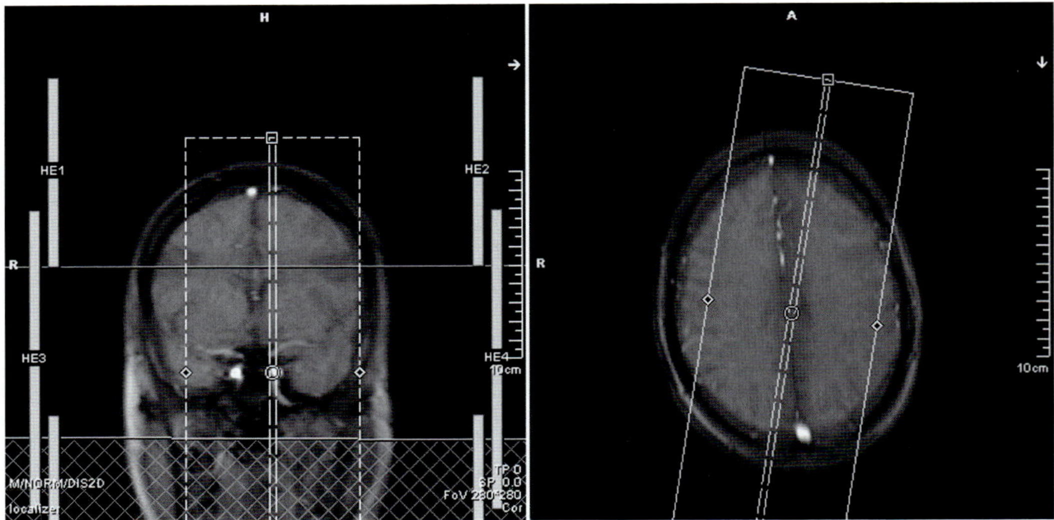

Abb. 8.24 Vorbereitung einer 2D-ToF-MRA des Sinus sagittalis und angrenzender Strukturen.

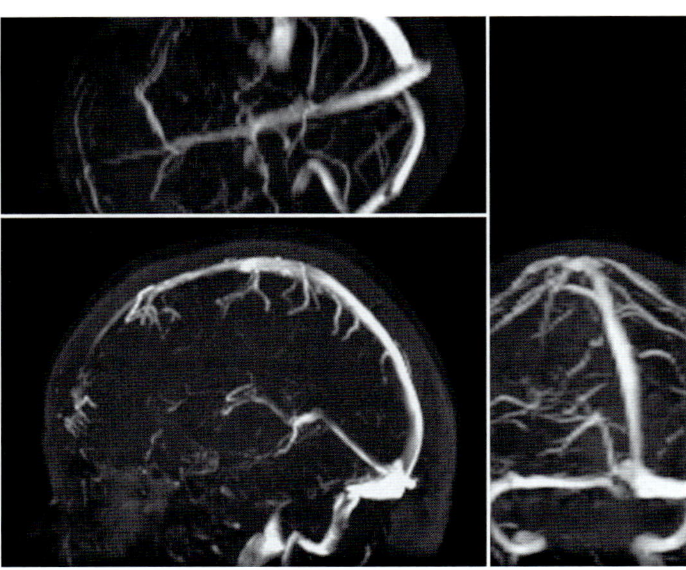

Abb. 8.25 Axiale, sagittale und koronare MIP einer sagittal nach koronar gekippten 2D-ToF-MRA.

Phase Contrast MR Angiography (PC-MRA)

MERKE

Es lässt sich zeigen, dass die Phasenentwicklung der transversalen Kernmagnetisierung eine lineare Abhängigkeit von der Geschwindigkeit des Objektes hat.

Verwendet man den Differenzvektor zwischen einer flussinsensitiven Referenzmessung und einer flusssensitiven Messung, so erhält man eine Darstellung ausschließlich sich bewegender Strukturen (s. Kap. „Gradient Motion Rephasing (GMR) in der ToF-MRA“, S. 93, **Abb. 8.26** und **Abb. 8.27**).

Diese Technik wird auch heute noch als Übersichtsaufnahme für periphere Gefäße verwendet und zur Diagnostik von Sinusvenenthrombosen. Die PC-MRA führt zwar zu einer signifikanten Verbesserung der Unterdrückung des Hintergrundsignals, aber die Technik ist zeitraubender als die ToF-MRA, weil in der Regel 3 Raumrichtungen bei der Flusskodierung zu berücksichtigen sind, und die PC-MRA zeigt sich weniger robust.

Die PC-MRA ist allerdings eine Alternative bei langsam fließenden Strukturen, wie z. B. dem venösen Gefäßsystem.

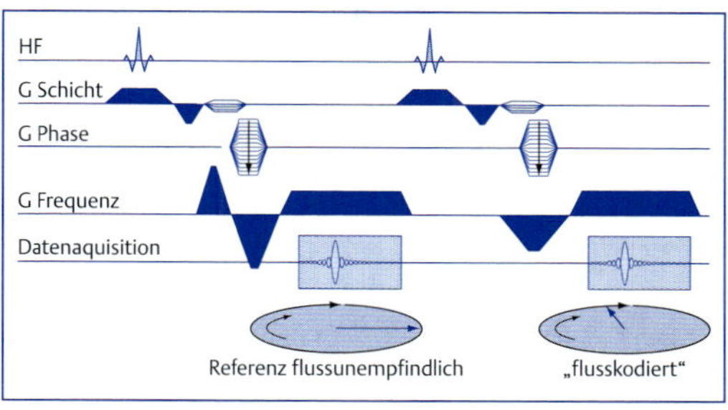

Abb. 8.26 Sequenzdiagramm einer 3D-PC-MRA. Die Phasenlage einer Referenzmessung (flusskompensiert), kombiniert mit der Phasenlage einer flusskodierten Messung, ergibt die Signalintensität in der PC-MRA.

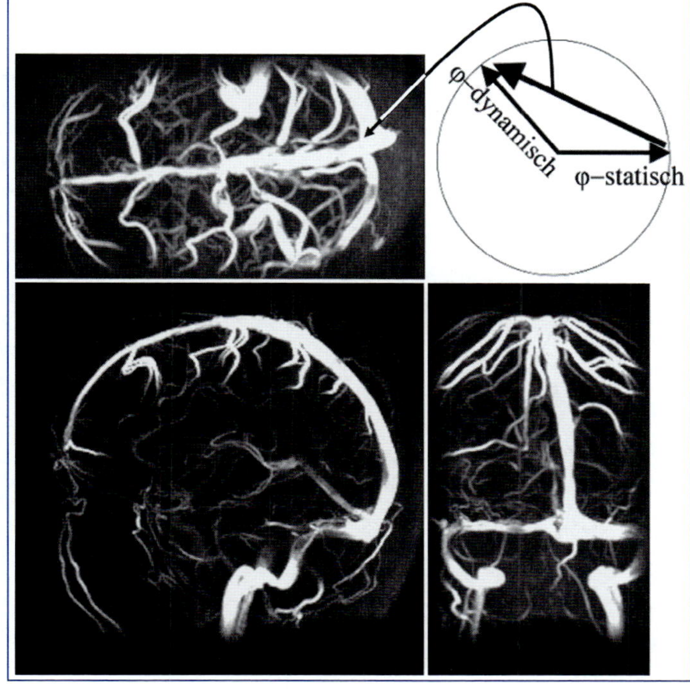

Abb. 8.27 Axiale, sagittale und koronare MIP-Rekonstruktion des intrakraniellen venösen Gefäßsystems, gemessen mit einer 3D-PC-MRA mit einer Flussempfindlichkeit von 10 cm/s in allen 3 orthogonalen Richtungen.

Flussquantifizierung mit MR (FQ)

MERKE

Kommt bei der PC-MRA die Länge des Differenzvektors zwischen Referenzmessung und Flussmessung zur Anwendung, so lässt sich in der Flussquantifizierung direkt der Phasenwinkel als Grauwert ausgeben.

Da die Phase des Signals gleich der Phasenposition der transversalen Kernmagnetisierung entspricht und diese Phasenlage in linearer Abhängigkeit zu einer konstanten Bewegung steht, lässt sich dem Grauwert gleich ein Geschwindigkeitswert zuordnen (**Abb. 8.28** und **Abb. 8.29**). Die Flussquantifizierung mit MR ist zwar wesentlich kostenträchtiger als die Flussquantifizierung mit der Sonografie, aber sie findet ihre Berechtigung als Zusatzinformation bei einer Herzuntersuchung und sie erlaubt die Quantifizierung in Regionen, die für die Sonografie nur schwer zugänglich sind.

Abb. 8.29 zeigt ein axiales Phasenbild auf Höhe der Pulmonalarterie. Es ist nur der Zeitpunkt der Herzphase dargestellt, bei dem der Fluss durch den Aortenausflusstrakt maximal ist. Von unten auf den Patienten schauend, ist der Grauwert für den Fluss vom Betrachter weg dunkel gekennzeichnet, Fluss auf den Betrachter zukommend ist hyperintens gekennzeichnet. Dort, wo kaum Signal vorliegt, sind die Phasenlagen entsprechend sporadisch und es kommt zur Darstellung eines sog. „Salz-und-Pfeffer-Musters".

CAVE

Die Wahl der Flussempfindlichkeit (bei einem Hersteller auch VENC genannt) ist nicht ganz unkritisch. Ist die Flussempfindlichkeit zu hoch, so kommt es zu einem Phasenumschlag, weil die Phasenlage bei Überschreitung der 180° einem Fluss mit umgekehrtem Vorzeichen entspricht. Ist die Flussempfindlichkeit zu niedrig, kommt es nur zu einer kleinen Grauwertänderung.

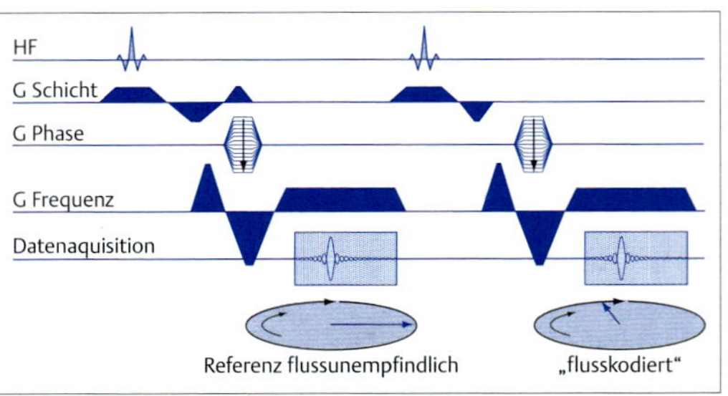

Abb. 8.28 Sequenzdiagramm einer 2D-PC-MRA. Die Phasenlage einer Referenzmessung (flusskompensiert), kombiniert mit der Phasenlage einer flusskodierten Messung, ergibt ein grauwertskaliertes Phasenbild. Der Grauwert kann direkt einer Geschwindigkeit zugeordnet werden.

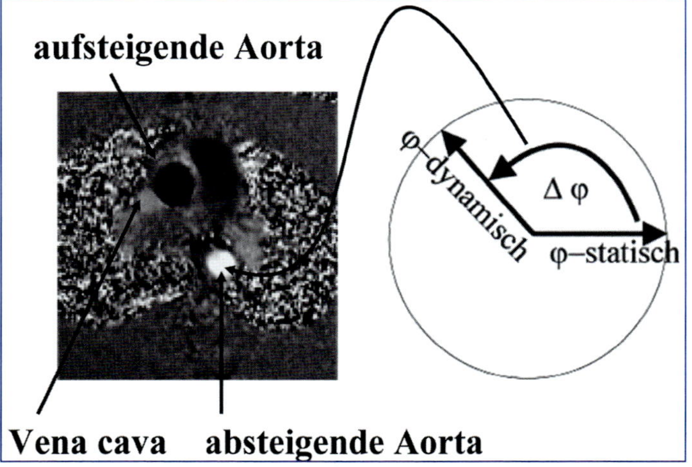

Abb. 8.29 Phasenbild einer transversalen Messung auf Höhe der Pulmonalarterie unter Verwendung einer flusssensitiven Sequenz.

Kontrastmittelgestützte MRA (ceMRA)

Grundprinzip

Alle Bemühung zur Perfektionierung der MRA-Sequenzen wurden (fast) ad absurdum gestellt, als durch Missgeschick bei der Verabreichung eines paramagnetischen Kontrastmittels die ceMRA entdeckt wurde.

Durch die kurze Abfolge von HF-Pulsen wird stationäres Parenchym gesättigt. Nur Gewebe mit sehr kurzer T1-Relaxationszeit kommt zur Darstellung. Durch das Einbringen von T1-verkürzendem Kontrastmittel in die Blutbahn kommt es dort zu einer signifikanten Verkürzung der T1-Relaxationszeiten und das Blut in den Gefäßen kommt damit hyperintens zur Darstellung. Die zur Bildgebung verwendete Sequenz sollte kein GMR haben, weil durch die verlängerte Echozeit die notwendig kurzen Repetitionszeiten nicht möglich wären. Zudem greifen bei sehr kurzen Echozeiten die flussbedingten Dephasierungsmechanismen gar nicht.

CAVE

Einzige Herausforderung ist die Randbedingung, dass die Messzeit die Verweildauer des Kontrastmittelbolus in der Zielregion nicht wesentlich überschreiten darf.

Über einen Testbolus lässt sich die Kreislaufzeit zur Zielregion bestimmen, oder man beginnt gleich mit einer zeitlich aufgelösten Messung.

TWIST und TRICKS – zeitaufgelöste ceMRA

Die angiografische Darstellung unter Verwendung paramagnetischer Kontrastmittel erfordert die zeitliche Abstimmung zwischen Kontrastinjektion, wahrscheinlicher Ankunft des Kontrastmittelbolus in der Zielregion, wahrscheinliche Verweildauer und entsprechender Platzierung der Messung.

Als Alternative bietet sich hier die zeitaufgelöste ceMRA an (**Abb. 8.30** und **8.31**). Mit diesen Techniken werden 3D-Datensätze für sukzessive, dicht beieinanderliegender Zeitfenster konstruiert, sodass die beschriebenen Schwierigkeiten vermieden werden.

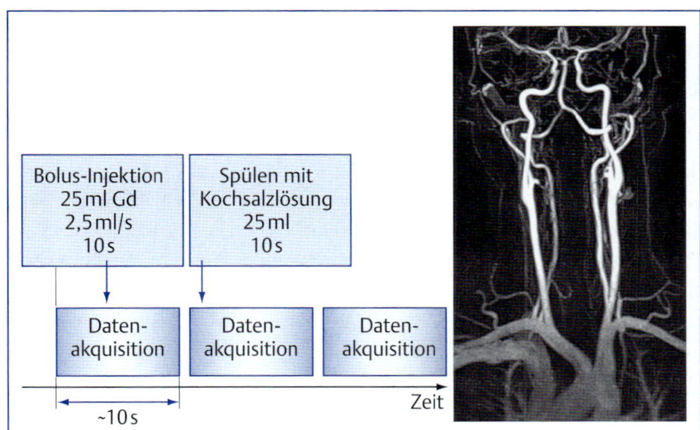

Abb. 8.30 Prinzipdarstellung der kontrastmittelgestützten MRA (ceMRA) (mit freundlicher Genehmigung des Klinikums der Universität Regensburg).

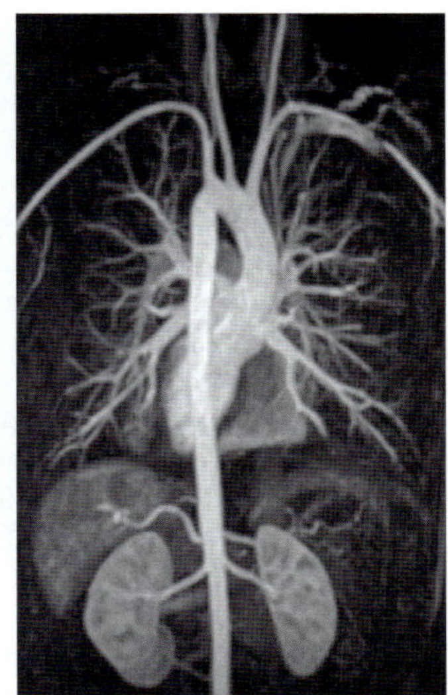

Abb. 8.31 Koronare MIP aus einer Serie von zeitlich aufeinanderfolgenden 3D-Datensätzen einer ceMRA.

9 Diffusionsgewichtete Bildgebung (DWI)

Bei der Einführung und Diskussion der Techniken zur MRA wurde schon die Abhängigkeit der Phasenentwicklung der transversalen Kernmagnetisierungen als Funktion der Bewegung eines Objekts beschrieben. Es ist offensichtlich, dass sich dieser Effekt durch Verwendung langer Magnetfeldgradientenschaltzeiten mit großen Magnetfeldgradientenamplituden verstärken lässt.

MERKE

Die thermische Eigenbewegung von Teilchen und die Bewegung von Teilchen aus Bereichen hoher in Bereiche niedriger Konzentration wird als Diffusion verstanden.

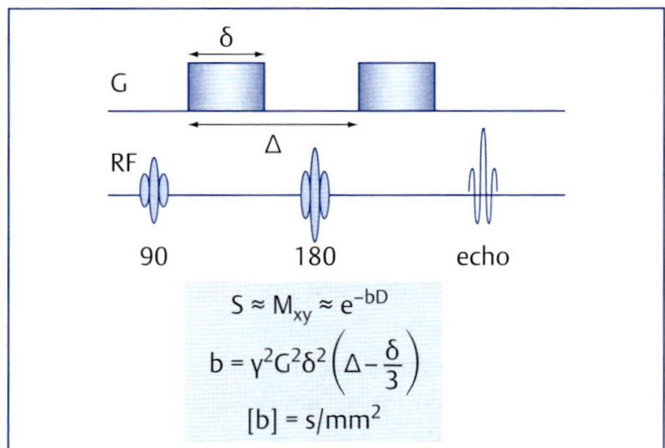

Abb. 9.1 Illustration eine Stejskal-Tanner-Sequenz zur Abschwächung eines Spin Echos über Diffusion und Diffusionswichtung.

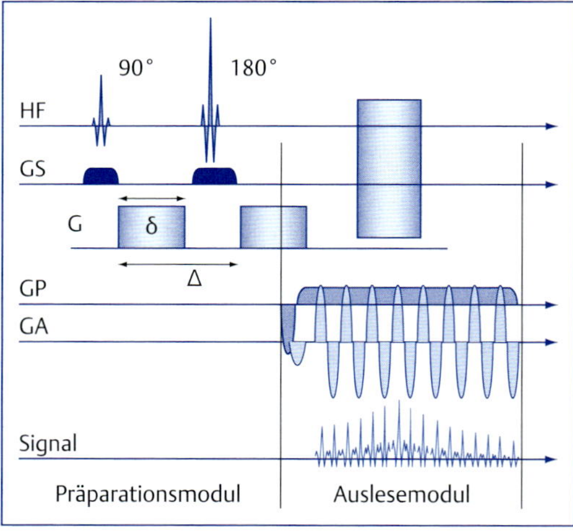

Abb. 9.2 Illustration eines Stejskal-Tanner-Ansatzes in Kombination mit einer Echoplanaren-Bildgebungssequenz: Diffusionswichtung eines Spin-Echos, welches mit einem EPI-Modul ausgelesen wird (DW-SE-EPI).

Letztlich versteht man unter Diffusion in der Regel einen Netto-Transport, mit der Zielsetzung einer Durchmischung. Diese gewebespezifische Eigenschaft wird mit einem Diffusionskoeffizienten, charakterisiert in der Einheit m^2/s. Die Dephasierung des Signals durch die Verwendung einer Kombination von Magnetfeldgradienten haben E.O. Stejskal und J.E. Tanner 1965 publiziert (**Abb. 9.1** und **9.2**). Das Maß für eine Diffusionswichtung ist über einen sog. b-Wert gegeben. Dieser b-Wert beinhaltet das, was man intuitiv erwarten würde: Je größer die Amplituden G der verwendeten Magnetfeldgradienten, um so größer der diffusionsbedingte Signalverlust. Das gleiche gilt für die Einschaltdauer der einzelnen Magnetfeldgradienten und der Abstand zwischen den Magnetfeldgradientenpaaren. Man nimmt immer eine Kombination von Magnetfeldgradientenpulsen, die in Summe keinen Einfluss auf das Verhalten der transversalen Kernmagnetisierung von statischem Gewebe haben, sodass nur ein Einfluss in Abhängigkeit von der Diffusion verbleibt. Da man mit solch einer Anordnung empfindlich ist auf kleinste Bewegungen, ist offensichtlich, dass grobe Objektbewegungen, wie sie durch pulsierendes Blut verursacht werden oder durch die Vibration des Patiententischs, sich dieser kleinen Diffusionsbewegung in signifikanter Weise überlagern. Die Lösung zu diesem Problem ist, den Abstand zwischen Diffusionsmarkierung und Datenakquisition so klein wie möglich zu halten. Dabei bietet die EPI-Sequenz die ideale Ausgangsbasis.

Eine andere, aber seltener genutzte Alternative stellt die Verwendung von SSFP-Sequenzen dar. Der Diffusionskoeffizient definiert, als Proportionalitätskonstante, eine Teilchenstromdichte. Dieser

Koeffizient wird, später ohne Konzentrationsdiskussion, bei der Charakterisierung jeglicher Bewegung verwendet.

Die in der klinischen Routine verwendeten b-Werte liegen zwischen 0 und 1000 s/mm^2. Die Verwendung von Messungen mit unterschiedlichen b-Werten erlaubt die Berechung des offensichtlichen Diffusionskoeffizienten (Apparent Diffusion Coefficient, ADC).

Denis Le Bihan stellte 1986 die erste diffusionsgewichtete Bildgebung vor, mit einem Hinweis auf verminderte ADCs in Tumoren. Als allgemeine zusätzliche Gewebekonstante war es initial eher hinderlich, dass die Diffusion offensichtlich anisotrop ist. Diese Beobachtung wurde von Michael Moseley auf dem SMRM 1989 am Beispiel eines Katzenhirns präsentiert. Danach tritt diese Diffusionsanisotropie vor allen Dingen in der Faserstruktur der weißen Hirnsubstanz auf. Wie schon früh spekuliert, ist die Diffusion von Wassermolekülen senkrecht zu einer Nervenscheide eingeschränkt. Erfolgt also eine Diffusionswichtung senkrecht zum Nervenfaserverlauf, so erscheint die Nervenfaser hell, weil eine geringere Diffusion bei einer diffusionsgewichteten Bildgebung zu einer geringeren Signalauslöschung führt.

Abb. 9.3 illustriert den Effekt einer a.-p. Diffusionswichtung eines axial akquirierten Datensatzes. Die Verlaufsrichtung der Corona radiata ist senkrecht zur gewählten Richtung der Diffusionskodierung und die Region erscheint im diffusionsgewichteten Bild entsprechend hyperintens. Dieser Bildeindruck verändert sich auch nicht wesentlich bei lateraler Richtung der Diffusionswichtung (**Abb. 9.4**). Erst bei kraniokaudaler Ausrichtung der Diffusionswichtung verschwindet das Erscheinungsbild einer reduzierten Diffusion im Bereich der Corona radiata, dafür zeigen dann die lateral verlaufenden Strukturen des Corpus callosum die für eine Diffusionseinschränkung typischen Hyperintensitäten (**Abb. 9.5**).

Bezeichnet man die Kodierrichtung des Auslesegradienten mit x, die des Phasenkodiergradienten mit y und die Schichtselektionsrichtung mit z, so wird natürlich eine Diffusionswichtung in die entsprechende Richtung nur einen Signaleinfluss zeigen hinsichtlich der gewebespezifischen Diffusionskomponente in diese Richtung, d.h. ein b_{xx}-Wert in x-Richtung (und nur in x-Richtung) wird das Signal nur in Bezug auf die Diffusion D_{xx} in x-Richtung (und nur in x-Richtung) verändern.

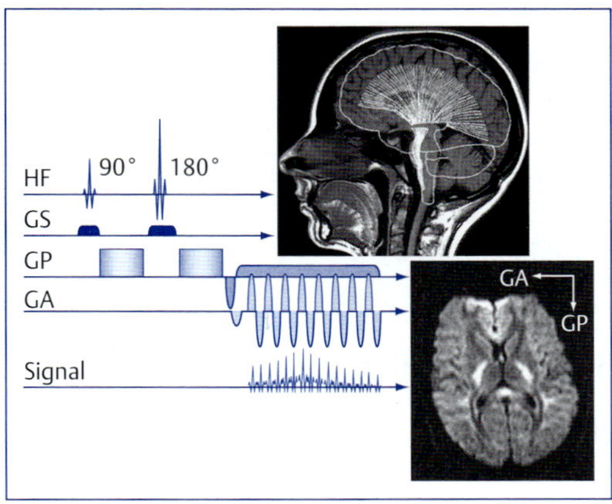

Abb. 9.3 DW-SE-EPI mit a.-p. gewählter Richtung der diffusionswichtenden Magnetfeldgradienten.

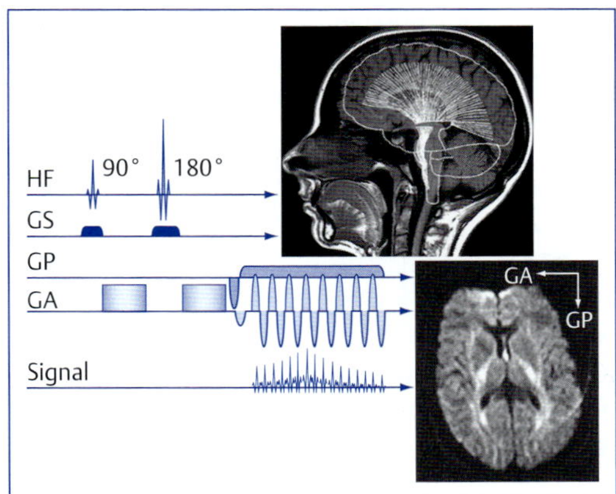

Abb. 9.4 DW-SE-EPI mit lateral gewählter Richtung der diffusionswichtenden Magnetfeldgradienten.

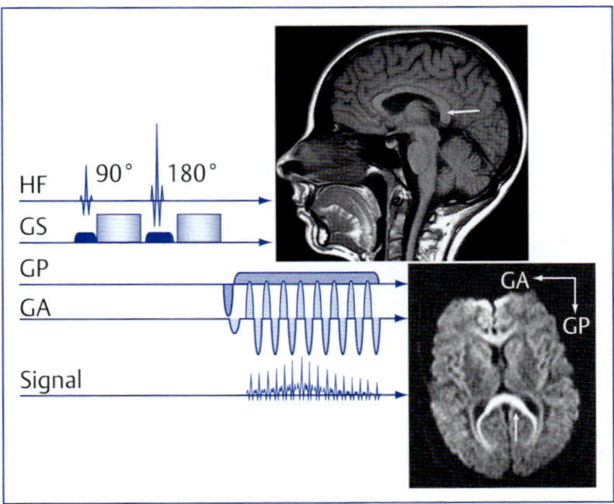

Abb. 9.5 DW-SE-EPI mit kraniokaudal gewählter Richtung der diffusionswichtenden Magnetfeldgradienten.

MERKE

Als Resultat erhält man zwangsläufig unterschiedliche Ergebnisse, wenn Gewebestrukturen bevorzugter Diffusionsrichtung aufweisen. Bei der Diffusionstensorbildgebung wird dies ausgenutzt. Bei einer allgemeinen Aussage zur Gewebediffusion ist dies eher unerwünscht.

Trace-gewichtete Bildgebung

Die ersten Ansätze zur Diffusionsbildgebung zielten natürlich auf die Messung einer nach Möglichkeit strukturunabhängigen gewebespezifischen Konstanten. Zu diesem Zweck wurden und werden Bilder der 3 orthogonal diffusionskodierten Richtungen miteinander kombiniert. Das geometrische Mittel der Signalintensitäten der Einzelpixel liefert:

$$S_{xyz} = \sqrt[3]{S_x \cdot S_y \cdot S_z} = S_0 \cdot e^{-b\left(D_{xx}+D_{yy}+D_{zz}\right)/3}$$

Dabei entspricht die Summe der Diffusionskoeffizienten der Spur (Trace) des Diffusionstensors. Man spricht daher von „Trace-Wichtung“:

$$S_{xyz} = S_0 \cdot e^{-b \cdot D_{TRACE}/3}$$

Ein solcher Ansatz liefert in erster Näherung eine von der Richtungsstruktur des Gewebes unabhängige Diffusionskonstante D_{Trace} (**Abb. 9.6**).

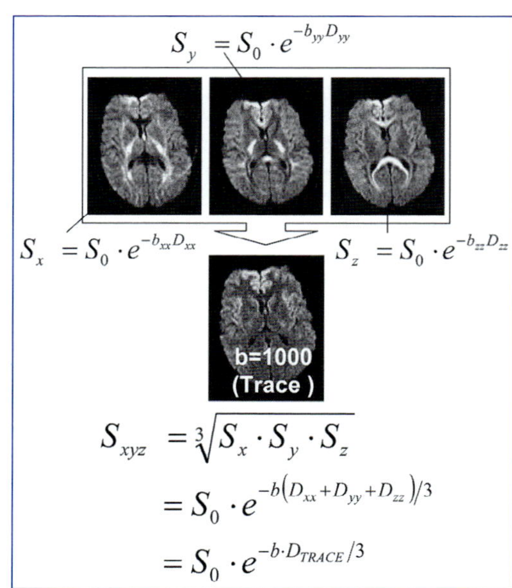

Abb. 9.6 Illustration zur Kombination der 3 Akquisitionen mit jeweils senkrecht zueinander stehenden Richtungen der Diffusionswichtung, um ein Trace-gewichtetes Bild zu erhalten.

Offensichtlicher Diffusionskoeffizient (ADC)

CAVE

Bei der diffusionsgewichteten Aufnahme ist zu beachten, dass das grundlegende EPI-Auslesemodul intrinsisch eine T2-Wichtung mitbringt. Vorsicht ist also geboten, wenn sowohl in der diffusionsgewichteten Bildgebung als auch die Referenz ohne Diffusionswichtung (b = 0 s/mm^2) eine hyperintense Region beinhalten. Es kann sich hier um den berühmten „T2-shine-through“-Artefakt handeln.

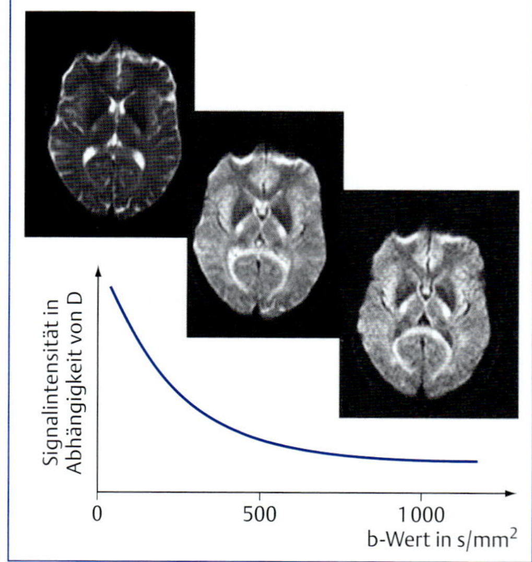

Abb. 9.7 Illustration des Signalverlaufs entsprechend dem örtlich vorliegenden Diffusionskoeffizienten und dem eingestellten b-Wert zur Diffusionswichtung.

Eine Lösung besteht in der Berechnung des ADC-Bildes, was im Prinzip ab 2 Messungen mit unterschiedlicher Diffusionswichtung möglich ist. Der logarithmierte Signalverlauf ist eine lineare Funktion des Diffusionskoeffizienten (**Abb. 9.7**). Da er der offensichtlich beobachtbare ist, wird er auch der „Apparent Diffusion Coefficient“ (ADC) genannt. Da bei dem diffusionsgewichtetem Bild der

$$S_{dwi} = S_0\, e^{-bD}$$
$$\rightarrow \ln(S_{dwi}/S_0) = -bD$$
$$D_{ADC} = \ln(S_0/S_{dwi})/b$$

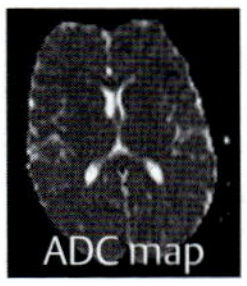

ADC map

Abb. 9.8 Illustration zur Berechnung eines ADC-Bildes.

Kontrast auch über die T2-Relaxationszeit bestimmt wird, lässt sich die diagnostische Sicherheit durch Berechnung eines ADC-Bildes erhöhen.

Bei einem diffusionsgewichtetem Bild führt eine geringere Diffusion zu einer Signalanhebung (bzw. geringerer Signalminderung), wohingegen im ADC-Bild dieser Bildbereich dunkel erscheint, entsprechend des niedrigeren ADC-Wertes (**Abb. 9.8**).

MERKE

In der Infarktdiagnostik bedeutet eine eingeschränkte Diffusion, dass die sterbenden Zellen so angeschwollen sind, dass die im Extrazellularraum beobachtbaren Wassermoleküle in ihrer Beweglichkeit eingeschränkt sind.

Fortgeschrittene Themen

Die Einteilung, was grundlegend und was fortgeschritten ist, kann natürlich nur nach rein subjektiven Gesichtspunkten gefällt werden – und ist zudem mit großer Wahrscheinlichkeit sogar einem zeitlichen Wandel unterworfen. Für viele wird die vorherige relativ ausführliche Beschreibung zur diffusionsgewichteten Bildgebung schon unter die „fortgeschrittene“ Kategorie fallen.

10 MR-Sequenzfamilie – der „Rest“

Die Einteilung zwischen einer „wichtigen“ und weniger wichtigen Sequenz ist natürlich ebenfalls rein subjektiv und wurde in diesem Zusammenhang nach der subjektiv empfundenen Häufigkeit der Anwendung in der klinischen Routine getroffen.

Auch für die verbleibenden zu diskutierenden Sequenzen gilt die Grobeinteilung in „Spin-Echos“ und „Gradienten-Echos“ (**Tab. 10.1**), wobei bei letzteren auf den 180°-HF-Refokussierungspuls verzichtet wird, und als Konsequenz die Dephasierung der transversalen Kernmagnetisierung nicht mehr nur von der intramolekularen Spin-Spin-Wechselwirkung abhängt (T2), sondern auch von den lokalen Feldinhomogenitäten. Die Zeitkonstante dieser Dephasierung wird mit T2* bezeichnet. Der Begriff CSE steht dabei als Synonym für „Conventional Spin Echo“.

MERKE

Als Begriff für das Gradienten-Echo hat sich das Synonym GRE etabliert, wenngleich leider auch irreführenderweise manchmal GE verwendet wird.

Die von GE verwendeten Untergruppierungen von CSE (Double echo Spin Echo, DSE; Multiple Spin Echo, MSE; Multi Echo Multi Planar, MEMP; Variable Echo Multi Planar, VEMP) scheinen auf spezielle Anwendungen gezüchtete Spin-Echo-Sequenzen zu sein.

Tabelle 10.1 Sequenzakronyme und der Versuch einer Kategorisierung.

	Spin-Echo	Gradienten-Echo
Einzel-Echo-Techniken	CSE DSE, MSE, MEMP, VEMP	GRE (GE)
	PSIF, trueFISP, CISS, DESS, FISP, FLASH, VIBE (Siemens) SSFP, FIESTA, 3D-PC-FIESTA, GRASS, SPGR, LAVA-XV (GE) FFE-T2, bFFE, FFE, FFE-T1, THRIVE (Philips)	
mit Vorbereitung der Magnetisierung	IR, IRM, STIR	TFL, MP-RAGE (Siemens) FSPGR (GE); TFE (Philips)
Multi-Echo-Techniken	TSE, SPACE (Siemens) FSE, CUBE (GE) TSE, VISTA (Philips)	MEDIC (Siemens), segemented EPI MERGE (GE)
„Hybride“	TGSE (Siemens); GRASE (GE, Philips) SE EPI	
Multi-Echo-Techniken mit Vorbereitung der Magnetisierung	STIR, TIR, TIRM RESTORE (Siemens) FRFSE (GE) DRIVE (Philips)	DWI-segmented EPI
Single-Shot-Techniken	HASTE (Siemens) SSFSE (GE); UFSE (Philips)	EPI (FID-EPI, bEPI, sEPI, rEPI)
mit Vorbereitung der Magnetisierung	HASTIRM (Siemens)	DW-SE-EPI

Gradienten-Echo-Einzel-Echo-Sequenz im Detail

Auch bei den Gradienten-Echo-Sequenzen lässt sich die Unterteilung treffen:

- Einzel-Echo: Anregung und Messung einer Fourier-Zeile
- Multi-Echo: Anregung und Messung multipler Fourier-Zeilen
- Single Shot: Anregung und Auffüllen des k-Raums mit phasenkodierten Echos

In jeder dieser Kategorien besteht dann noch die Möglichkeit der Vorbereitung der Magnetisierung.

GRE in der ToF-MRA

Die GRE in der MRA wurde in Kapitel 8 schon eingehend diskutiert. In der Flugzeitangiografie (ToF-MRA) wird das Hirnparenchym durch Verwendung kurzer Repetitionszeiten in die Sättigung getrieben, wohingegen frisch in das Bildgebungsvolumen einfließendes Blut mit seiner jungfräulichen longitudinalen Kernmagnetisierung ein hyperintenses Signal erzeugt (**Abb. 10.1**).

MERKE

Jede Bewegung eines signalgebenden Objekts in Gegenwart eines Magnetfeldgradienten führt zu einer Phasenverschiebung im Vergleich zum stationären Gewebe.

Es lässt sich zeigen, dass diese bewegungsbedingte Phasenverschiebung durch eine bestimmte zeitliche Abfolge von Magnetfeldgradientenschaltungen eliminiert werden kann. In dem Fall spricht man von einer flussinsensitiven Sequenz oder Gradient Motion Rephasing (GMR; Kap. „Gradient Motion Rephasing (GMR) in der ToF-MRA", S. 93). Der Nachteil einer aktivierten GMR ist eine Verlängerung der minimal möglichen Echozeit. In der ToF-MRA wird ein Phänomen zur Hintergrundsignalunterdrückung verwendet, welches den Namen Magnetization Transfer Saturation (MTS) trägt. Wassermoleküle, welche in ihrer Beweglichkeit stark eingeschränkt sind, haben eine sehr kurze T2-Relaxationszeit – und sind mit herkömmlichen Sequenzen nicht darzustellen. Eine kurze T2-Relaxationszeit ist gleichbedeutend mit einem breiten Resonanzspektrum. Man „sättigt" nun diese sowieso nicht beobachtbaren Wassermoleküle durch einen entsprechenden HF-Puls mit einer Frequenz unterhalb der Frequenz des beobachtbaren Wassers. Sollte es in der Tat einen Mechanismus geben, der die Sättigung von den nicht beobachtbaren Wassermolekülen auf die beobachtbaren Wassermoleküle überträgt, so würde man von einer „Magnetisierungstransfersättigung" reden.

Da sich das normale Hirnparenchym mit dieser Technik noch weiter unterdrücken lässt, muss es diesen Mechanismus tatsächlich geben.

GRE in der PC-MRA und FQ

Es lässt sich zeigen, dass bei einer flusssensitiven Sequenz die Phasenlage der transversalen Magnetisierung im Blutfluss proportional zur Geschwindigkeit ist. Um dieses Phänomen in der PC-MRA oder in der FQ auszunutzen, werden eine flusssensitive und eine flusskompensierte Sequenz verschachtelt gefahren. In der PC-MRA kommt eine Differenzdarstellung zum Tragen, zwischen dem Signal der flusskompensierten Referenzmessung und dem Signal der flusssensitiven Sequenz. Bei der FQ wird die Phasendifferenz direkt in einem Phasenbild ausgegeben, wobei der Grauwert direkt Flussamplitude und Flussrichtung angibt. Die 3D-ToF-MRA ist ebenfalls eine Methode, bei die Fourier-Interpolation angewendet wird und zu beeindruckenden Ergebnissen führt.

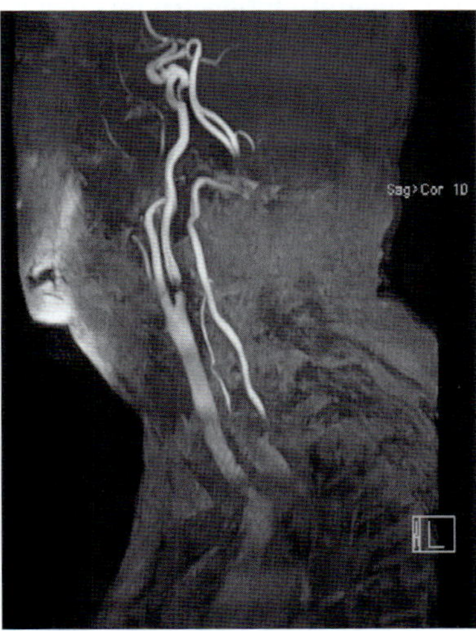

Abb. 10.1 ToF-MRA der rechten Karotis zeigt eine ACI-Stenose (mit freundlicher Genehmigung des Klinikums der Universität Regensburg).

Fourier-Interpolation (VIBE)

Die Fourier-Interpolation erlaubt eine Verkürzung der Messzeit bei gleichzeitiger Verbesserung der Bildqualität durch Reduktion der Partialvolumeneffekte. Im Randbereich des k-Raums findet sich die Situation, dass viele Raumelemente ein entgegengesetztes Vorzeichen ihrer transversalen Magnetisierungen zeigen, und die Summation ein sehr niedriges Signal ergibt. Anstatt die äußeren k-Raum-Zeilen zu messen, hat sich die Idee angeboten, die äußeren k-Raum-Zeilen nicht zu messen und stattdessen mit Nullen zu füllen. Das Ergebnis ist beeindruckend. Es lässt sich mathematisch herleiten, dass ein Füllen der Hälfte der äußeren k-Raum-Zeilen gleichbedeutend ist mit einer „voxel-shifted Interpolation“, d.h. einer Interpolation zwischen 2 Bildern, die sich durch ein Rekonstruktionsraster voneinander unterscheiden, welches um eine halbe Rasterstruktur gegeneinander verschoben sind.

MERKE

Mit einem solchen Schritt wird in keinster Weise die räumliche Auflösung verbessert, aber die Partialvolumeneffekte lassen sich in beeindruckender Weise reduzieren.

Die Technik der Fourier-Interpolation in einer GRE angewendet hat zu einer Methode geführt, die eine Volumenakquisition im Abdomen bei angehaltenem Atem erlaubt. Daraus hat sich das Akronym VIBE entwickelt („Volume Interpolated Breath hold Examination“; s.a. Kap. „Interpolation Through Nulling“, S.99). Die Sequenz funktioniert auch in beeindruckender Weise bei freier Atmung z.B. in der Schulterbildgebung. Andere Hersteller verwenden für VIBE-ähnliche Techniken die Akronyme LAVA-XV bzw. THRIVE.

GRE in der DCE-Bildgebung

Bedingt durch die kurzen Repetitionszeiten und damit verbundenen kurzen Messzeiten, bieten sich GRE-Sequenzen generell an, dynamische Aufnahmen zur Kontrastmittelanreicherung zu liefern (**Abb. 10.2**).

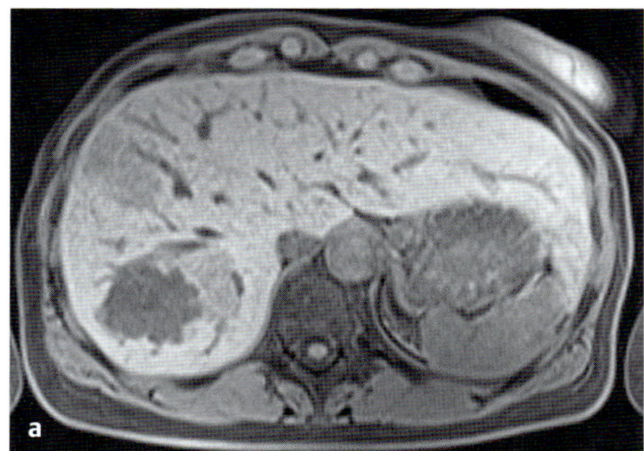

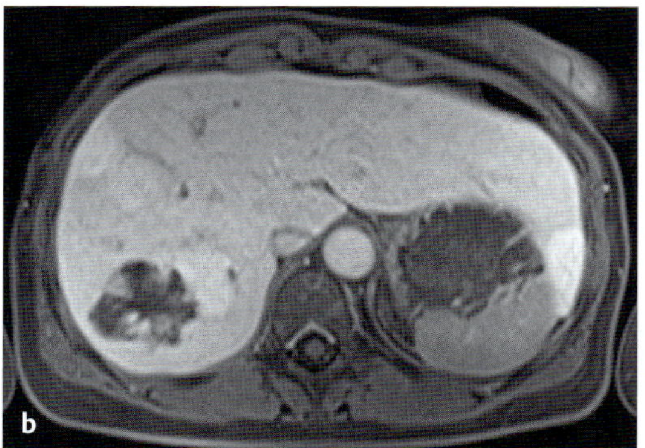

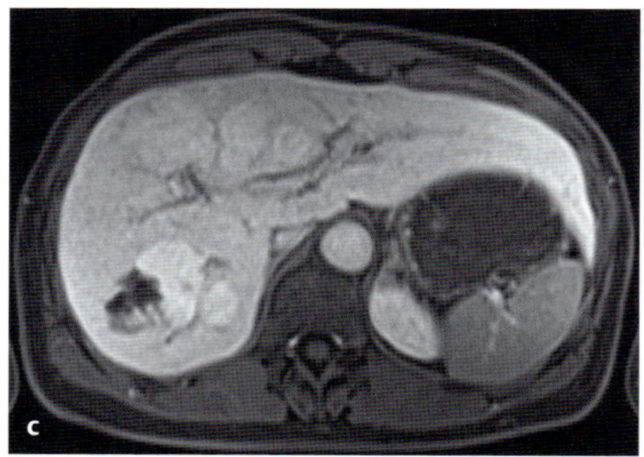

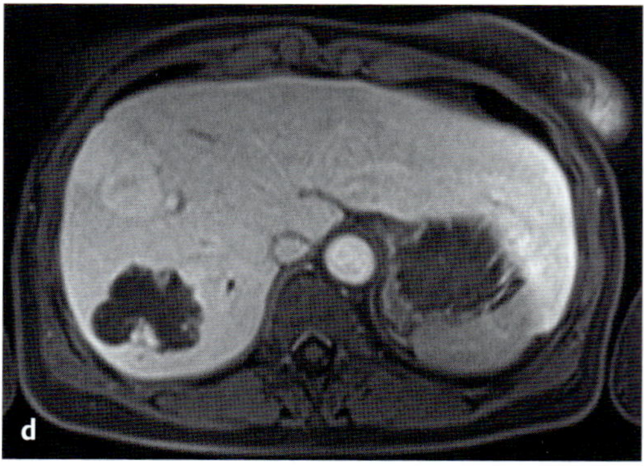

Abb. 10.2 a–d Patientin mit einem Adenom, FNH und multiplen Hämangiomen (mit freundlicher Genehmigung des Klinikums der Universität Regensburg). Axiale Aufnahmen mit einer VIBE-Sequenz (erstes Bild nativ, nachfolgend nach KM-Gabe).

GRE in der T1w (bei 3 T)

Bei 3 T wird allgemein empfohlen, für die T1w-Bildgebung im ZNS die GRE zu verwenden. Diese Empfehlung stützt sich einmal auf die Tatsache, dass die T1-Relaxationszeiten von GS und WS bei 3 T eine geringere Differenz aufweisen als bei 1,5 T und man mit der GRE einen besseren Kontrast erzielen kann, zum anderen wird damit automatisch die SAR-Herausforderung adressiert.

Die Signalentwicklung ist bei einer Kleinwinkelanregung sowohl eine Frage der T1-Relaxationszeit als auch der Repetitionszeit und des Anregungswinkels:

Signalstärke

$$S \approx M_{xy} = M_0 \cdot \frac{(1 - e^{-TR/T_1})}{1 - \cos\alpha \cdot e^{-TR/T_1}} \cdot e^{-TE/T_2^*} \cdot \sin\alpha$$

Je länger die Repetitionszeit, um so größer sollte der Anregungswinkel gewählt werden, um einen optimalen Kontrast bei optimaler Signalausbeute zu erhalten (**Abb. 10.3**).

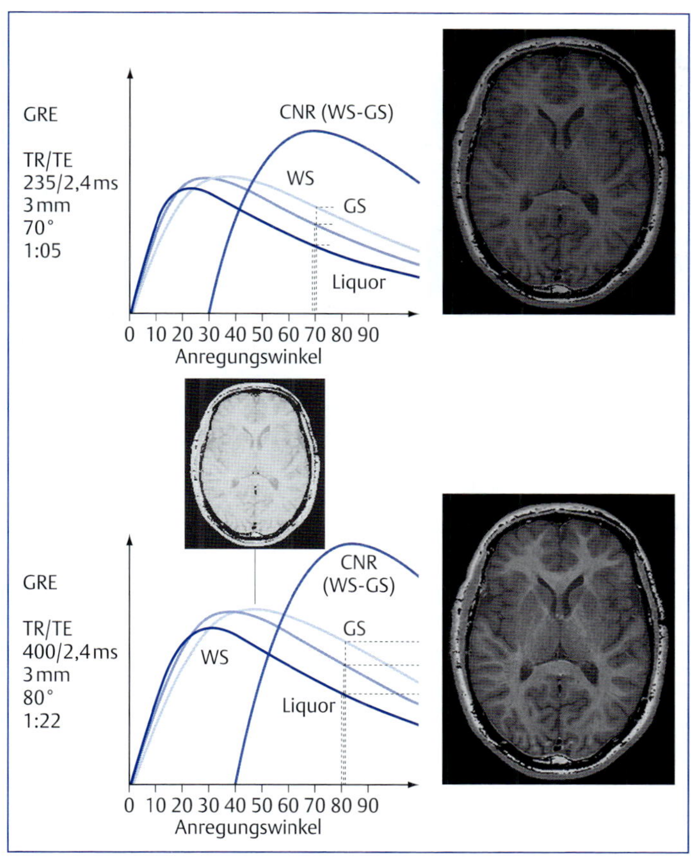

Abb. 10.3 Darstellung der theoretischen Kontrastierung zwischen grauer und weißer Hirnsubstanz in Abhängigkeit von der gewählten Repetitionszeit und dem Anregungswinkel. Oben für ein TR von 235 ms. Unten für ein TR von 400 ms.
Bei 400 ms ist zwar die Signalausbeute bei einem Anregungswinkel von 40° wesentlich höher, aber der Kontrast zwischen GS und WS geht verloren.

GRE bei der In-Phase-/ Opposed-Phase-Bildgebung

Wie schon im Kapitel „Fettsättigung (FS)“ (S. 81) beschrieben, hat Fett eine niedrigere Resonanzfrequenz als Wasser. Oder korrekter ausgedrückt, die transversale Kernmagnetisierung gebildet durch den Kernspin der Protonen, die als Kerne der an Kohlenstoff gebundenen Wasserstoffatome vorliegen, zeigen eine niedrigere Resonanzfrequenz als die der an Sauerstoff im Wassermolekül gebundenen. Der Unterschied beträgt 3,5 ppm der vorliegenden Wasserresonanz. Das sind 217 Hz bei einem 1,5-T-System.

Der Unterschied in Resonanzfrequenz zwischen der transversalen Kernmagnetisierung in fetthaltigen Strukturen im Vergleich zum Wasser macht sich auf Grund der HF-Refokussierung in der SE-Bildgebung nur in Form der chemischen Verschiebung bemerkbar.

Bei der GRE haben wir keine HF-Refokussierungspuls und die transversalen Kernmagnetisierungen von Fett und Wasser werden kontinuierlich auseinanderdriften. Entsprechend der verwendeten Feldstärke und Echozeit werden sich Situationen ergeben, in der sich die transversalen Kernmagnetisierungen konstruktiv überlagern (In-Phase) oder eben destruktiv (Opposed-Phase). Zum Zeitpunkt der Anregung haben Kernmagnetisierungen von Fett und Wasser die gleiche Phasenlage (In-Phase, **Abb. 10.4**). Bei einem 1,5-T-System haben diese Kernmagnetisierung bei einer Echozeit von 2,3 ms die entgegengesetzte Phasenlage erreicht (Opposed-Phase; **Abb. 10.5**). Viele Hersteller geben hinsichtlich der Opposed-Phase/In-Phase bei der Wahlmöglichkeit der Echozeit entsprechende Hinweise.

MERKE

Für die Opposed-Phase-Situation gilt: In Fällen, wo Fett und Wasser in etwa gleichen Anteilen im Raumelement vorliegen, überlagern sich die entgegengesetzt zeigenden transversalen Kernmagnetisierung destruktiv (Opposed-Phase).

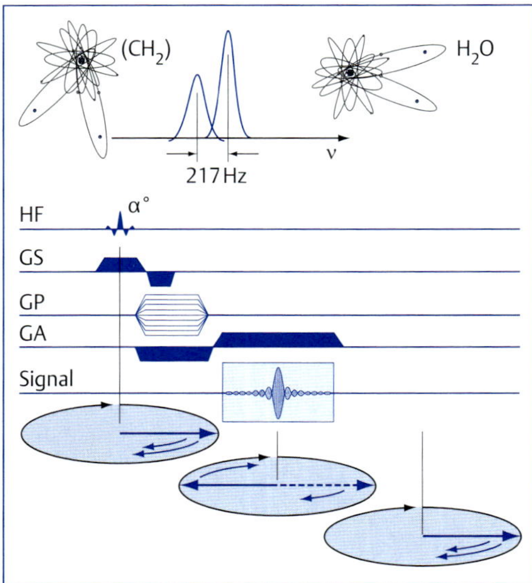

Abb. 10.4 Illustration zur In-Phase-/Opposed-Phase-Bildgebung.

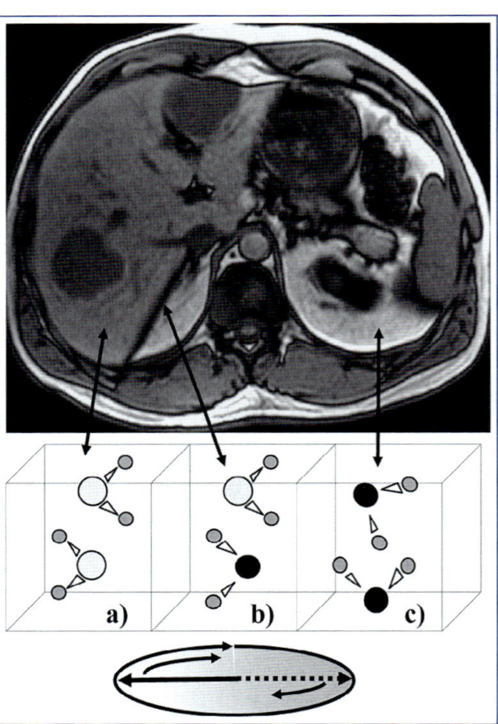

Abb. 10.5 Illustration des zu erwartenden Signalverhaltens im Fall einer Opposed-Phase-Situation. **a** Ein nur Wasser enthaltendes Raumelement wird die volle Signalintensität zeigen. **b** Ein Raumelement, in dem die transversale Kernmagnetisierung des Wassers in gleicher Größenordnung vorliegt wie die Kernmagnetisierung in fetthaltigen Strukturen, wird entsprechende Signalauslöschungen demonstrieren. **c** Ein Raumelement, welches nur Fett enthält, wird die volle Signalintensität zeigen.

Es gibt auch Hersteller, die Sequenzen anbieten, bei der durch 2 aufeinanderfolgende Echos beide Situationen in einer Messung dargestellt werden können („Simultaneous acquisition of IN phase/OPposed phase images", SINOP, Siemens; **Abb. 10.6**).

Diese In-Phase-/Opposed-Phase-Bildgebung wird zur Differenzialdiagnostik von Raumforderungen im Abdomen verwendet.

Fetthaltige gutartige Raumforderungen, wie das Nebennierenadenom (**Abb. 10.7**), werden in der Opposed-Phase-Darstellung dunkel erscheinen, im Vergleich zur Erscheinung im In-Phase-Bild. Metastasen hingegen werden in beiden Bildern nur eine leichte Änderung der Signalintensität zeigen, entsprechend ihrer T2-Relaxationszeit und entsprechend der verwendeten Echozeit.

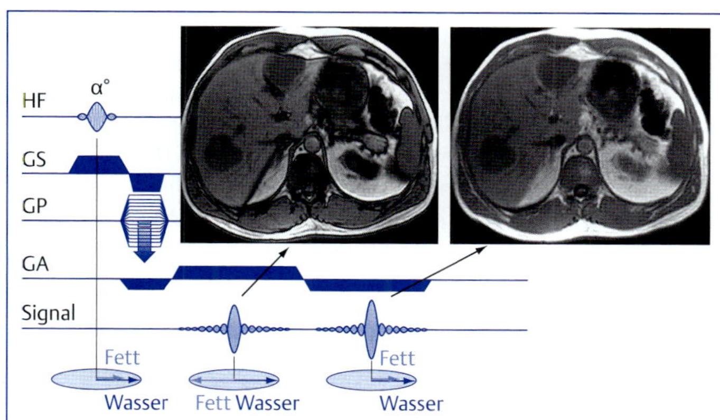

Abb. 10.6 Sequenzieller Ablauf einer SINOP-Sequenz mit entsprechender Darstellung von Leberhämangiomen.

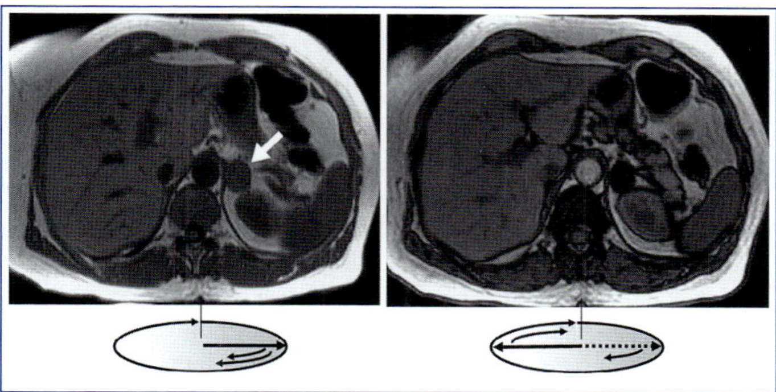

Abb. 10.7 Darstellung eines hormoninaktiven Nebennierenadenoms.

Steady State Free Precession (SSFP)

Der Begriff Steady-State-Free-Precession wurde 1978 von Waldo Hinshaw geprägt, Sequenzen charakterisierend, die durch eine regelmäßige kurz hintereinander folgende Einstrahlung von elektromagnetischen Hochfrequenzimpulsen in einen Gleichgewichtszustand ihrer Kernmagnetisierung getrieben werden. Man kann in einem ersten Schritt unterscheiden zwischen einem Gleichgewichtszustand der longitudinalen Kernmagnetisierung und einem Gleichgewichtszustand der transversalen Kernmagnetisierung. Ist alles im Gleichgewichtszustand, so spricht Mark Haacke in seinem Buch über „Magnetic Resonance Imaging“ von Steady State Coherent imaging (SSC), was sich auf Sequenzen bezieht, die mit einem TR arbeiten, welches in der Größenordnung der T2-Relaxationszeiten des beobachteten Gewebes bezieht und bei denen nach der Messung einer Fourier-Zeile keine Versuche unternommen werden, die verbliebene transversale Kernmagnetisierung zu eliminieren („spoilen“). Alle anderen Fälle werden als „Steady State Incoherent“-Bildgebung (SSI) bezeichnet. **Abb. 10.8** demonstriert den graduellen Übergang von SSI-Sequenzen zu SSC-Sequenzen.

FLASH, SPGR, FFE-T1

Die Fast-Low-Angle-Shot-Sequenz (FLASH; Siemens, Max Planck-Institut Göttingen) ist ein klassischer Vertreter der SSI-Sequenzen. Bei ihr wird am Ende der Messung einer Fourier-Zeile die verbliebene transversale Kernmagnetisierung durch Dephasierung eliminiert (Spoiling) oder durch Verwendung eines Zufallgenerators bei der Phasenwahl des Anregungspulses der Aufbau einer transversalen Gleichgewichtsmagnetisierung vermieden (HF-Spoiling). Andere Hersteller bezeichnen eine Sequenz mit diesem Ansatz als „SPoiled Gradient Recalled acquisition in steady state“ (SPGR; GE) oder „Fast Field Echo“ (FFE-T1; Philips). Bei der mit der GRE eingeführten HF-Anregungen mit Anregungswinkeln < 90° spricht man auch von „Kleinwinkelanregung“. Die Signalausbeute hängt ab von dem gewählten TR und der T1-Relaxationszeit des betrachteten Gewebes (**Abb. 10.3**, S. 113). Der Anregungswinkel, bei dem die Signalausbeute für das betreffende Gewebe maximal ist, nennt man den Ernst-Winkel (benannt nach Richard R. Ernst).

$$\alpha_{Ernst} = \arccos e^{-TR/T1}$$

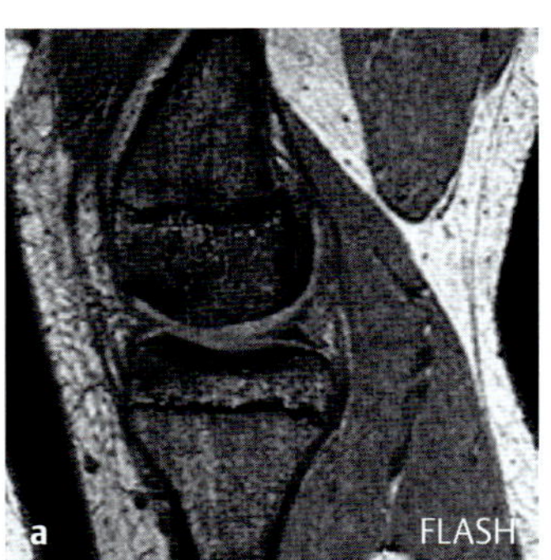

Abb. 10.8 Kontrastverlauf für die Steigerung der SSFP-Sequenzen vom SSI-Typ zum SSC-Typ.

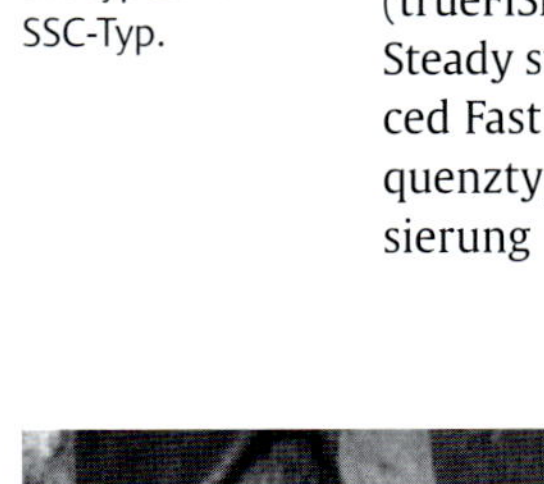

trueFISP, FIESTA, bFFE

Als klassischer Vertreter einer SSC-Sequenz gilt die wahre „Fast Imaging with Steady-state Precession“ (trueFISP; Siemens), „Fast Imaging Employing Steady state Acquisition“ (FIESTA; GE) oder „balanced Fast Field Echo“ (bFFE; Philips). Bei diesem Sequenztyp wird die transversale Kernmagnetisierung am Ende der Messung einer Fourier-Zeile

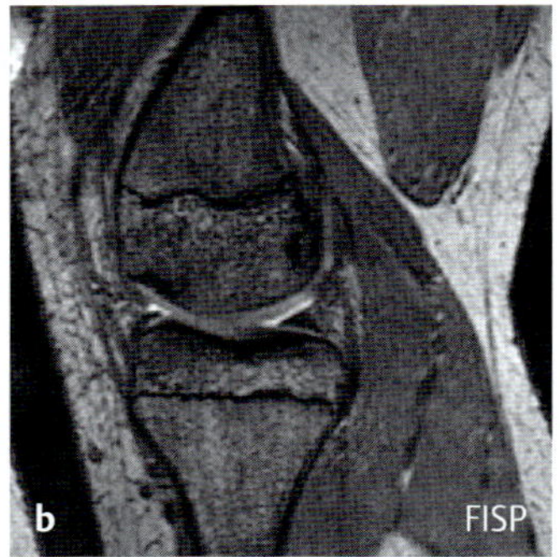

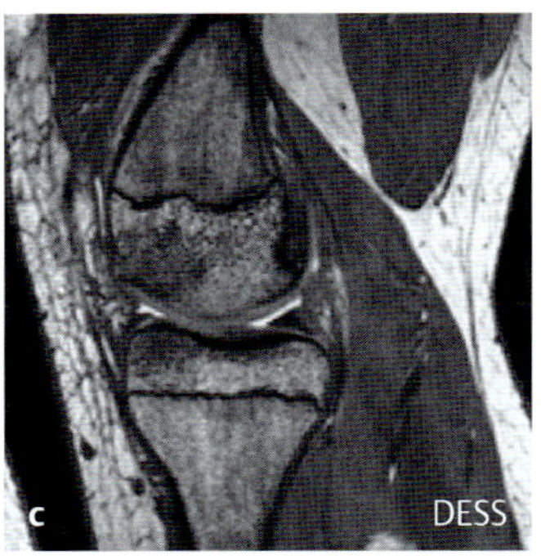

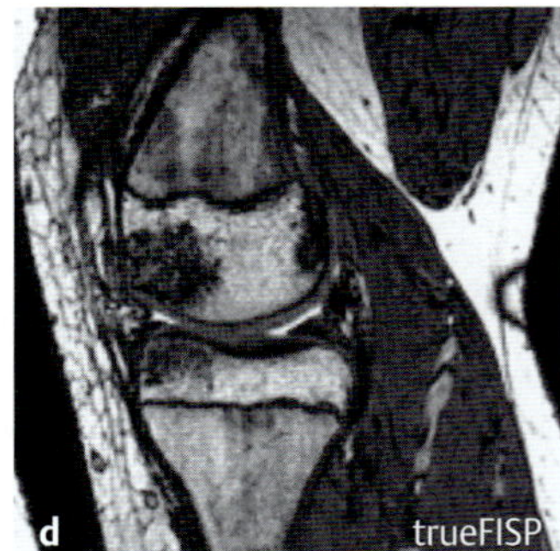

rephasiert. Man geht sogar noch einen Schritt weiter und kompensiert die Dephasierung des nachfolgenden Schichtselektionsgradienten, um einen optimalen Rephasierungspunkt in das Zentrum der nächsten Anregung zu erhalten.

MERKE

Dieser Ansatz hat 2 Konsequenzen:

- Gewebe mit langer T2-Relaxationszeit profitiert mit hoher Signalintensität.
- Eine leichte Fehljustage der Echopfade führt zu destruktiven Interferenzen.

Die trueFISP-Sequenz kommt in der Herzbildgebung zur Anwendung (**Abb. 10.9**), sei es bei der Aufnahme des schlagenden Herzens oder bei der Darstellung des „late enhancement" zur Beurteilung der Herzmuskelvitalität.

Es gibt auch Vorschläge, die trueFISP-Sequenz als Alternative zur HASTE bei der Pränataldiagnostik einzusetzen.

FISP, GRASS, FFE

Das Dilemma bei der Veröffentlichung des Prinzips der FISP-Sequenz im Jahre 1986 war, dass man technologisch noch nicht in der Lage war, die Echopfade sauber zeitlich aufeinander abzustimmen. Die Ergebnisse mit dieser Sequenz wurden auf Grund der dramatischen Artefakte, als Folge der destruktiven Interferenzen, als unbrauchbar angesehen. Die Produktversion dieser Sequenz beschränkte sich auf die Rephasierung der transversalen Kernmagnetisierung in nur einer Richtung, der Phasenkodierrichtung (**Abb. 10.10**). Selbst mit diesem Schritt konnte eine beeindruckende Kontrastveränderung gegenüber der FLASH-Sequenz dokumentiert werden: Gewebestrukturen mit langer T2-Relaxationszeit profitieren von diesem Ansatz und zeigen eine erhöhte Signalintensität. Andere Hersteller bezeichnen eine Sequenz mit diesem Ansatz als „Gradient Recalled Acquisition in Steady State" (GRASS; GE) oder „Fast Field Echo" (FFE; Philips). Jahre später war man technologisch in der Lage, die Echopfade sauber aufeinander abzustimmen und den ursprünglichen Ansatz in einem kommerziell erhältlichen Produkt zu implementieren. Daher der Name „die wahre FISP" – trueFISP.

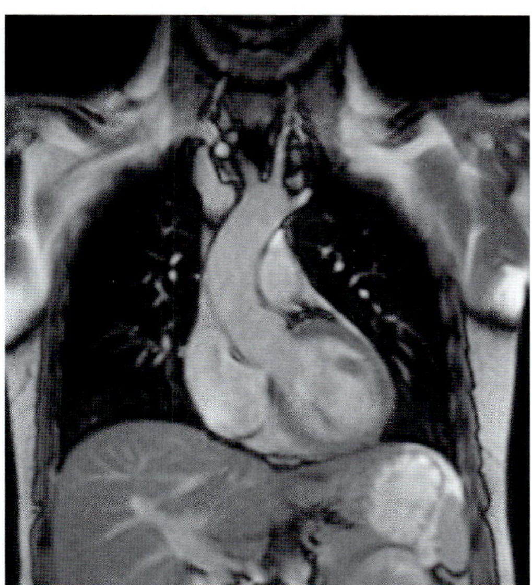

Abb. 10.9 Die trueFISP-Sequenz wird bevorzugt zur Erzeugung einer Übersichtsaufnahme verwendet und spielt in der Herzbildgebung eine tragende Rolle, sowohl bei der Darstellung der Morphologie als auch bei der Beurteilung der Herzfunktion.

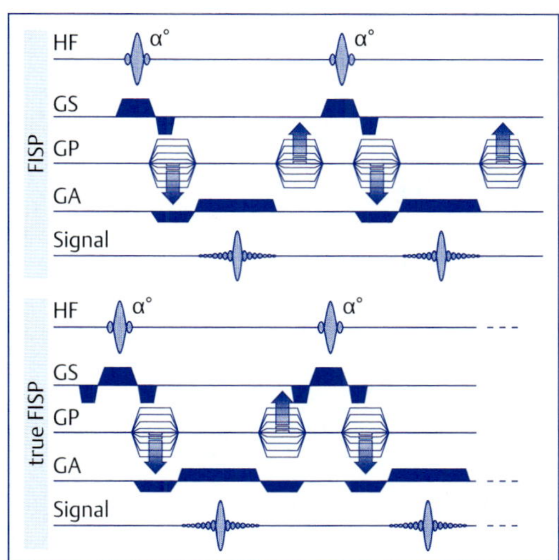

Abb. 10.10 FISP- und trueFISP-Sequenzstrukturen. Der folgende Anregungspuls wirkt refokussierend auf die transversale Kernmagnetisierung der vorhergehenden Anregung. Dadurch werden dem Signal Spin-Echo-Komponenten hinzugefügt. Bei der FISP wird nur in Phasenkodierrichtung rephasiert, bei der trueFISP macht man dies auf allen 3 Raumachsen.

CISS, 3D-PC-FIESTA

Schon 1989 fand man einen Weg, die destruktiven Interferenzen des ursprünglichen FISP-Ansatzes (trueFISP) zu eliminieren. Es hat sich gezeigt, dass die destruktiven Echopfade, die sich in Form von dunklen bandförmigen Signalauslöschungen durch das Bild ziehen, in ihrer Lage verschieben lassen, je nach der Methodik der alternierenden Phasenlage der HF-Anregung. Die Kombination zweier Messungen mit unterschiedlicher Alternierungsstrategie der HF-Anregung vermeiden die destruktiven Interferenzen. Das entsprechend formulierte Sequenzakronym heißt „Constructive Interference in Steady State“ (CISS; Siemens). Andere Hersteller nennen eine solche Technik „3D Phase Cycled Fast Imaging Employing STeady state Acquisition“ (3D-PC-FIESTA; GE). Eine schon früh entdeckte und auch heute noch durchgeführte Anwendung ist die Darstellung des Innenohres. Desgleichen zeigt die CISS bei der Darstellung der Anteile von Epidermoidzysten ein ganz charakteristisches Signalverhalten, welches offensichtlich mit keiner anderen Sequenz zu erreichen ist (**Abb. 10.11**).

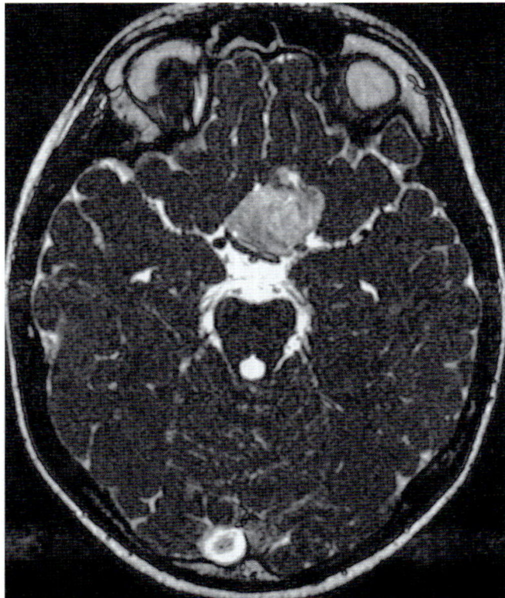

Abb. 10.11 Abbildung einer Epidermoidzyste akquiriert mit einer CISS-Sequenz (mit freundlicher Genehmigung des Klinkums der Universität Regensburg).

PSIF, SSFP, FFE-T2

Bei der Diskussion um die Anwendungen und Limitierungen von Gradienten-Echos wurde auf die Schwierigkeit bei der Bildgebung in anatomischen Regionen mit dicht beieinanderliegenden Bereichen unterschiedlicher magnetischer Suszeptibilität hingewiesen. Als Beispiel wurde die Schädelbasis bzw. die Felsenbeinregion genannt. Und jetzt zeigt es sich als „Spezialanwendung“ für eine CISS. Vereinfacht und nicht ganz unrichtig, kann man sich einen HF-Anregungspuls, gleich welchen Winkels, auch als HF-Refokussierungspuls vorstellen. Ein Teil der mit einem ersten Anregungspuls erzeugten transversalen Kernmagnetisierung wird mit dem nächsten Anregungspuls rephasiert und trägt zum Signal bei. Dieser Anteil ist „eigentlich“ ein Spin-Echo. Bei allen SSFP-Sequenzen, die nicht nur mit dem Gleichgewichtszustand der longitudinalen Kernmagnetisierung arbeiten (FLASH, SPGR, FFE-T1) tragen also Spin-Echo-Komponenten zum Signal bei. Daher auch die Möglichkeit der Bildgebung in der Felsenbeinregion. Diese Spin-Echo-Komponente lässt sich sogar isolieren und alleinig zur Darstellung bringen. Eine rückwärts ablaufende FISP würde z. B. ein solches Ergebnis erzielen. Daher auch das Akronym (PSIF).

Bei der Herleitung des Signalverhaltens von SSFP-Sequenzen spricht man von einer S^+-Komponente, die direkt nach der Anregung abklingt, dem sog. „Free Induction Decay“ (FID) und der S^--Komponente, die einem sich formenden Spin-Echo zugeordnet werden kann und die sich bei SSFP-Sequenzen vor der nächsten Anregung aufbaut. Bei einer trueFISP sind die Echopfade perfekt aufeinander abgestimmt und erscheinen unseparierbar gemeinsam im Datenakquisitionsfenster. Bei einer FLASH-Sequenz ist die S^--Komponente durch entsprechendes Spoiling eliminiert und bei der PSIF-Sequenz wird diese S^--Komponente isoliert und nur diese Komponente trägt zum Bildkontrast bei. Um die Verwirrung zu komplettieren, ist die PSIF-Sequenz also eigentlich eine Spin-Echo-Sequenz, bei der die Echozeit länger ist als die Repetitionszeit.

Die PSIF-Sequenz zeigt eine intrinsische Flusssensitivität (Signalauslöschung bei Bewegung) und könnte zur Diagnostik von Liquorflussanomalien herangezogen werden.

DESS

Die „Double Echo Steady State"-Sequenz (DESS) ist so konstruiert, dass sowohl die S^+-Komponente als auch die S^--Komponente in 2 unabhängigen direkt aneinander grenzenden Datenakquisitionsfenstern akquiriert werden. Es werden also sowohl das FISP-Echo, als auch das PSIF-Echo verwendet. Die Kombination dieser beiden Bilder addiert zu dem FISP-Kontrast die zusätzliche Signalintensität des PSIF-Echos mit der entsprechend stärkeren T2-Wichtung. Das dominierende Anwendungsfeld dieser Technologie liegt in der hyperintensen Darstellung von Gelenkflüssigkeit bei orthopädischen Fragestellungen (**Abb. 10.12**).

GRE mit Vorbereitung der Magnetisierung

TFL, FSPGR, TFE

Bei sehr kurzen Repetitionszeiten und Kleinwinkelanregung sind die Möglichkeiten einer Kontrastmanipulation relativ beschränkt. Die Echozeit muss minimal sein, damit man überhaupt kurze Repetitionszeiten erreicht und bei der zu erwartenden Sättigung ist der Ernst-Winkel der einzig sinnvolle Anregungswinkel. Um hier z.B. eine T1-Wichtung zu erreichen, fällt der Inversionspuls aus der IR-Technik ein. Ein IR-Puls mit entsprechender Inversionszeit wäre aber wiederum kontraproduktiv im Zusammenhang mit kurzen Repetitionszeiten. Ganz zu schweigen von der SAR-Problematik. An dieser Stelle wurde die Idee geboren, den Inversionspuls nicht vor der Akquisition jeder einzelnen Fourier-Zeile zu platzieren, sondern vor die Gesamtmessung zu setzen (**Abb. 10.13**).

MERKE

Die Daten werden also akquiriert, während die longitudinale Magnetisierung, leicht gestört durch die schnell aufeinanderfolgenden multiplen HF-Anregungspulse, sich nach einer Inversion wieder erholt. Soweit bekannt, ist als einzige Anwendung die First-Pass-Perfusionsdiagnostik am menschlichen Herzen geblieben.

Oft wird auch kein Inversions-, sondern einfach ein Sättigungspuls verwendet. Man spricht dann von einer „saturation recovery". Als Akronym hat sich „turbo Fast Low Angle SHot" (turboFLASH; TFL) etabliert. Andere Akronyme sind „Fast SPoiled Gradient Recalled acquisition in steady state" (FSPGR; GE) oder „Turbo Field Echo" (TFE; Philips).

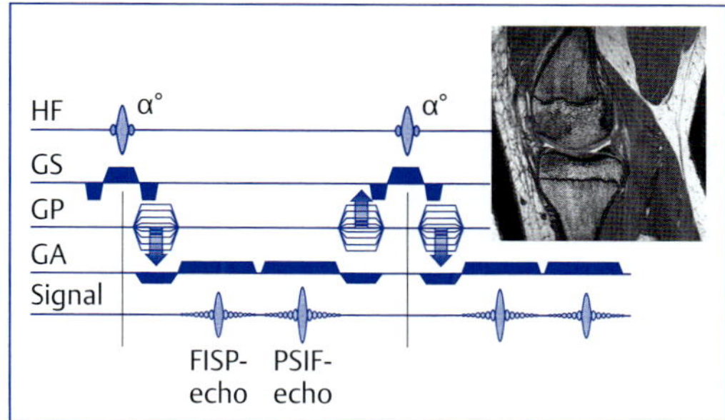

Abb. 10.12 DESS-Sequenzablaufdiagramm und Beispiel des erzeugbaren Kontrasts an einer normalen Knieaufnahme.

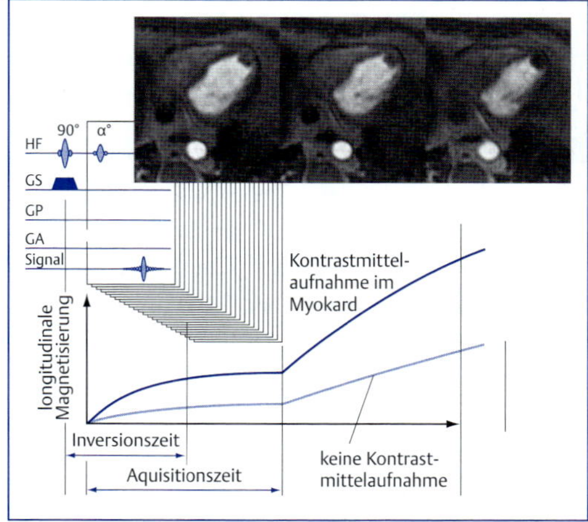

Abb. 10.13 TurboFLASH – first pass perfusion. In der Herzspitze zeigt sich eine Raumforderung, die kein Kontrastmittel aufnimmt (Ort und Erscheinungsbild typisch für einen Thrombus).

MP-RAGE

Die Wirkung eines Inversionspulses vor der Gesamtmessung würde im Verlauf einer 3D-GRE Akquisition verloren gehen. Auf die Idee, die Inversion innerhalb der Partitionskodierschleife zu wiederholen, sind 1990 John Mugler und James R. Brookeman von der University of Virginia gekommen. Sie haben auch den Begriff „three-dimensional Magnetization-Prepared RApid Gradient-Echo imaging“ (MP-RAGE) geprägt. Die Einstellbarkeit dieser Sequenz ermöglicht eine bessere T1-Wichtung als mit konventionellem Spin-Echo möglich und die Volumenakquisition garantiert eine dünnschichtige lückenlose Abdeckung der Zielregion. Die MP-RAGE galt lange Zeit als Hoffnungsträger, die konventionelle Spin-Echo-Sequenz in der T1w-Bildgebung abzulösen (**Abb. 10.14**).

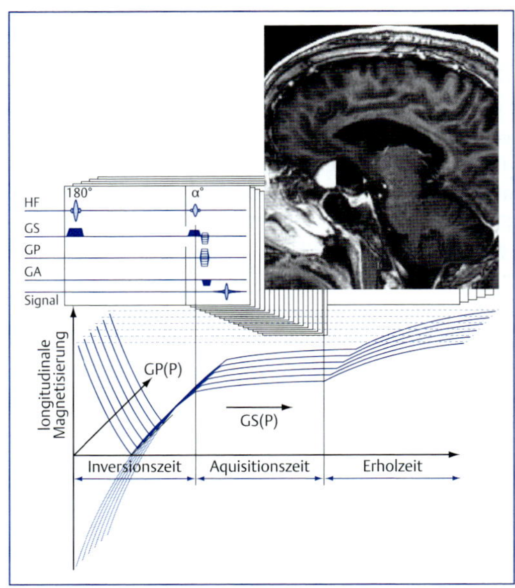

Abb. 10.14 Ablauf einer MP-RAGE und Darstellung einer Dermoidzyste nach Kontrastmittelgabe.

Multi-Echo-GRE

Unter Multi-Echo versteht man im Allgemeinen die Erzeugung mehrerer Echos nach einer Anregung. Im historischen Sinne dienen multiple Echos der Erzeugung multipler Bilder mit unterschiedlichen Echozeiten. In der Regel wurden und werden solche Ansätze benutzt, um den mittleren T2- oder T2*-Wert in einem Raumelement zu bestimmen.

MERKE

Nach der modernen Interpretation versteht man unter Multi-Echo-Akquisitionsschemata Ansätze, bei denen nach einer Anregung multiple Echos erzeugt, phasenkodiert und ausgelesen werden, um den k-Raum schneller zu füllen, oder um die Bildqualität zu verbessern.

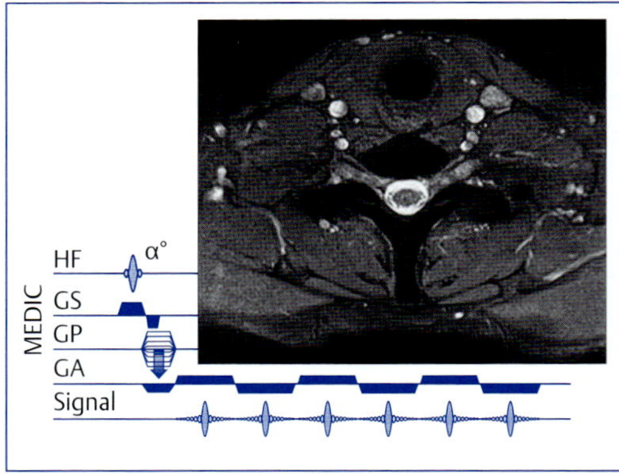

Abb. 10.15 Ablauf einer MEDIC-Sequenz und transversale T2w HWS-Aufnahme als typisches Anwendungsgebiet.

MEDIC, MERGE

Es gibt eine Variation von Multi-Echo, die man bei Gradienten-Echo-Sequenzen findet, bei der die zusätzlichen Echos nicht dazu verwendet werden, die Messzeit zu verkürzen, sondern bei denen diese zusätzlichen Echos als Mittelungen das SNR der Messung verbessern (zusätzlich zu der T2-Wichtung, die mit der Verwendung späterer Echos zum Tragen kommt). Primäre Anwendung ist die T2w-Darstellung der Halswirbelsäule bei transversaler Schichtführung (**Abb. 10.15**).

„Hybride“

TGSE, GRASE

Theoretisch und praktisch lassen sich multiple Gradienten-Echos unter einer Spin-Echo-Einhüllenden akquirieren (**Abb. 10.18**). Das entsprechende Akronym nennt sich „Turbo-Gradienten-Spin-Echo“ (TGSE; Siemens) bzw. „Gradient- and Spin-Echo“ (GE; Philips). Diese Art von Sequenz stellt hinsichtlich Reproduzierbarkeit und Artefaktfreiheit hohe Ansprüche an das System und hat theoretisch eine Reihe von positiven Eigenschaften:

- Gradienten-Echos zeigen einen geringeren Zeitbedarf als Spin-Echos. Die Schaltzeiten für die notwendigen Magnetfeldgradienten sind identisch, aber die Zeit für einen weiteren 180°-HF-Refokussierungpuls wird eingespart. Damit ergeben sich bei gleichem Beschleunigungsfaktor (ETL) kürzere Zeiten für den Echozug und damit mehr Schichten pro TR.
- Gradienten-Echos sind intrinsisch T2*-sensitiv, sodass man die Hoffnung hegen kann, damit die Empfindlichkeit auf Blutzerfallsprodukte zurückzugewinnen, die man mit der Einführung der TSE/FSE verloren hat (**Abb. 10.16** und **Abb. 10.17**).
- Die zusätzliche Akquisition von Gradienten-Echos erhöht die Distanz zwischen den 180°-HF-Refokussierungspulsen. Damit bleibt die J-Kopplung erhalten und Fett erscheint in einer ähnlichen Intensität wie bei der CSE.
- In der normalen TSE führt die Erhöhung der ETL und der damit verbundenen Messzeitverkürzung zu einer erhöhten SAR-Belastung für den Patienten. Dies ist bei der TGSE entsprechend der Anzahl der verwendeten Gradienten-Echos pro Spin-Echo-Einhüllenden vermindert.

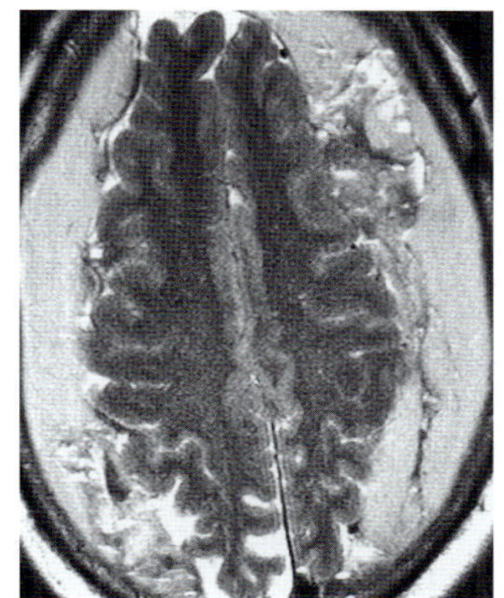

Abb. 10.16 Axiale Aufnahme eines subduralen Hämatoms mit einer TSE-Sequenz.

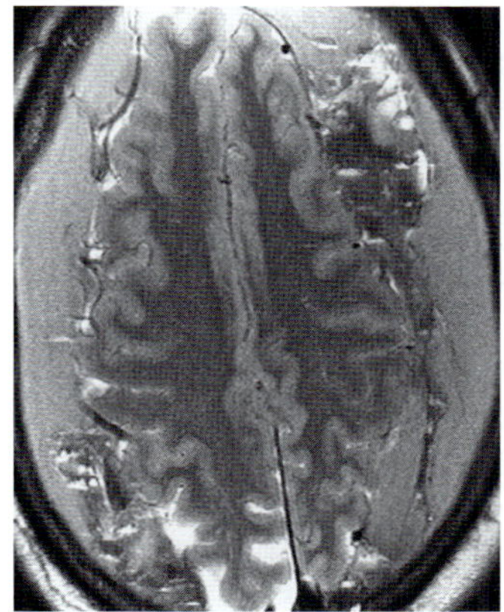

Abb. 10.17 Axiale Aufnahme eines subduralen Hämatoms mit einer TGSE-Sequenz.

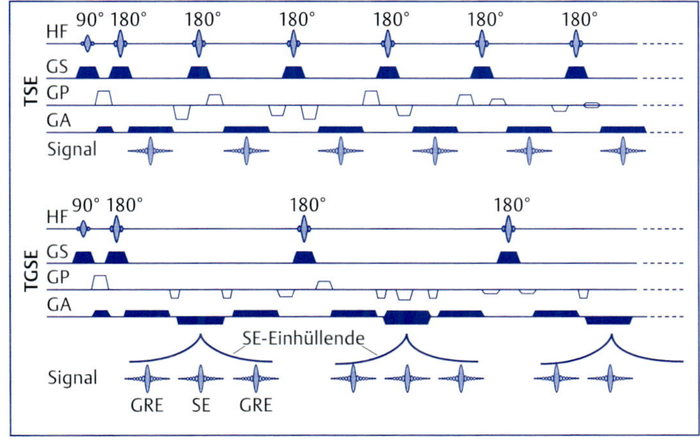

Abb. 10.18 Ablaufskizze einer TSE-Sequenz im Vergleich mit einer TGSE-Sequenz.

Single-Shot-Techniken

Unter „Single-Shot“-Techniken sollte man Akquisitionsschemata verstehen, bei denen nach einer Anregung der gesamte k-Raum in einem Zug mit multiplen phasenkodierten Echos gefüllt wird. In der Literatur findet man dieses Verständnis nicht immer konsequent eingehalten.

HASTE, SSFSE, UFSE

Bei der „Half-fourier Acquired Single shot Turbo spin Echo“ (HASTE; Siemens) kommt die im Kapitel „Partial Fourier“ (S. 70) diskutierte Symmetrie des k-Raums zur Anwendung (**Abb. 10.19**). Idealerweise ist der k-Raum symmetrisch und man kann sich eigentlich auf die Messung eines k-Raum-Quadranten konzentrieren. Der Verzicht auf den 2. Quadranten in Frequenzkodierrichtung würde zwar die Zeit für eine Fourier-Zeile verkürzen, sich aber nur unwesentlich auf die Messzeit auswirken. Sich die Messung der zweiten k-Raum-Hälfte in Phasenkodierrichtung zu sparen, bringt die Messzeitersparnis. Abweichungen von der idealen Symmetrie werden sich mit großer Wahrscheinlichkeit nur in der Grobstruktur bemerkbar machen. Aus diesem Grunde werden einige für die Grobstruktur verantwortlichen zentralen k-Raum-Zeilen gemessen. Bei einer 128er-Matrix betrachtet man die Messung von 64 + 8 k-Raum-Zeilen als hinreichend. Innerhalb von 600 ms ist damit ein Bild akquiriert. Ein derartig langer Echozug (72 Echos) impliziert natürlich zwangsläufig eine T2-Wichtung. Der Signalverlust im k-Raum als Folge des T2-Zerfalls ist erwartungsgemäß erheblich. Eine solche Störung der k-Raum-Symmetrie reflektiert sich in einer Verbreiterung der Punktbildfunktion: Die Bilder haben eine entsprechende Unschärfe. Aus der Argumentation lässt sich ebenfalls entnehmen, dass die Wahl der Matrixgröße limitiert ist. Die für diese Sequenz typischen klinischen Anwendungen sind die MR-Myelografie (**Abb. 10.20**), die T2w-Aufnahme des ungeborenen Kindes in der Pränataldiagnostik und diese Sequenz bietet eine Alternative in der Magnetresonanzcholangiopankreatografie (MRCP; **Abb. 10.21**). Bei der HASTE handelt es sich um eine Sequenz, bei der die Schichten nicht verschachtelt aufgenommen werden, sondern es wird Schicht für Schicht gemessen. Damit wäre eine solche Sequenz prädestiniert für Messungen bei kontinuierlichem Tischvorschub („Move During Scan“, MDS; TimCT, Siemens).

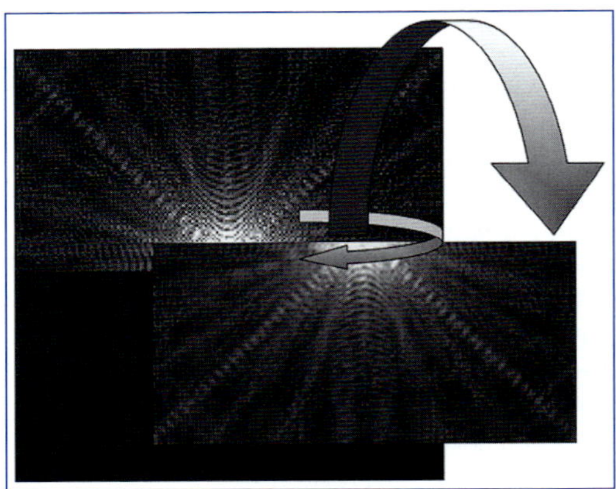

Abb. 10.19 Das HASTE-Grundprinzip besteht in einer Sequenz mit nur einem HF-Anregungspuls, gefolgt von multiplen phasenkodierten Spin-Echos (ETL = halbe Matrixgröße + 8). Der nicht gemessene k-Raum wird aus dem gemessenen konjugiert komplex gespiegelt.

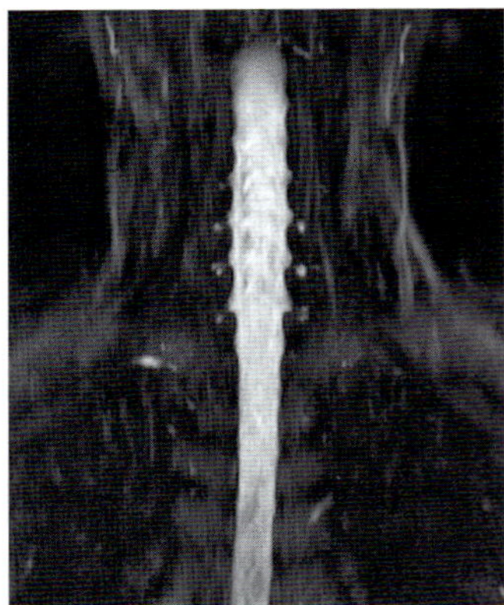

Abb. 10.20 MR-Myelografie als MIP aus 37 koronal aufgenommenen HASTE-Bildern.

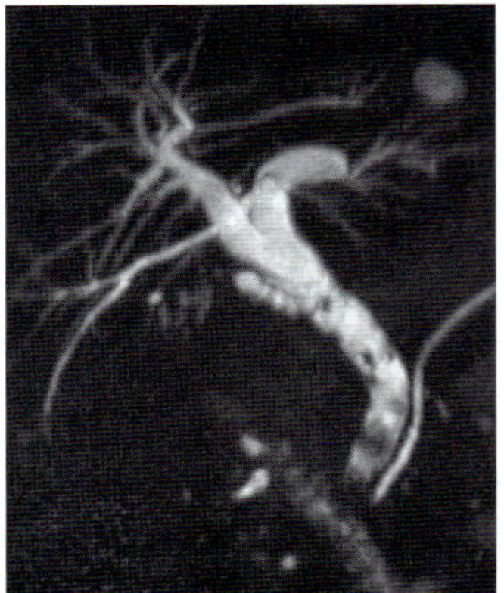

Abb. 10.21 Magnetresonanzcholangiopankreatografie als MIP aus mit HASTE akquirierten Bildern (multiple Gallensteine im Gallengang).

EPI

Die Version, mit einer Anregung auszukommen und mit multiplen phasenkodierten Echos den k-Raum zu füllen, wurde schon 1977 von Peter Mansfield vorgestellt. Akquisitionszeiten für ein so gemessenes Bild liegen bei 80 – 120 ms (die Bilder sehen entsprechend dürftig aus). Bei bestimmten Anwendungen ist die EPI allerdings die einzige Alternative. Die EPI-Bildgebung wurde im Prinzip bei der Einführung der diffusionsgewichteten Bildgebung schon vorweggenommen. Durch einen oszillierenden Frequenzkodiergradienten lassen sich multiple Echos erzeugen und ein konstanter niedriger Phasenkodiergradient sorgt für eine kontinuierliche Phasenentwicklung und damit für eine entsprechende k-Raum-Abdeckung (**Abb. 10.22**).

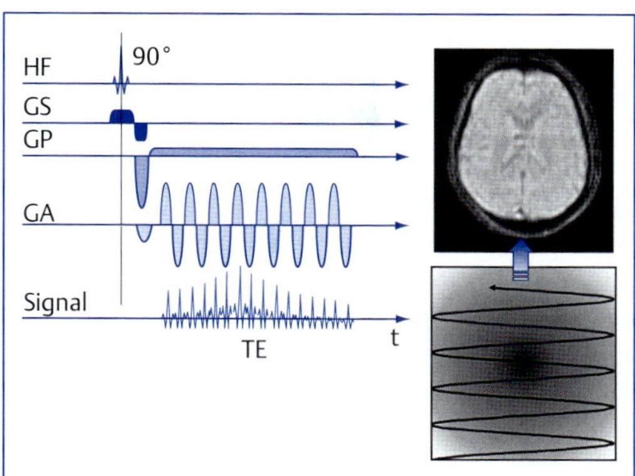

Abb. 10.22 EPI-Prinzip.

MERKE

Es gibt für die EPI eine Reihe von praktischen Gesichtspunkten:

- Als Folge der relativen langen Echozüge sind mit EPI generierte Bilder in erster Linie T2w.
- Generierte Echos sind Gradienten-Echos, und damit ist die Sequenz empfindlich auf regionale Unterschiede in der magnetischen Suszeptibilität (T2*-sensitiv).

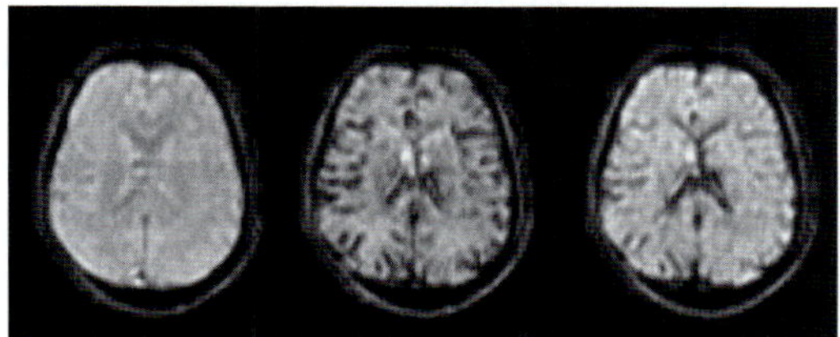

Abb. 10.23 EPI in der Perfusionsbildgebung. Das in der Regel paramagnetische Kontrastmittel verursacht beim Durchgang durch das Gefäßsystem einen Suszeptibilitätsgradienten zwischen Gefäßsystem und angrenzendem Hirnparenchym. Dies führt zu einer temporären Signalauslöschung in der betroffenen Region.

Die mit den Empfindlichkeiten einer EPI-Sequenz verbundenen Artefakte lassen sich wie folgt minimieren:

- Die Symmetrie der Suszeptibilitätsänderungen empfiehlt eine a.-p. gewählte Phasenkodierrichtung zur Minimierung der suszeptibilitätsbedingten Verzerrungen.
- Die T2*-Empfindlichkeiten lassen sich durch Verkürzen der Echozuglänge minimieren. Dazu gehört in erster Linie die Kombination mit paralleler Bildgebung.
- In der Regel wird eine niedrige Phasenkodiergradientenamplitude verwendet. Nach Kapitel „k-Raum aus der Perspektive der ‚Raumfrequenzen'" (S. 31) entspricht dies einer sehr niedrigen Bandbreite. Die Verwendung einer Fettsättigung ist also obligat, um den Fettgeist weitgehend zu eliminieren.
- EPI-Anwendungen finden sich in der Perfusions- (**Abb. 10.23**) und Diffusionsdiagnostik (**Abb. 10.24**).

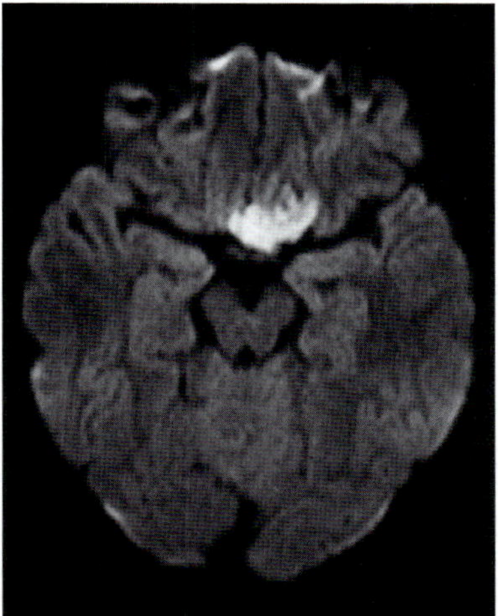

Abb. 10.24 EPI in der Diffusionsbildgebung (eingeschränkte Diffusion innerhalb einer Epidermoidzyste führt zu einer Hyperintensität in der diffusionsgewichteten Bildgebung) (mit freundlicher Genehmigung des Klinikums der Universität Regensburg).

Single-Shot-Techniken mit Vorbereitung der Magnetisierung

HASTIRM, IR-SS-FSE, IR-SS-TSE

In Analogie zu der im Kapitel „TSE mit Vorbereitung der Magnetisierung“ (S. 89) eingeführten Vorbereitung der Magnetisierung, lassen sich die gleichen Präparationsmodule vor einer Single-Shot-Messung platzieren. In der Regel ist auch hier die primäre Zielsetzungen eine Unterdrückung bestimmter Gewebesorten. Die verwendeten Akronyme sind nicht so gängig wie die schon eingeführten. Ein Inversionspuls vor einer HASTE-Sequenz bei Bildrekonstruktion ohne Berücksichtigung der Phasenlage der transversalen Kernmagnetisierung (magnitude reconstruction) würde man eine HASTIRM nennen (Siemens). Für GE findet man IR-SS-FSE, für Philips IR-SS-TSE.

SE-EPI, DW-SE-EPI

Die Erzeugung eines Spin-Echos mit nachfolgendem EPI-Auslesemodul kann als Vorbereitung der Magnetisierung interpretiert werden (**Abb. 10.25**). Ein solcher Ansatz reduziert die Empfindlichkeit auf Magnetfeldinhomogenitäten verursacht durch regionale Unterschiede in der magnetischen Suszeptibilität. In Kombination mit der Diffusionswichtung erhält man die schon in Kapitel 9 eingeführte Sequenz zur Darstellung der offensichtlichen Diffusion (**Abb. 10.26**).

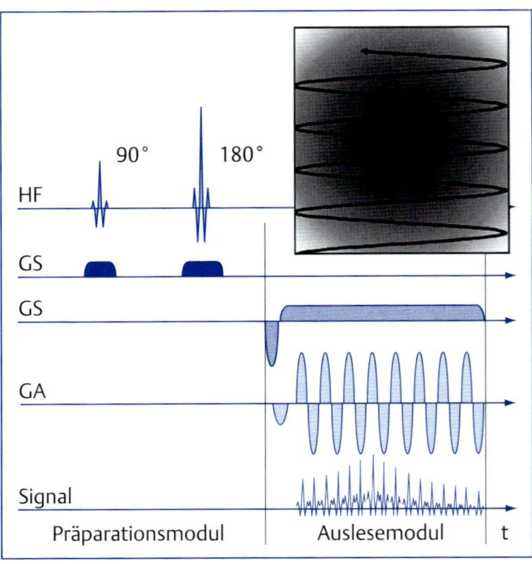

Abb. 10.25 Prinzipskizze einer SE-EPI. Der Unterschied zur FID-EPI besteht darin, dass mit Hilfe eines 180°-Refokussierungspulses die transversale Kernmagnetisierung ein Spin-Echo formen wird, welches dann mit einem EPI-Modul ausgelesen wird. Theoretisch sollte dieser Ansatz zu einer Reduktion der Suszeptibilitätsartefakte führen.

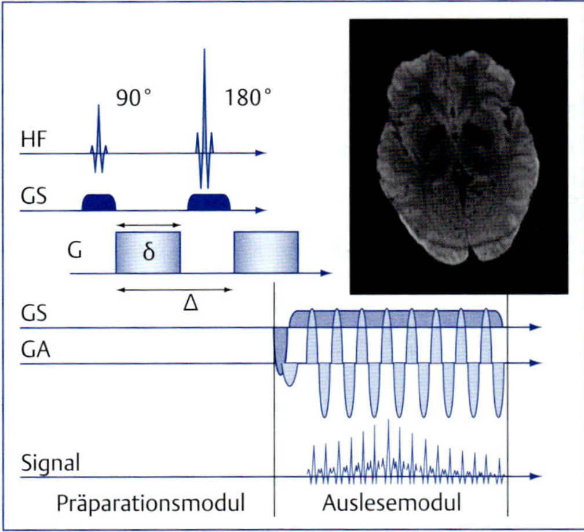

Abb. 10.26 Bei der diffusionsgewichteten SE-EPI werden, wie in dieser Abbildung skizziert, zusätzliche diffusionswichtende Magnetfeldgradienten auf den entsprechend gewünschten Achsen geschaltet (s. Kap. 9).

11 k-Raum-Trajektorien

Die klassische k-Raum-Trajektorie (**Abb. 11.1**) beginnt mit der Akquisition einer Fourier-Zeile bei maximaler Phasenkodiergradientenamplitude, die maximale Auflösung repräsentierend, die vom Benutzer über das FoV und die Matrixgröße eingestellt wurde. Konventionell werden dann weitere Fourier-Zeilen gemessen bei jeweils verminderter Phasenkodiergradientenamplitude, bis letztere Null ist und damit nur gemessen wird, wie viel Gesamtsignal aus der angeregten Schicht respektive dem angeregten Volumen kommt. Um den k-Raum zu vervollständigen, werden dann die Phasenkodierschritte mit umgekehrter Polarität sukzessive erhöht, um mit dem letzten Phasenkodierschritt wieder die maximale Auflösung in Phasenkodierrichtung auszutasten.

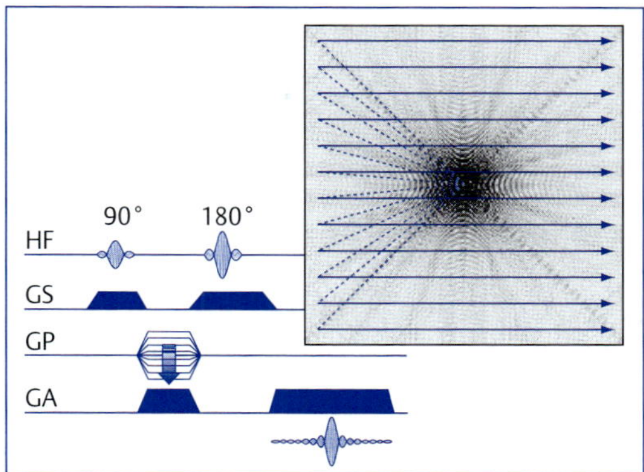

Abb. 11.1 Klassische k-Raum-Trajektorie.

MERKE

Die Anzahl der Phasenkodierschritte entspricht der gewählten Matrixgröße in Phasenkodierrichtung.

Eine Ausnahme stellt natürlich die Anwahl eines „partial Fourier"-Parameters (HalfScan, HalfNex) dar, der die Anzahl der Schritte entsprechend reduziert und die Symmetrie des k-Raum ausnutzt, um nicht gemessene Zeilen aus in der anderen Hälfte des k-Raums gemessene Zeilen durch konjugiert komplexes Kopieren zu reproduzieren. Bei einigen Anwendungen, wie z.B. der ceMRA, kann es schon einmal vorteilhaft sein, die Reihenfolge der Akquisition der Fourier-Zeilen zu ändern. Beginnt man z.B. mit der Akquisition der zentralen k-Raum-Zeilen, so spricht man von „centric reordered". Bei der TSE wird mit den frühen Echos im Zentrum des k-Raums begonnen, wenn man eine PD-Wichtung erzielen möchte.

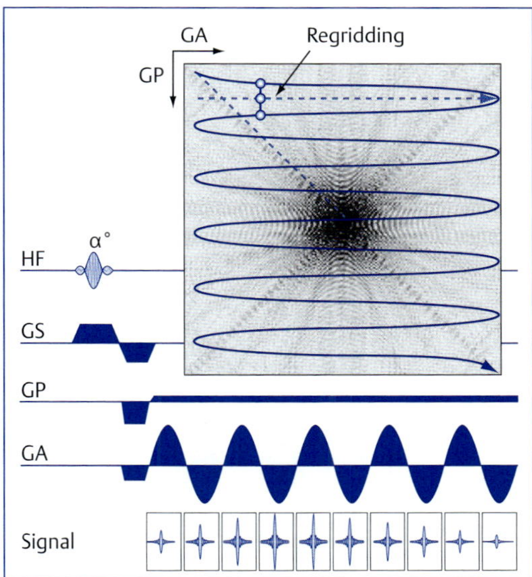

Abb. 11.2 Klassisches EPI mit „Regridding".

FID-EPI

Die klassische EPI mit konstantem Phasenkodiergradienten während der Datenakquisition kommt der klassischen k-Raum Trajektorie wohl am nächsten. Phasenlage der transversalen Kernmagnetisierungen sowohl für Phasen- als auch für Frequenzkodierrichtung wird so eingestellt, dass es dem ersten Datenpunkt (oder dem letzten) entspricht. Der oszillierende Frequenzkodiergradient zusammen mit dem konstanten Phasenkodiergradienten beschreibt dann einen mäanderförmigen Kurs durch den k-Raum. Eine Korrektur, um sich genau auf die erforderlichen klassischen k-Raum-Punkte festzulegen, nennt man dann „Regridding" (**Abb. 11.2**).

„Blipped“ EPI (bEPI)

MERKE

Die sog. „blipped“ EPI verwendet einen Magnetfeldgradientenblip in Phasenkodierrichtung zum Zeitpunkt der Rampe des Frequenzkodiergradienten, um die „Phase“ weiterzuschalten, d. h. um eine weitere Adresse im k-Raum in Phasenkodierrichtung zu erreichen (**Abb. 11.3**).

„Spirale“ EPI (sEPI)

Bei der sog. „spiralen“ EPI (**Abb. 11.4**) beginnt man in der Regel mit der Datentrajektorie im Zentrum des k-Raums. Es werden sowohl oszillierende Phasenkodiergradienten als auch oszillierende Frequenzkodiergradienten verwendet, die mit zunehmender Oszillationsamplitude für eine spiralförmige k-Raum-Trajektorie sorgen. Da hier die klassische Zuordnung zwischen Frequenzkodierrichtung und Phasenkodierrichtung entfällt, ist das bisher der Phasenkodierrichtung zugeordnete Artefaktverhalten nicht mehr so eindeutig. Man kann sich auch vorstellen, eine Messung über mehrere spiralförmige Trajektorien zu komplettieren (segmentiertes EPI). Desgleichen ist es auch möglich, die Spirale nicht von innen nach außen laufen zu lassen, sondern durchaus auch von außen nach innen.

„Radiale“ EPI (rEPI)

Mit dem gleichen Ansatz, mit dem Paul Lauterbur 1970 sein erstes Bild gemacht hat (welches er 1973 in „Nature“ veröffentlichte), kann man auch mit der EPI ein Bild erzeugen. Man kann mit jeder Repetition den Frequenzkodiergradienten in der Ebene drehen (**Abb. 11.5**) und damit eine sternförmige bzw. „radiale“ Abtastung des k-Raums erreichen. Der Vorteil eines solchen Ansatzes besteht darin, dass jede Messung Informationen aus dem Zentrum des k-Raums beinhaltet. Damit wird diese Methode empfänglich für Bewegungskorrekturalgorithmen.

TIPPS FÜR DIE PRAXIS

Die radiale Akquisition ist eine k-Raum-Trajektorie, die nicht auf die EPI beschränkt ist, sondern sich im Prinzip auf alle Sequenztypen ausweiten lässt.

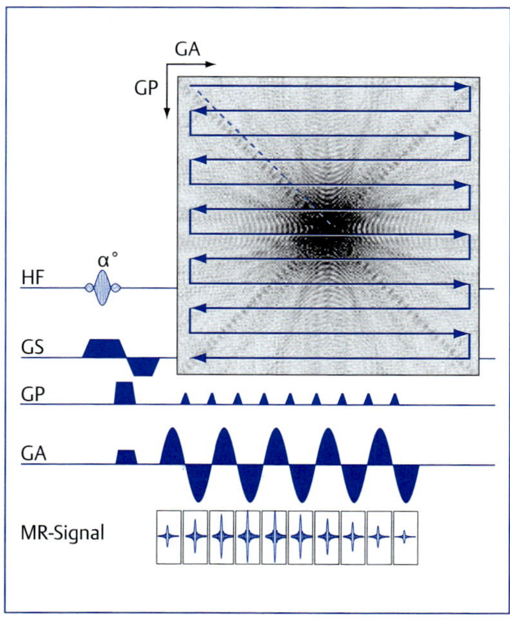

Abb. 11.3 Blipped EPI.

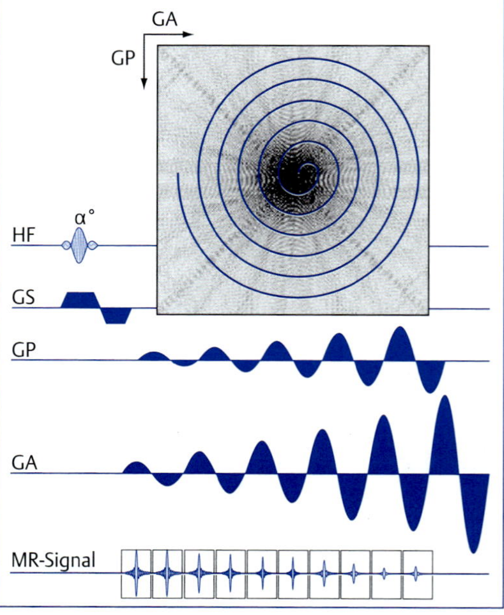

Abb. 11.4 Spirale EPI.

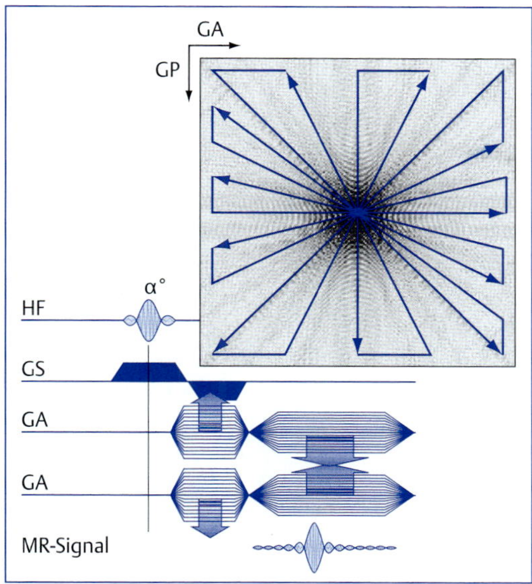

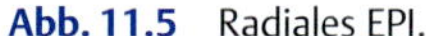

Abb. 11.5 Radiales EPI.

GA
GP
α°
HF
GS
GA
GA
MR-Signal

Abb. 11.6 BLADE, PROPELLER, MultiVane.

BLADE, PROPELLER, MultiVane

Eine kleine Komplikation bei der Bildrekonstruktion liefert die bei der radialen Akquisition unterschiedliche Datendichte im k-Raum. Eine Möglichkeit zur Kompensation dieser Datendichte ist die Verwendung von parallel zur radialen Akquisition verlaufenden k-Raum-Trajektorien. Entsprechend dem Erscheinungsbild im k-Raum hat man einem solchen Ansatz die Namen BLADE (Siemens), Propeller (GE) und MultiVane (Philips) gegeben (**Abb. 11.6**). Speziell bei dieser k-Raum-Trajektorie gilt, dass sie außer mit EPI auch mit anderen Sequenztypen realisierbar ist. Da mit jeder Messung die Grobstruktur des Objekts abgetastet wird, sind auch hier die Detektion einer Bewegung möglich (**Abb. 11.7**). Entsprechende Algorithmen erlauben eine Bewegungskorrektur der gemessenen Daten und damit eine Reduktion von Bewegungsartefakten.

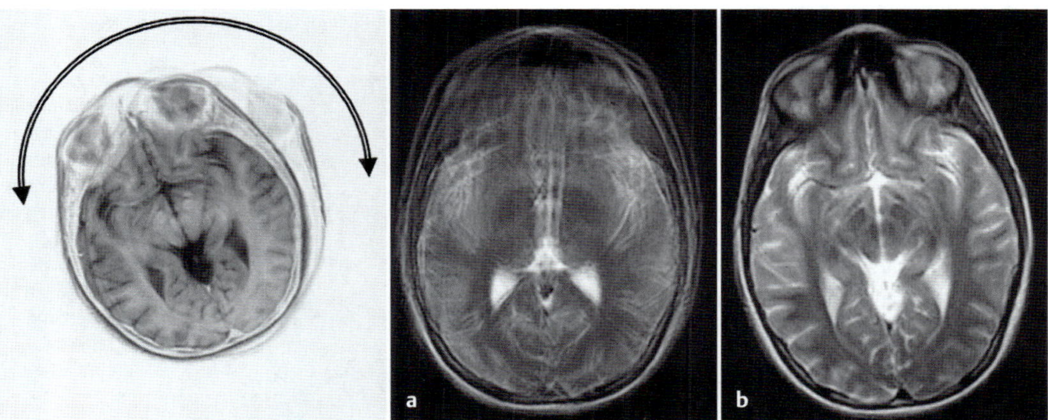

Abb. 11.7 T2w-Aufnahme bei kontinuierlichem Kopfpendeln während der Messung. **a** Ergebnis mit konventioneller k-Raum-Trajektorie. **b** Ergebnis mit BLADE-k-Raum-Trajektorie und Bewegungskorrektur.

12 Perfusionsgewichtete Bildgebung (PWI)

MERKE

Mit der MRA lässt sich in der Schlaganfalldiagnostik in der Regel identifizieren, welches Gefäß betroffen ist. Mit dem Absterben der Hirnzellen kommt es zu einer Zunahme des nicht beobachtbaren intrazellulären Wassers und einer Einschränkung des beobachtbaren Wassers im Extrazellularraum durch Anschwellen der Zellen.

In der diffusionsgewichteten Bildgebung bedeutet eine Diffusionsminderung in einem Areal wahrscheinlich einen Bereich terminal geschädigter Hirnzellen. Was für die Therapieentscheidung jetzt noch von Bedeutung ist, ist die Darstellung des durch den Gefäßausfall betroffenen Hirnareals. Welches Gewebe wird nicht mehr perfundiert und ist damit gefährdet?

Stand der Technik in der Perfusionsdiagnostik ist die intravenöse Gabe eines paramagnetischen Kontrastmittels (Gd-haltiges Chelat) und die Dokumentation des Verlaufs dieses Kontrastmittels. Durch den vom Kontrastmittel verursachten Suszeptibilitätsgradienten kommt es in der T2*w-Bildgebung zu Signalauslöschungen im Bereich der Gefäßstrukturen (**Abb. 12.1**), die über ihre zeitliche Abhängigkeit ein Maß für die Perfusion darstellen. Über den zeitlichen und örtlichen Verlauf dieser Signalauslöschungen lassen sich die relevanten Perfusionsparameter berechnen:

- regionaler zerebraler Blutfluss (rCBF)
- mittlere Verweildauer (MTT; **Abb. 12.2**)
- regionales zerebrales Blutvolumen (rCBV)
- Zeit bis zur maximalen Kontrastmittelkonzentration (TTP)

Zur Bestimmung werden oft unterschiedliche Modelle verwendet, die z. B. die Markierung einer Region voraussetzen, die repräsentativ ist für die Konzentrationsänderung innerhalb des arteriellen Systems:

$$\text{rCBF} = \frac{\text{regionale Konzentrationsänderung}}{\text{arterielle Konzentrationsänderung}}$$

$$\text{rCBV} = \text{rCBF} \cdot \text{MTT}$$

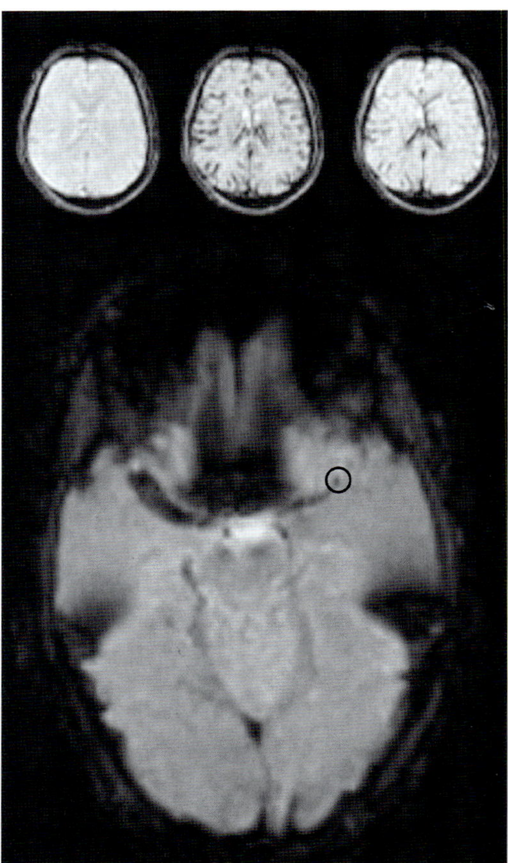

Abb. 12.1 EPI-Bild mit und ohne Kontrastmittel.

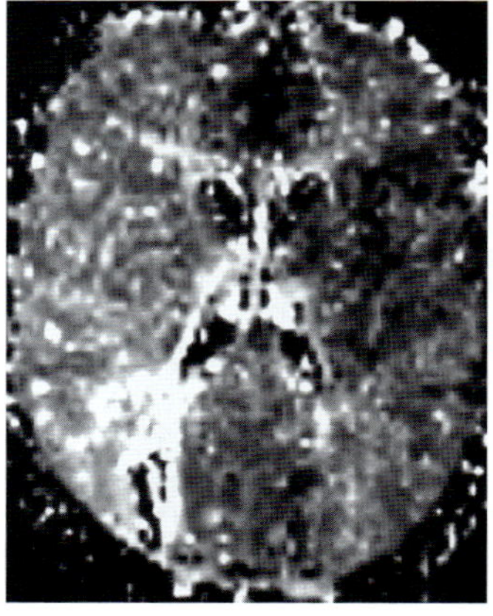

Abb. 12.2 MTT-Bild (in der Regel farblich kodiert) eines Infarktpatienten (Verdachtsregion zwischen den Territorien der rechtsseitigen mittleren und posterioren Zerebralarterie).

13 Suszeptibilitätswichtung (SWI)

Das Kernspinsignal ist komplex, hat also einen Realteil und einen Imaginärteil. Dies lässt sich alternativ darstellen als Signalamplitude und Signalphase. Ersteres kommt standardmäßig in der Bildgebung zur Anwendung (**Abb. 13.1 a**), letzteres kommt in der Regel nur bei der Flussquantifizierung zum Tragen. Intuitiv lässt sich erkennen, dass kleine Unterschiede in Resonanzfrequenzen sich vor allen Dingen im Phasenbild wiederfinden (**Abb. 13.1 b**).

Kleine Unterschiede in Resonanzfrequenzen sind u. a. bedingt durch kleine Unterschiede in der magnetischen Suszeptibilität. Verwendet man das Phasenbild als Maske, so lässt sich im „Absolutbild" eine schon vorhandene aber nicht offensichtliche Information verstärken. Die suszeptibilitätsgewichtete Bildgebung fällt unter die Familie der parametrischen Bildgebungen, wo eine vorhandene Information zusätzlich verstärkt, evtl. sogar farblich kodiert, einer anatomischen Grauwertinformation überlagert wird, zwecks Erhöhung der Offensichtlichkeit bzw. der diagnostischen Sicherheit (**Abb. 13.2**).

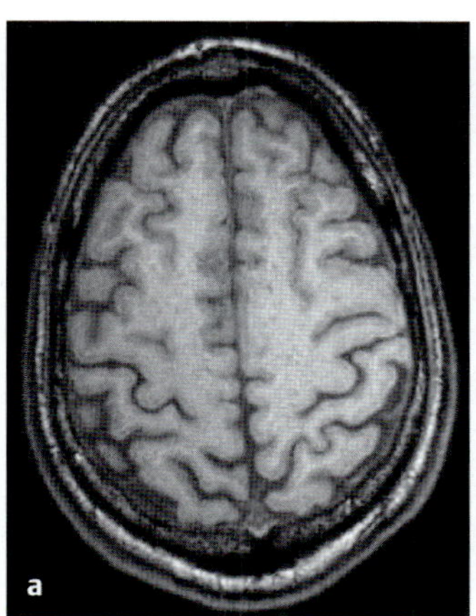

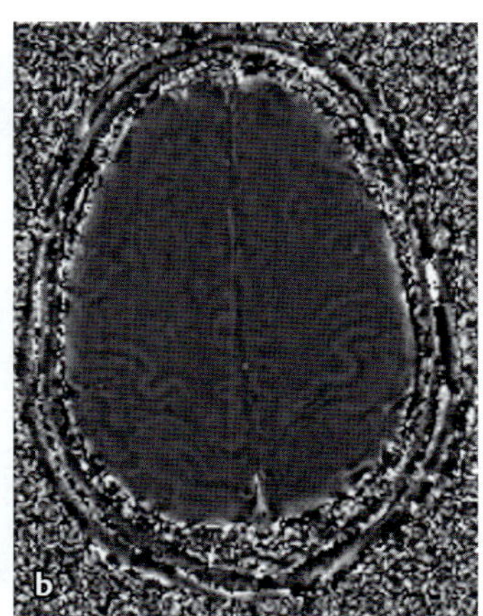

Abb. 13.1
Phasenlage der transversalen Kernmagnetisierung und Phasenbild.
a Absolutbild
b Phasenbild

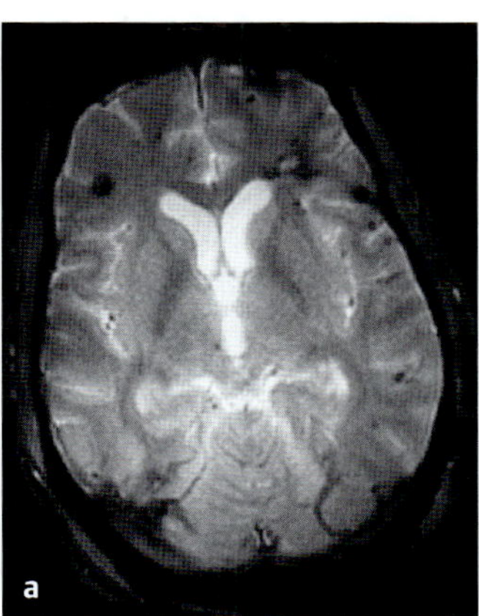

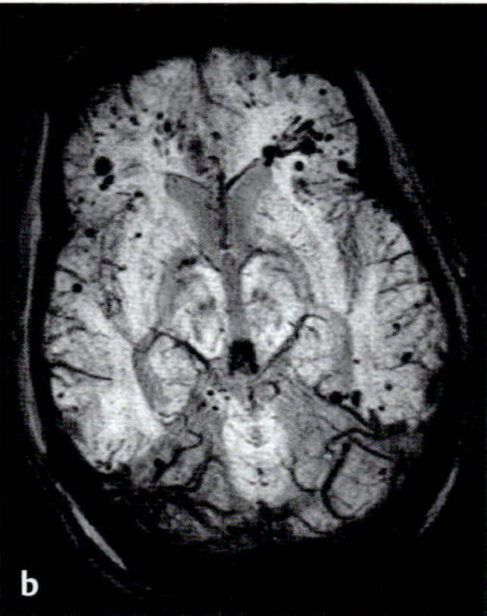

Abb. 13.2 Aufnahmen eines 27-jährigen Patienten mit traumatischen Hirnverletzungen nach einem Verkehrsunfall.
a Die T2*-GRE-Aufnahme zeigt nicht das Ausmaß der Verletzungen.
b Im Gegensatz zur suszeptibilitätsgewichteten Bildgebung (mit freundlicher Genehmigung durch Zhifeng Kou, Ph.D., E Mark Haacke, Ph.D., Robin Hanks, Ph.D., Wayne State University, Detroit, Michigan).

14 Diffusionstensor-Bildgebung (DTI)

Die Richtungsabhängigkeit der Diffusion wird in der Diffusionstensorbildgebung ausgenutzt. Es wird angenommen, dass die bevorzugte Diffusionsrichtung einen Hinweis auf den Verlauf von Nervenfasern darstellt.

Die Diffusionsanisotropie wurde mit der Anwendung der ersten diffusionswichtenden Magnetfeldgradienten offensichtlich (s. a. Kap. 9, „Diffusionsgewichtete Bildgebung", S. 104).

Die verschiedenen möglichen Diffusionsrichtungen in dem uns zugänglichen 3-dimensionalem Raum werden durch eine 3 × 3-Matrix beschrieben, dem sog. Diffusionstensor (D) (**Abb. 14.1**).

Die prinzipielle Methode, den Diffusionstensor zu bestimmen und entsprechend darzustellen, wird Peter Basser zugeschrieben. Da der Diffusionstensor symmetrisch ist (z. B. $D_{xz} = D_{zx}$) braucht man mindestens 6 Diffusionskodierrichtungen, um die Werte der Matrix zu bestimmen. Diese Werte können entsprechend grafisch in Form einer Kugel oder eines Ellipsoiden dargestellt werden, dem sog. Diffusions-Ellipsoiden.

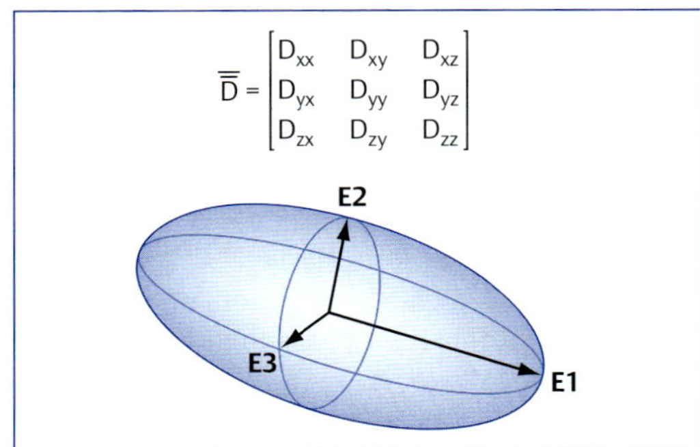

Abb. 14.1 Diffusionstensor, dargestellt als Diffusions-Ellipsoid.

MERKE

Aus Form und Richtung dieses Ellipsoiden erkennt man sofort die bevorzugte Diffusionsrichtung.

Richtet man das Koordinatensystem entsprechend der Ausrichtung des Ellipsoiden aus, so erhält man als Ausdehnung die senkrecht zueinander stehenden Richtungen der „Eigenvektoren" (E in **Abb. 14.1**). Es ist intuitiv verständlich, dass ein Aneinanderreihen solcher Ellipsoide einen kontinuierlichen Verlauf der Diffusion im Raum repräsentieren sollte.

Die Etablierung des nächsten Schritts wird Susumu Mori zugeschrieben, der 1999 die „Verknüpfbarkeit" solcher Diffusions-Ellipsoide in Form eines „fiber tracking" etabliert hat. Diese Identifizierung des Verlaufs der bevorzugten Diffusionsrichtung knüpft an an die schon 1990 von Michael Moseley beobachtete kraniokaudale Diffusionsrichtung im Rückenmark, und die im gleichen Jahr von Thomas Chenevert beobachtete Diffusionsanisotropie in der weißen Hirnsubstanz, die spekulativ einer Nervenfaserstruktur zugeordnet wurde (**Abb. 14.2**).

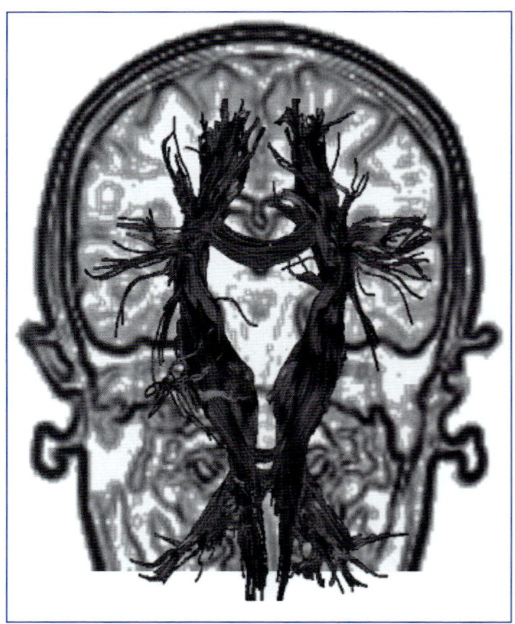

Abb. 14.2 Abstrahiert dargestellt ist eine üblicherweise farblich kodierte Darstellung offensichtlich bevorzugter Diffusionsrichtungen.

15 Funktionelle Bildgebung (fMRI)

MERKE

Unter funktioneller Bildgebung versteht man die Aufnahme von funktionellen Vorgängen, also Aufnahmen, die über die anatomische Abbildung hinaus gehen.

Der Orthopäde versteht unter funktioneller Bildgebung z.B. sequenzielle Aufnahmen des sich beugenden Knies oder der sich krümmenden Halswirbelsäule. Der Kardiologe versteht unter funktioneller Bildgebung die Analyse des schlagenden Herzens mit dem sich kontrahierenden Herzmuskel. Funktionelle Bildgebung (fMRI) wird aber im Allgemeinen nur im Zusammenhang mit der Analyse neuronaler Aktivitäten verwendet, und das primär unter Berücksichtigung der Sauerstoffkonzentration, dem „Blood Oxygenation Level-Dependent-Effekt" (BOLD).

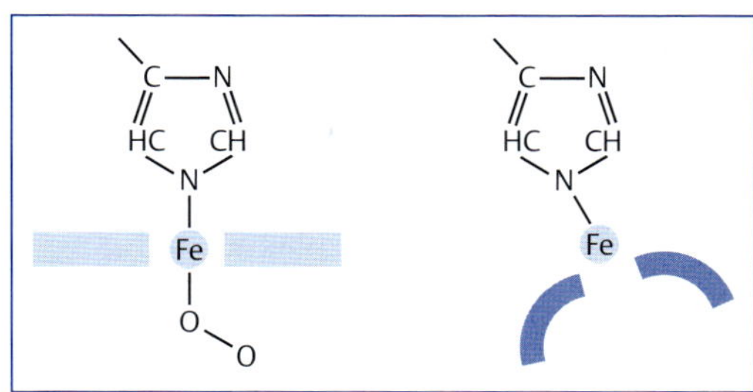

Abb. 15.1 Abstrahierte Darstellung von Oxyhämoglobin und Deoxyhämoglobin. Während Oxyhämoglobin diamagnetische Eigenschaften aufweist, gilt das Deoxyhämoglobin als paramagnetisch.

Blood Oxygenation Level-Dependent (BOLD)

Biologisches Gewebe zeigt im Allgemeinen ein diamagnetisches Verhalten, d.h. das Magnetfeld wird leicht abgeschwächt. Für sauerstoffreiches Blut (Oxyhämoglobin) gilt das ebenfalls. Das sauerstoffarme Blut, insbesondere das Deoxyhämoglobin zeigt hingegen paramagnetische Eigenschaften (**Abb. 15.1**).

MERKE

Kommt es also im Blut zu einer Abnahme der Sauerstoffkonzentration, so ändert sich die magnetische Suszeptibilität innerhalb des Gefäßsystems und es kommt zu einem Suszeptibilitätsgradienten zwischen Gefäß und umgebendem Parenchym.

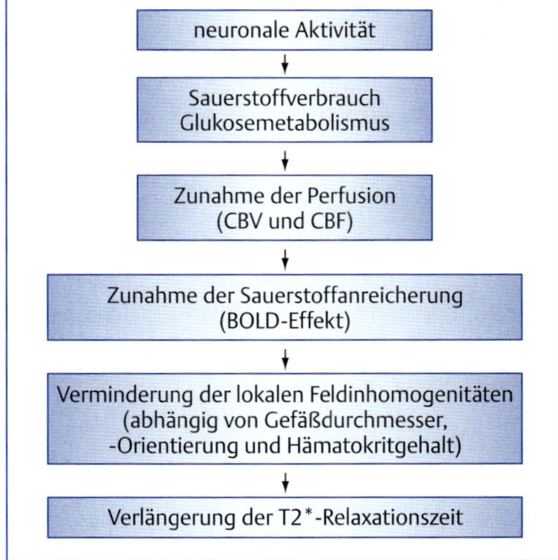

Abb. 15.2 Diagramm zu den neurophysiologischen Prozessen und ihrem Einfluss auf die Signalintensität.

Ein Suszeptibilitätsgradient verursacht lokale Magnetfeldinhomogenitäten, die zu einer Signalminderung führen. Interessanterweise, kommt es bei einer neuronalen Aktivität zu einem Sauerstoffüberschuss. Die Veränderung der Sauerstoffkonzentration ist indirekt über die Signalminderung, als Folge der Dephasierung der transversalen Kernmagnetisierung im Zusammenhang mit sich ändernden regionalen Unterschieden in der magnetischen Suszeptibilität messbar, und der Region wird neuronale Aktivität zugeordnet (**Abb. 15.2** und **15.3**).

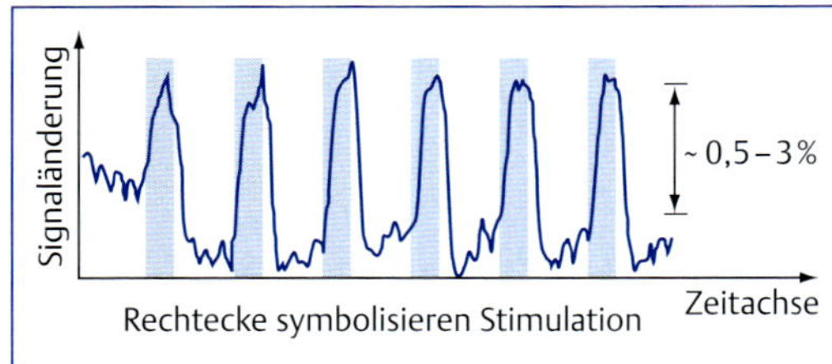

Abb. 15.3 Exemplarische Darstellung der regional bedingten Signaländerungen als Folge der Änderung der Sauerstoffkonzentration nach Stimulierung.

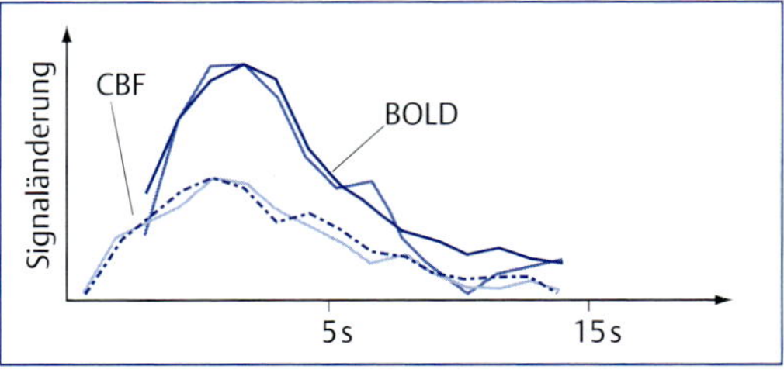

Abb. 15.4 Exemplarische Darstellung der CBF und BOLD-bedingten Signaländerung nach einer Stimulation.

Hemodynamic response function (HR)

Mit der neuronalen Aktivität steigt der Blutfluss in Richtung und im Bereich der aktiven Hirnregion. Damit kommt es zu einer Anhebung der Sauerstoffkonzentration, verbunden mit einer relativen Abnahme des Deoxyhämoglobin. Dadurch werden die Magnetfeldinhomogenitäten vermindert und die Dephasierungsphänomene nehmen ab. Letzteres reflektiert sich in einer Verlängerung der T2*-Relaxationszeiten und mit einer Signalanhebung in der T2*w-Bildgebung.

Die Zunahme an zerebralem Blutfluss (CBF) wird auch als „Impulse Response“ (IR) bezeichnet. Es ist einleuchtend, dass die Zunahme des CBF der Zunahme der Sauerstoffkonzentration vorauseilt (**Abb. 15.4**).

Paradigmen in der fMRI

Die Signaländerungen, die man bei neuronaler Aktivität beobachtet, sind unglücklicherweise relativ klein und bewegen sich im 2%-Bereich. Mit dem bloßen Auge liegt das jenseits einer Erkennbarkeit. Die Messung ist also nach einem bestimmten Muster zu wiederholen. Die Art, wie wiederholt wird, einschließlich der verwendeten Methode, nennt man ein „Paradigma“. Bei den Wiederholungen müssen einige Randbedingungen berücksichtigt werden. Eine Randbedingung ist z. B. die Vermeidung von Gewöhnungseffekten.

Eine zweite Randbedingung ist die Berücksichtigung der Trägheit des hämodynamischen Systems. Allgemein gilt eine „Cut off“-Frequenz von 12 Sekunden, d. h. folgen Stimuli in kürzeren Zeitabständen als diese 12 Sekunden, so lassen sich einzelne neuronale Reaktionen nicht mehr voneinander unterscheiden. **Abb. 15.5** stellt exemplarisch die üblicherweise farbliche Kodierung von identifizierten aktiven Bereichen dar, die einer grauwertskalierten Anatomie überlagert dargestellt werden.

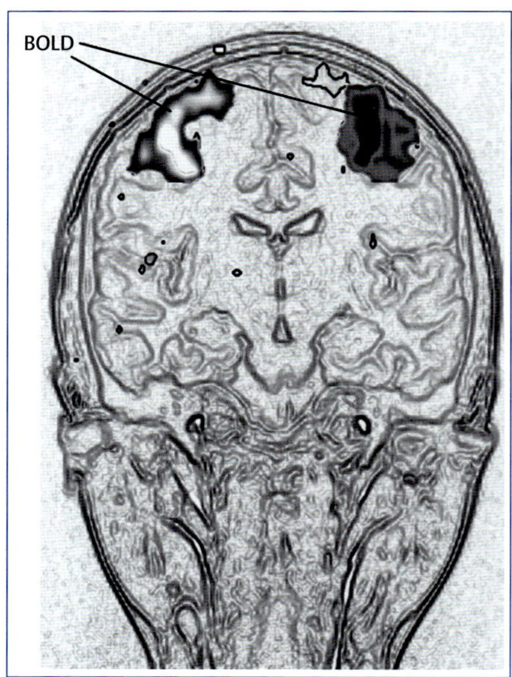

Abb. 15.5 Exemplarische Darstellung BOLD-aktiver Bereiche durch „Fingertippen“.

Kartierung von Hirnfunktionen

Die Analyse geeigneter Methoden zur Darstellung einer neuronalen Aktivität ist derzeit immer noch Gegenstand der aktuellen Forschung. Einig ist man sich darüber, dass es primär der BOLD-Effekt ist, der bei dem Einfluss auf das Bildsignal dominiert. Seit Jahren ist man – unter Verwendung von BOLD-sensitiven Methoden – dabei, durch unterschiedliche Stimulationen, die für die einzelnen Aktivitäten primär verantwortlichen Hirnregionen zu klassifizieren und zu kartieren. Die neuroanatomische Kartierung geht dabei zurück auf die Mitte des 19. Jahrhunderts, beginnend mit einer Analyse der Schädelform und den Rückschlüssen auf die darunter liegenden Hirnfunktionen. Eine zweite Quelle waren und sind Patienten mit Hirnschädigungen. PET erlaubt die Markierung von Aminosäuren und damit einen Einblick in den Hirnmetabolismus. EEG und MEG erlauben über den Abgriff elektrischer und magnetischer Potenziale an der Körperoberfläche einen Rückschluss auf die Hirnfunktion. Im Prinzip war schon seit 1870 bekannt, dass die Reizung bestimmter Rindenfelder (bei geöffnetem Schädel) zu definierten motorischen Reaktionen führt. Die fMRI bietet hier eine etwas weniger invasive Methode.

16 Artefakte in der MRT

In der Kernspintomografie wird dem Kernspinsignal mit Hilfe sog. (Magnetfeld-)Gradienten über lokale Änderungen der Magnetfeldstärke vor und während der Datenakquisition eine Rauminformation aufgeprägt. Die Signalintensität des so räumlich lokalisierbaren Kernspinsignals wird der Intensität eines zugehörigen Bildpunktes auf dem Monitor zugeordnet. Ist die räumliche Zuordnung oder die Intensität der Bildpunkthelligkeit keine korrekte Darstellung der Realität, so spricht man von einem Bildartefakt. Solche Artefakte sind keineswegs immer unerwünscht. Es gibt eine ganze Reihe von klinischen Anwendungen, die Artefakte für die Diagnostik ausnutzen und so unterscheidet man zwischen „nützlichen" Artefakten und „lästigen" Artefakten:

„Nützliche" Artefakte

Diagnostisch ausgenutzte Bildartefakte basierend auf der gewebespezifischen magnetischen Suszeptibilität:

- Blutungen: Sichtbarkeit und Altersbestimmung
- Perfusion unter Verwendung paramagnetischer Kontrastmittel
- funktionelle Bildgebung, über den Unterschied in der magnetischen Suszeptibilität von sauerstoffreichem und sauerstoffarmem Blut
- paramagnetische oder superparamagnetische (Stamm-)Zellenmarkierung und entsprechende Verfolgung (Molecular Imaging)

Diagnostisch ausgenutzte Bildartfakte basierend auf der chemischen Verschiebung:

- Differenzialdiagnostik fetthaltiger Raumforderungen

„Lästige" Artefakte

Hier sind die Ursachen vielfältig und es erscheint sinnvoll, eine Einteilung entsprechend der Ursachen durchzuführen. Es gibt Ursachen, die liegen im Patienten, sind methodisch bedingt, kommen durch Fehleinstellungen im Protokoll zustande oder liegen tatsächlich im System.

Patientenbedingte Artefakte:

- Änderungen in der magnetischen Suszeptibilität
  - Signalauslöschung und geometrische Verzerrungen
- metallische Fremdkörper
  - Signalauslöschung und geometrische Verzerrungen
  - Interferenzen bei der SSFP-Bildgebung
- Bewegung und Fluss
  - Störung der Phasenbeziehung des Signals und räumliche Fehlzuordnung
- „Magic Angle"-Effekt
  - T2-Relaxation als Funktion der Orientierung der Kollagenfasern

Methodisch bedingte Artefakte:

- chemische Verschiebung
  - räumliche Fehlzuordnung des „Fettbildes"
- „Abbruchartefakt" als Folge einer unvollständigen Datenaufnahme
  - Kantenoszillationen, die Pathologien vortäuschen (z. B. Gefäßdissektion)
- B_1-Feldinhomogenitäten
  - Abschattungen im Bild
- Periodizität mit der Aufnahme (Atmung, Herzschlag)
  - „Geister"

Bedienerverursachte Artefakte:

- „Einfaltung"
- offene Tür (externe Störer)

Systembedingte Artefakte:

- „Spikes": Spitzen in den Rohdaten
- Fehljustagen und SSFP-Bildgebung
- Systeminstabilitäten

„Nützliche" Artefakte in der MRT

Blutungen

In der subakuten Phase einer Blutung führt die Oxidation von Hämoglobin zum Methämoglobin, welches paramagnetische Eigenschaften hat. Durch diesen Paramagnetismus kommt es lokal zu einer Verstärkung des Magnetfeldes in einer ansonsten diamagnetischen Umgebung. Die damit erzeugten Magnetfeldinhomogenitäten innerhalb eines Raumelements führen zu unterschiedlichen Resonanzfrequenzen und das Kernspinsignal dephasiert. Als Beispiel erscheint die subakute Blutung hypointens in Bildern aufgenommen mit T2*-sensitiven Sequenzen (**Abb. 16.1**).

BOLD-Imaging

Bei neuronaler Aktivität kommt es regional zu einer „Überversorgung" mit sauerstoffreichem Blut. Der Suszeptibilitätsgradient zwischen normalem Hirnparenchym und angrenzenden Gefäßen wird dadurch vermindert. Gegenüber dem Ruhezustand kommt es zu einer minimalen Signalanhebung, die, mit entsprechenden Paradigmen korreliert und statistisch ausgewertet, durch Markierung von Bildpunkten einem anatomischen Bild überlagert werden (**Abb. 16.2**, s. Kap. 15).

PWI-Imaging

Ein im Gefäßsystem befindliches paramagnetisches Kontrastmittel führt nicht nur zu einer Verkürzung der T1-Relaxationszeit der das Kontrastmittel umgebenden Flüssigkeit, sondern verursacht auch einen signifikanten Suszeptibilitätsgradienten zum umgebenden Hirnparenchym. Dies führt zu lokalen Feldinhomogenitäten, die durch eine entsprechende Signalauslöschung die Gegenwart und Konzentration des paramagnetischen Kontrastmittels dokumentieren (s. Kap. 12).

SWI-Imaging

Blutzerfallsprodukte verursachen lokale Magnetfeldinhomogenitäten, die korreliert sind mit einer entsprechenden Verschiebung der Resonanzfrequenz. Sind die Läsionen zu klein, führt der Partialvolumeneffekt zu einer Maskierung der dadurch bedingten Signalauslöschung. Das Phasenbild dokumentiert eine Frequenzverschiebung dramatischer als das Absolutbild. Unter Verwendung des Phasenbilds als Maske für das Absolutbild wird der Artefakt über seine eigentliche geometrische Ausdehnung hinaus verstärkt (s. Kap. 13).

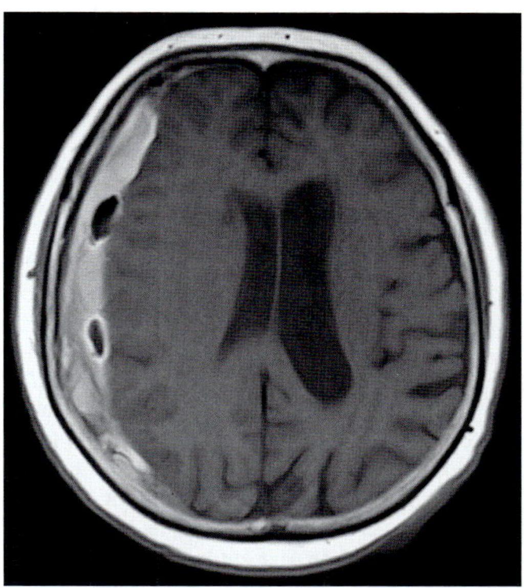

Abb. 16.1 Exemplarische Darstellung von Signalauslöschung durch lokale Feldinhomogenitäten als Folge der Suszeptibilitätsänderungen, bedingt durch paramagnetische Blutzerfallsprodukte (Patient mit einem Subduralhämatom; mit freundlicher Genehmigung des Klinikums der Universität Regensburg).

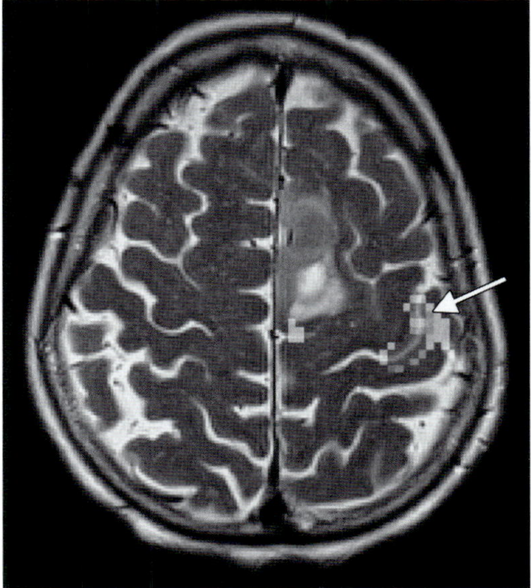

Abb. 16.2 Exemplarische Bildpunktmarkierung einer BOLD-bedingten Signaländerung durch motorische Aktivität. Patient mit einem Astrozytom (Grad III) rechts frontal. Der motorische Kortex der rechten Hand kommt in der Zentralregion linksseitig zu liegen und weist keinen direkten Kontakt zur Tumorformation auf (mit freundlicher Genehmigung des Klinikums der Universität Regensburg).

„Lästige" Artefakte in der MRT

Patientenbedingte Artefakte

Metallartefakte

MERKE

Als magnetische Suszeptibilität bezeichnet man die Eigenschaft von Gewebe, das Magnetfeld zu verstärken oder abzuschwächen.

Wird das Magnetfeld abschwächt, so spricht man von Diamagnetismus. Wird das Magnetfeld leicht verstärkt (bis zu 1 %), so handelt es sich um Paramagnetismus und eine weitere Verstärkung wird als Ferromagnetismus bezeichnet. Jede Veränderung in der magnetischen Suszeptibilität angrenzender Gewebearten führt zu einer Magnetfeldverzerrung, die Einfluss nimmt auf das Anregungsprofil der Schicht und auf die räumliche Kodierung des Kernspinsignals. Magnetfeldinhomogenitäten innerhalb eines Raumelementes führen zu einer Dephasierung des Kernspinsignals als Folge der unterschiedlichen Resonanzfrequenzen und damit zu einem hypointensen Areal (**Abb. 16.3**). Bei der SSFP-Bildgebung (trueFISP, CISS, DESS, bFFE, FIESTA) kommt es zu einer Störung der Phasenbeziehung der unterschiedlichen Echopfade und damit zu destruktiven Interferenzen.

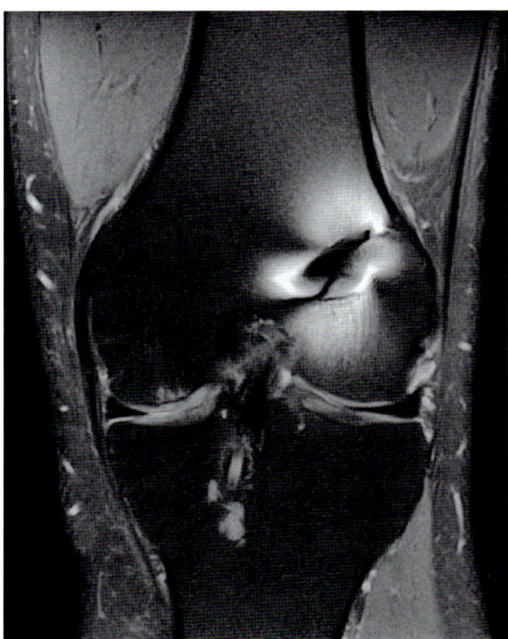

Abb. 16.3 Koronare PDw-fettgesättigte TSE-Aufnahme eines Kniegelenks mit einer ferromagnetischen Knochenschraube.

Fluss und Bewegung

MERKE

Das Grundprinzip der Bildgebung in der Kernspintomografie besteht in einer örtlichen Veränderung der Resonanzfrequenzen mit Hilfe von Magnetfeldgradienten.

Während der Datenakquisition wird ein Magnetfeldgradient in Frequenzkodierrichtung eingeschaltet und über die Verteilung der unterschiedlichen Resonanzfrequenzen in diese Richtung lässt sich eine räumliche Zuordnung treffen. Senkrecht zu dieser Frequenzkodierrichtung wird die Phasenlage des Signals verwendet, um eine Rauminformation zu bekommen. Man spricht auch von der Phasenkodierrichtung. Die Kodierung der Phase erfolgt durch einen Phasenkodiermagnetfeldgradienten, der, für eine kurze Zeit vor der Datenakquisition eingeschaltet, einen Unterschied in Resonanzfrequenzen verursacht, der sich in einer Verschiebung der Phasenlage des Signals in benachbarten Raumelemente etabliert. Fluss und Bewegung können zu einer Störung dieser Phasenbeziehung führen.

Die Zuordnung eines Signals zu der Bildhelligkeit eines Matrixpunktes des Bildes erfolgt über die Frequenzinformation zum Zeitpunkt der Datenakquisition und anhand der Phasenlage, die vorher über den Phasenkodiergradienten aufgeprägt wurde. Sich bewegende oder fließende Objekte können im Vergleich mit einem theoretisch an gleicher Stelle liegenden stationären Raumelement eine andere Phasenposition ihrer Magnetisierung zeigen. Damit kann es zu einer Fehlzuordnung im Bild kommen.

MERKE

Fluss- und Bewegungsartefakte verteilen sich immer in Richtung der Phasenkodierung.

Im Fall eines pulsatilen Flusses können die Phasenänderungen im Laufe der Messung periodisch sein. Periodische Änderungen im k-Raum führen zur

Ausbildung von Mehrfachgeistern, so kann sich z. B. pulsierender Liquor cerebrospinalis im Septum abbilden.

„Magic Angle“-Effekt

Die T2-Relaxation ist eine Funktion der molekularen Beweglichkeit und hat ihre Ursache in der Spin-Spin-Wechselwirkung. Ist die Beweglichkeit eingeschränkt, hat dies zwangsläufig eine Verkürzung der T2-Relaxationszeit zur Folge. Ein Beispiel sind die Wassermoleküle in den Kollagenfasern von Sehnen, die in der Regel eine kurze T2-Relaxationszeit aufweisen. In diesen Fasern gibt es eine bevorzugte Rotationsachse der Moleküle und jetzt gibt es zusätzlich eine Winkelstellung dieser Achsen, bei der die Spin-Spin-Wechselwirkung sich fast aufhebt. Verlaufen die Kollagenfasern in einem Winkel von 55° zur Magnetfeldrichtung, so zeigt sich eine Signalanhebung als Folge einer verlängerten T2-Relaxationszeit auf Grund einer solchen reduzierten Spin-Spin Wechselwirkung (**Abb. 16.4**).

CAVE

Eine solche Signalanhebung könnte fälschlicherweise als entzündlicher Prozess gedeutet werden.

Die AG Muskuloskelettale Diagnostik der Deutschen Röntgengesellschaft empfiehlt hier, bei PDw Sequenzen mit frequenzselektiver Fettsignalunterdrückung, mit einer auf 35 – 45 ms verlängerten Echozeit zu arbeiten, da man neben der verbesserten Wassersensitivität durch stärkere T2-Gewichtung auch den „Magic Angle“-Artefakt unterdrückt.

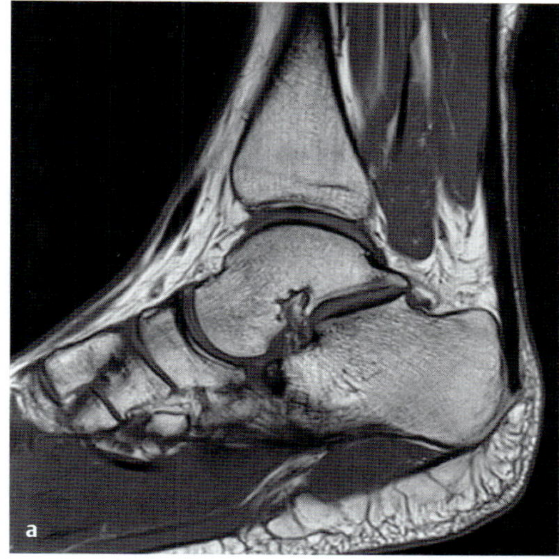

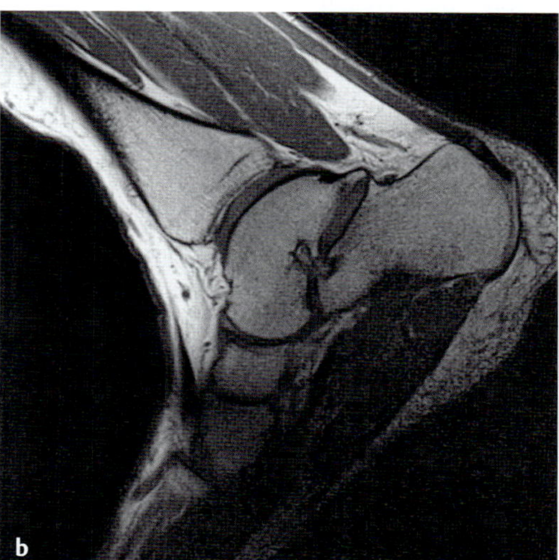

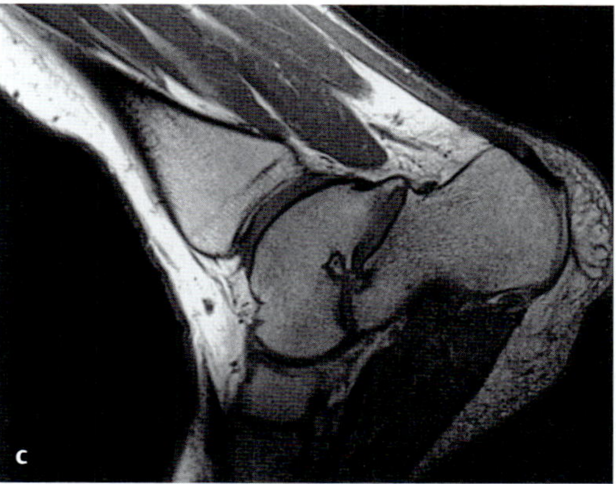

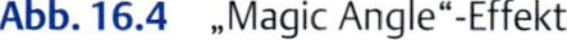

Abb. 16.4 „Magic Angle“-Effekt.

a Die Ausrichtung der Achillessehne liegt in dieser Aufnahme etwa parallel zum Hauptmagnetfeld (kein Magic Angle-Effekt). Auch bei einer Echozeit von 10 ms (Bandbreite von 130 Hz auf 189 Hz/Pixel heraufgesetzt), kann keine Signalaufhellung beobachtet werden (Spin-Echo-Sequenz, TR = 550 ms, TE = 10 ms, Schichtdicke 3 mm).

b Demonstration des Magic Angle-Effekts an der Achillessehne eines normalen Patienten. Die Sehne verläuft in einem Winkel von etwa 55° im Vergleich zur Richtung des Magnetfeldes (Spin-Echo-Sequenz, TR = 550 ms, TE = 17 ms, Schichtdicke 3 mm).

c Demonstration des Magic Angle-Effekts (Spin-Echo-Sequenz, TR = 550 ms, TE = 12 ms, Schichtdicke 3 mm). Das SNR ist als Folge der kürzeren Echozeit verbessert, ohne dass die Signalaufhellung wesentlich beeinflusst wird.

Methodisch bedingte Artefakte

Chemische Verschiebung

MERKE

Die in Fett- oder Wassermolekülen befindlichen Kerne der Wasserstoffatome haben auf Grund ihrer unterschiedlichen elektronischen Umgebung eine leicht unterschiedliche Resonanzfrequenz.

Bei der selektiven Anregung wird in der Regel eine so große Anregungsbandbreite verwendet, dass sich dieser Unterschied nicht bemerkbar macht. Da die Resonanzfrequenz als Ortsinformation in Frequenzkodierrichtung verwendet wird, kommt es zu einer relativen Verschiebung des Fettbilds gegenüber dem Wasserbild. Auf der einen Seite der Verschiebung kommt es zu einer konstruktiven Überlagerung mit dem Wasserbild und einer damit verbundenen Ausbildung einer hyperintensen Grenzfläche, während auf der entgegengesetzten Seite der Abbildung des fetthaltigen Objekts zwischen Wasserbild und Fettbild eine signalfreie Lücke entsteht, dargestellt als hypointense Linie.

Abb. 16.5 ist mit einer Bandbreite von 512 Hz/Pixel aufgenommen, wohingegen **Abb. 16.6** eine Bandbreite von 48 Hz/Pixel hat. Bei einem Frequenzunterschied von 217 Hz bei einem 1,5-T-System beträgt die Verschiebung zwischen Fett- und Wasserbild in **Abb. 16.5** weniger als ein halbes Raumelement, wohingegen in **Abb. 16.6** die Verschiebung des Fettbilds gegenüber dem Wasserbild mehr als 4,5 Raumelemente (Pixel) ausmacht. Deutlich zu sehen ist, dass es auf Grund der Fehlzuordnung in **Abb. 16.6** posterior zu einer Signalanhebung kommt, wo Fettsignal zugeordnet wird zusätzlich zu der vorliegenden Wassersignalintensität, wohingegen anterior ein signalfreier Raum entsteht, weil keine Signalfrequenz diesem Ort entspricht. Die Wahl der Frequenzbandbreite hat dabei folgende Konsequenzen:

- hohe Bandbreite:
  - kleine chemische Verschiebung
  - kurze Echozeit (hohes Signal)
  - breite Filterfrequenz (großer Rauschanteil)
- niedrige Bandbreite:
  - Artefakt der chemischen Verschiebung
  - lange Echozeit (T2-Verlust des Signals)
  - niedrige Filterfrequenz (Reduktion des Bildrauschens)

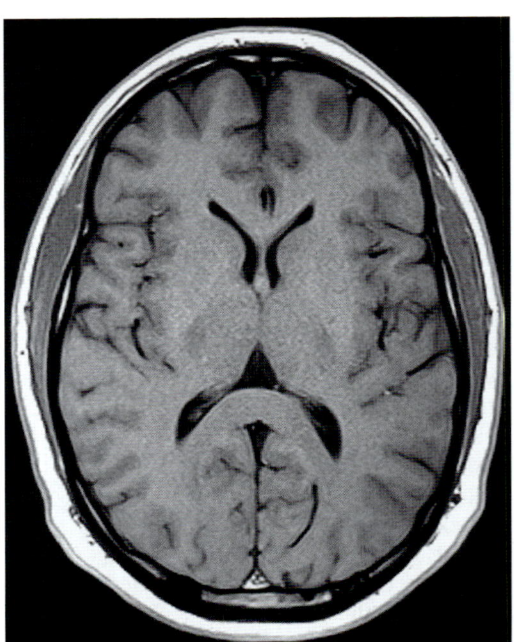

Abb. 16.5 T1w-transversale Kopfaufnahme eines Normalbefundes (Spin-Echo-Sequenz, TR = 660 ms, TE = 7 ms, Schichtdicke 5 mm, Bandbreite 512 Hz/Pixel).

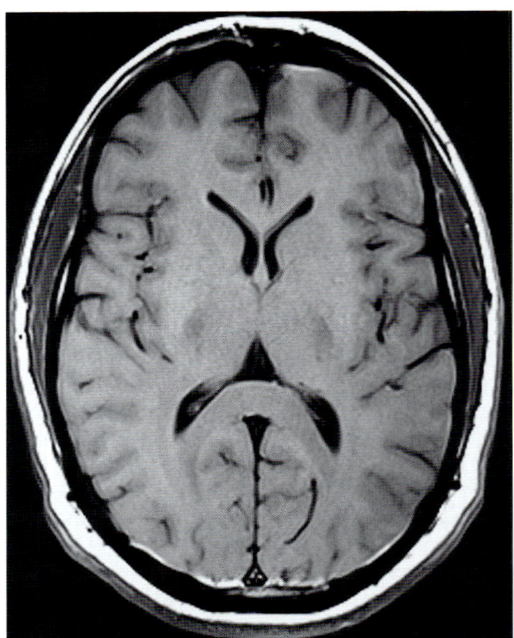

Abb. 16.6 T1w-transversale Kopfaufnahme eines Normalbefundes (Spin-Echo-Sequenz, TR = 660 ms, TE = 18 ms, bedingt durch niedrige Bandbreite, Schichtdicke 5 mm, Bandbreite 48 Hz/Pixel).

„Abbruchartefakt“

MERKE

Ein Objekt würde perfekt abgebildet, wenn man ein unendliches Datenakquisitionsfenster hätte. Da aber für die Datenakquisition nur eine begrenzte Zeit zur Verfügung steht, wird die Messung an einer praktikablen Stelle bewusst abgebrochen.

Bei der Bildgebung von Kanten mit großem Kontrast kommt es im Bild zu sog. Abbruchartefakten („truncation artifacts“), auch bekannt als „Gibbs ringing“ (**Abb. 16.7** und **Abb. 16.8**). Da die räumlich hochfrequenten Signalkomponenten der Kante nicht gemessen wurden, zeigen sich Intensitätsoszillationen.

Die Wahl einer kleinen Bildmatrix bedeutet ebenfalls einen Verzicht auf die Information der hohen Raumfrequenzen, mit den entsprechenden Abbruchartefakten als Konsequenz.

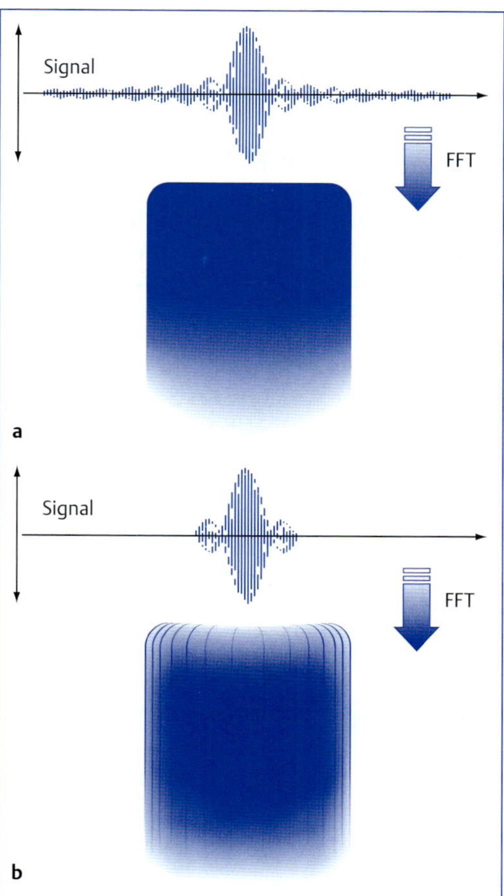

Abb. 16.7 Illustration einer Hochkontrastsituation (Phantom).
a Aufgenommen mit einer großen Bildmatrix.
b Aufgenommen mit einer niedrigen Bildmatrix. Damit fehlen Informationen zu den hohen Raumfrequenzen und es kommt zu der erwarteten Kantenoszillation.

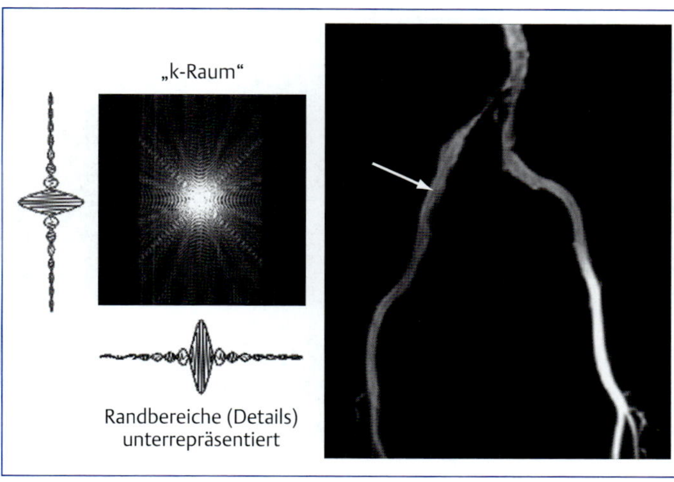

Abb. 16.8 Die eine Dissektion vortäuschende hypointense Linie bei der ceMRA der peripheren Gefäße gehört zur Familie der Abbruchartefakte, da nur für eine „reduzierte Matrix“ der Kontrastmittelbolus in der Zielregion war.

Bedienerverursachte Artefakte

„Einfaltung“ in Phasenkodierrichtung

Wie schon im Kapitel „Oversampling“ (S. 71) diskutiert, werden in der Regel nur so viele Datenpunkte aufgenommen wie notwendig sind, um die Signale den entsprechenden Positionen innerhalb eines Bildbereichs zuzuordnen. Bei Signalquellen außerhalb des Bildbereiches sind natürlich höhere Frequenzen oder höhere Phasenverschiebungen vorhanden. Bei Einhaltung der minimalen Abtastrate werden diese Signale einer Frequenz oder einer Phasenlage innerhalb des Bildbereichs zugeordnet. Es kommt zu Einfaltungsartefakten. In Frequenzkodierrichtung verwendet man in der Regel die doppelte Abtastrate, sodass man in Frequenzkodierrichtung in der Regel keine Einfaltungsartefakte vorfinden wird. In Phasenkodierrichtung ist eine Überabtastung mit einer längeren Messzeit verbunden, was man natürlich vermeiden möchte. In der Regel findet man also Einfaltungsartefakte in erster Linie in Phasenkodierrichtung (**Abb. 16.9**).

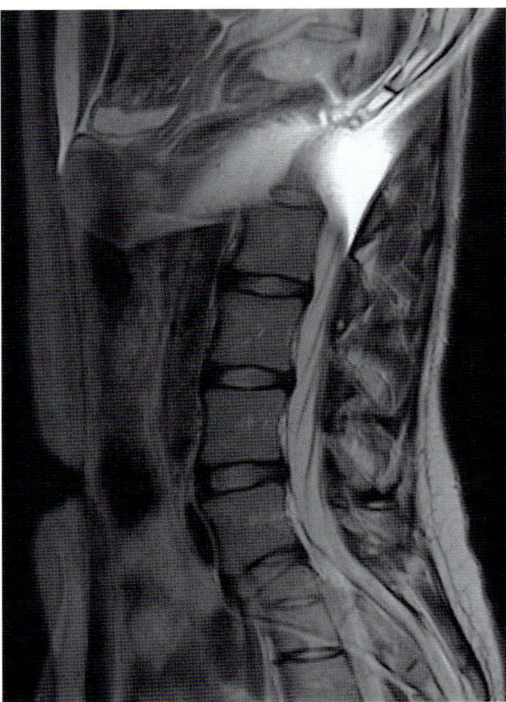

Abb. 16.9 Einfaltungsartefakt als Folge eines zu kleinen Messfeldes in Phasenkodierrichtung (kaudokranial).

TIPPS FÜR DIE PRAXIS

Einfaltungsprobleme lassen sich beseitigen, indem man die Anzahl der zu messenden Datenpunkte erhöht (Oversampling, No Phase Wrap, Foldover Suppression) oder ein größerer Bildbereich gewählt wird.

„Einfaltung“ in Partitionskodierrichtung

Einfaltungsartefakte in Phasenkodierrichtung ergeben sich auch aus der Partitionskodierung einer 3D-Sequenz. Auch hier gilt, dass in einem solchen Artefaktfall die Ausdehnung des Objekts über das angewählte Volumen hinaus gegangen ist, in Verbindung mit einem Volumenanregungspuls, der ebenfalls größer ist als das mit der Anzahl der Partitionen festgelegte Volumen. **Abb. 16.10** zeigt solche Einfaltungsartefakte, die aus der „Tiefe“ kommen. Auch bei solchen Anwendungen gibt es in der Regel die Möglichkeit eines „Oversampling“.

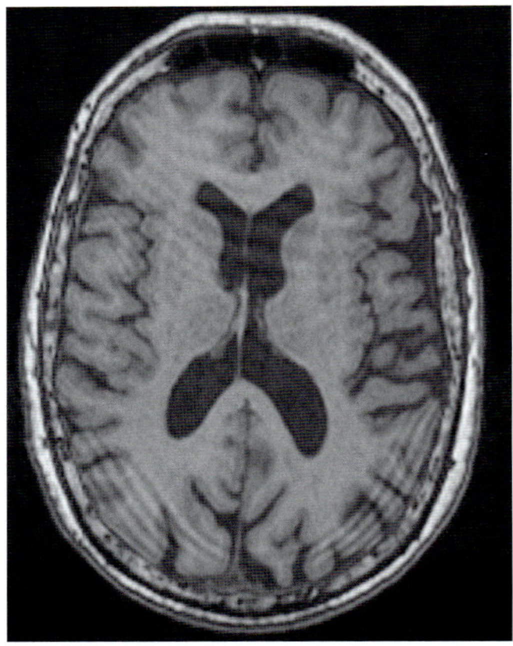

Abb. 16.10 Einfaltungsartefakt in Partitionskodierrichtung bei einer 3D-MP-RAGE.

„Einfaltung“ bei paralleler Bildgebung

Die Anzahl der Phasenkodierschritte lässt sich reduzieren, wenn man die räumliche Verteilung von Oberflächenspulen als Informationsquelle verwendet, um Signale räumlich zuzuordnen. Das wurde schon im Kapitel „PAT-Faktor“ (S. 73) erläutert. Eine Reduktion der Anzahl der Phasenkodierschritte entspricht einer Verkleinerung des Bildbereiches in Phasenkodierrichtung mit entsprechenden Einfaltungen als Konsequenz. Diese Einfaltungen werden aus den parallel gemessenen Bildern der einzelnen Oberflächenspulen oder Bildmatrizen herausgerechnet. Ist allerdings der Bildgebungsbereich zu klein gewählt, so verbleibt bei bildgestützten parallelen Rekonstruktionsalgorithmen ein Restartefakt (**Abb. 16.11**).

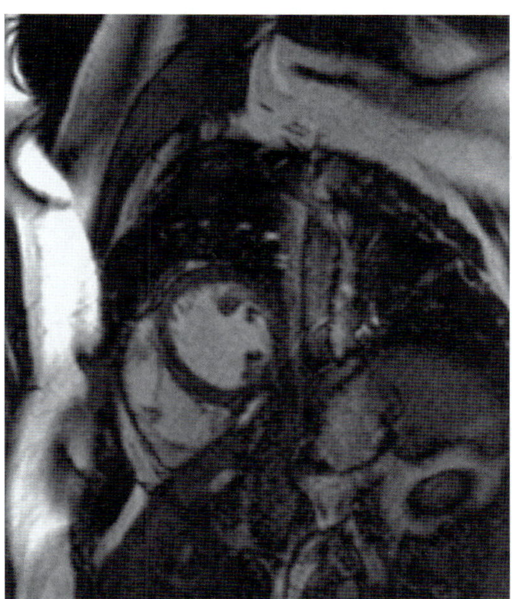

Abb. 16.11 Aufnahme einer rechten und linken Herzkammer im Kurzachsenschnitt. Es sind gleich 2 Einfaltungsartefakte sichtbar: Die „normale“ Einfaltung in Phasenkodierrichtung und eine weitere Einfaltung aus der parallelen Bildgebung.

Externe Störer – die „offene Tür“

Der Patient ist eine relativ schwache elektromagnetische Strahlenquelle und die Antennen zur Aufnahme dieser Signale müssen entsprechend empfindlich sein. Aus diesem Grund ist ein Kernspintomograph innerhalb einer strahlungsdichten Hochfrequenzkabine aufgebaut. Wird während der Untersuchung die Tür geöffnet oder ist sie während der laufenden Untersuchung nicht korrekt geschlossen, so kann dies zu Störungen führen. Des Weiteren können auch in den Untersuchungsraum eingebrachte elektrische Geräte eine externe elektromagnetische Strahlenquelle darstellen. Externe Störer manifestieren sich im Bild in der Regel als Streifenartefakte in Phasenkodierrichtung (**Abb. 16.12**). Diese Artefakte treten auf, wenn die externen Störquellen mit ihren „Störfrequenzen“ im Frequenzbereich der Bildgebung liegen.

MERKE

Da diese Frequenzen keinerlei Phasenbeziehung zu den vom System verwendeten Frequenzen haben sollten (sonst wären es keine externe, sondern interne Störer), wird die Phasenlage sporadisch und zufällig sein und sich durch ein entsprechendes Muster in Phasenkodierrichtung ausbreiten.

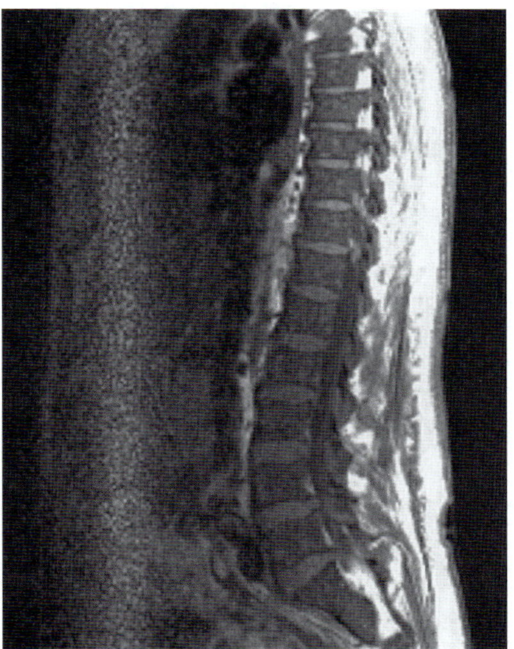

Abb. 16.12 „Frequenzband“ einer externen Störquelle.

Systembedingte Artefakte

Spikes

MERKE

Jede Störung im k-Raum wird einen Artefakt im Bild erzeugen. Eine klassische Störung ist eine einzelne Signalspitze im k-Raum, auch Spike genannt, beziehungsweise das Auftreten mehrerer Spikes während der Datenakquisition (**Abb. 16.13**).

Der Spike manifestiert sich im Bild entsprechend der Repräsentation der entsprechenden Raumfrequenz, wie im Kapitel „k-Raum aus der Perspektive der "Raumfrequenzen„" (S. 31) diskutiert. Oft findet man ein diagonales Kreuzmuster, auch als Fischgrätenmuster bezeichnet. Liegen die Spikes entlang einer zentralen Achse, so werden sie sich auch im Bildraum als entsprechende Signaloszillationen manifestieren (**Abb. 16.14**). Diese Artefakte sind weniger ausgeprägt, wenn sie sich in Fourier-Zeilen befinden, die nur die Detailinformation, die hohen Raumfrequenzen des darzustellenden Objektes beinhalten. Wohingegen das Auftreten von Spikes zu nicht mehr interpretierbaren Bildern führen kann, wenn der Spike sich in der Nähe des Zentrums des k-Raums befindet.

TIPPS FÜR DIE PRAXIS

Die Argumentation, dass bei Spikes immer ein Systemfehler vorliegt, ist nicht haltbar. Es sind schon bei Haarspray-belasteten Patientinnen Spikes beobachtet worden. Desgleichen wurden Spikes beobachtet bei elektrostatischen Entladungen von Lagerungshilfen. Im letzteren Fall würde die Verwendung von Papier oder Textilien zwischen den Plastikteilen Abhilfe schaffen. Ebenfalls gilt die Empfehlung, die Luftfeuchtigkeit im Untersuchungsraum über 50% zu halten, um den potenziellen Aufbau von elektrostatisch bedingten Spannungsdifferenzen zu vermeiden.

Eine vielfach auftretende Ursache von Spikes wurde bei defekten Beleuchtungen innerhalb des Untersuchungsraumes festgestellt. Systembedingte Ursachen von Spikes können Kondensatorbrüche in der HF-Spule sein, lose Gradientenkabelverbindungen oder mangelnde Verkleidungsbefestigungen. Letztere Ursachen sind oft über die Lage im k-Raum zu identifizieren, weil die Kräfte bei großen Gradientenströmen natürlich größer sind als bei kleinen, die Spikes also eher im Randbereich des k-Raums auftreten müssten.

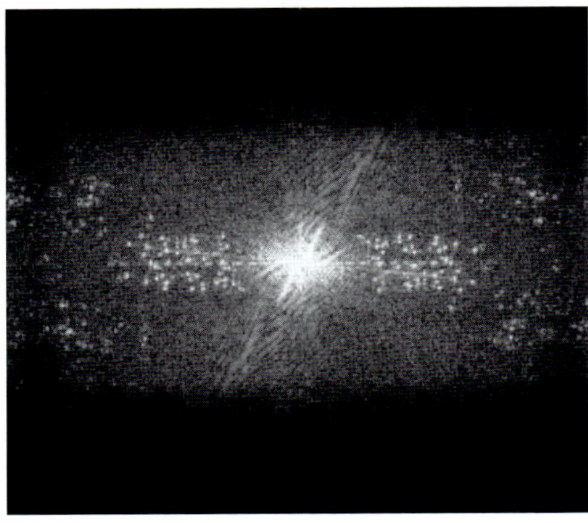

Abb. 16.13 Illustration von „Spikes" im k-Raum.

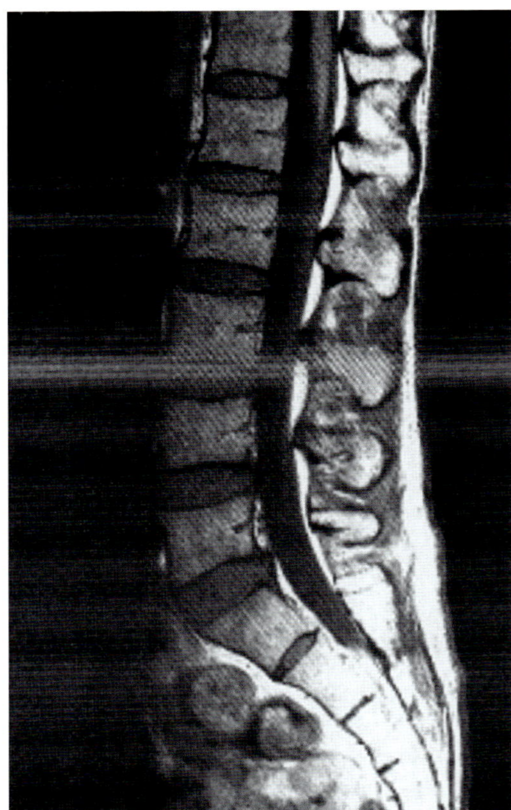

Abb. 16.14 Mögliches Erscheinungsbild bei „Spikes" in den Rohdaten.

Stimulierte Echos

Mit dem Erscheinungsbild von „Spikes“ relativ leicht zu verwechseln ist das Auftreten von stimulierten Echos. Jeder HF-Puls, als Anregungspuls, Sättiger oder Refokussierungspuls, erfüllt genau alle 3 Funktionen, z. B. wird ein Refokussierungspuls im Randbereich seines HF-Profils keine 180°-Refokussierung aufweisen, sondern wahrscheinlich in einem wenn auch kleinen Bereich eine 90° entsprechende B_1-Amplitude aufweisen, was eben einer Anregung entspricht. Es können also Echos entstehen, die in der Form so nicht geplant waren. Bei einigen Bildgebungssequenzen nutzt man solche Echos konstruktiv zur Verbesserung des SNR (SPACE, TRAPS, Hyper-Echo), in anderen Fällen eliminiert man solche Echos durch „Spoiling“.

MERKE

Bei allen Kombinationsmöglichkeiten, die der Benutzer in der Regel bei einer Bildgebungssequenz vornehmen kann, kann es schon einmal zu einer Konstellation kommen, die in der Form eigentlich nicht vorgesehen war und dementsprechend auch nie getestet wurde.

Ein Beispiel der Ausbildung eines stimulierten Echos ist in **Abb. 16.15** gegeben. Der Einfluss auf die Bildqualität hat Ähnlichkeit mit dem Erscheinungsbild von Spikes (**Abb. 16.16**). Mit großer Wahrscheinlichkeit wird ein Fischgrätenmuster über das Bild gelegt sein. Im Gegensatz zu den klassischen Spikes ist dieses Fischgrätenmuster aber nicht im Hintergrundsignal zu finden, sondern nur im signalgebenden Objekt, weil diese Form des Artefakts auch tatsächlich seinen Ursprung nur in dem signalgebenden Objekt hat. Ein solches Artefakt ist in der Regel immer reproduzierbar.

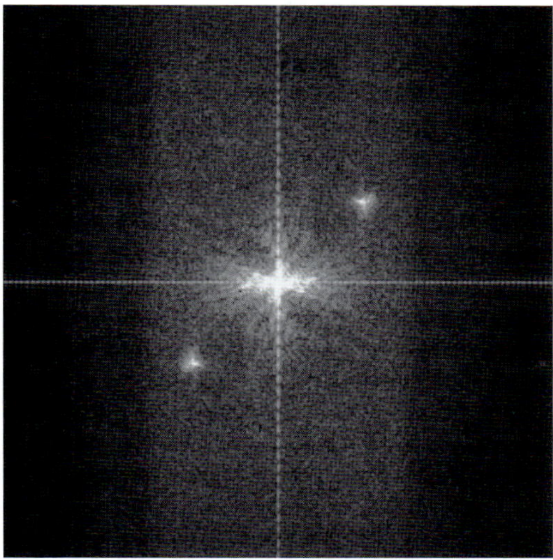

Abb. 16.15 Illustration zum Auftreten „unerwünschter“ Echos im k-Raum.

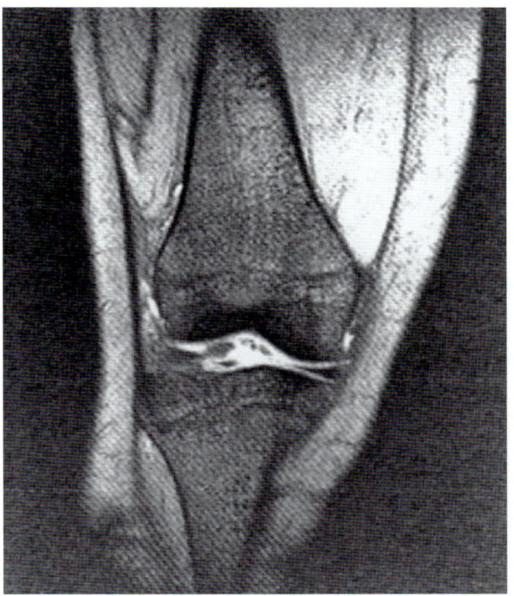

Abb. 16.16 Mögliches Erscheinungsbild beim Auftreten unerwünschter stimulierter Echos während der Datenakquisition.

Wirbelstrombedingte destruktive Interferenzen

MERKE

Das Schalten von Magnetfeldgradienten führt zu einer Strominduktion in umgebende leitende Strukturen, den sog. Wirbelströmen.

Da der Magnet nicht aus Plastik ist, ist die Vermeidung, Reduktion und Kompensation von solchen Wirbelströmen eine historische Aufgabe. Werden nun leitende Strukturen in das System eingebracht, können Wirbelströme auftreten, die von den Systementwicklern in dieser Form nicht berücksichtigt wurden. Die Wirbelströme ihrerseits bauen temporäre Magnetfeldgradienten auf, die vom Sequenzentwickler in der Form nicht programmiert wurden. Als Folge kann es zur Dejustage von Echopfaden kommen, die der Sequenzentwickler eigentlich sorgfältig aufeinander abgestimmt hatte. Als Konsequenz manifestieren sich oft sog. „Bandartefakte“ als Folge einer destruktiven Interferenz solcher Echopfade. Die in **Abb. 16.17** abgebildete T1w-SE-sagittale Kopfaufnahme ist unauffällig und war letztlich der Schlüssel für die in **Abb. 16.19** ersichtlichen Artefakte. Abgebildet ist dort eine T2w-Aufnahme mit dunkel erscheinendem Liquor, aufgenommen mit einem sog. liquorunterdrückten Protokoll (FLAIR). In diesem Zusammenhang wurde eine 3D-TSE-Sequenz verwendet, mit Variation des Refokussierungswinkels in der Partitionsschleife (SPACE-FLAIR). Die Punkte am äußeren Bildrand waren letztlich der Hinweis, dass bei diesem Patienten ein stereotaktischer Rahmen verwendet wurde (**Abb. 16.18**), der als Quelle für wirbelstrominduzierte sekundäre Gradientenfelder zu den im Bild sich manifestierenden destruktiven Interferenzen führte.

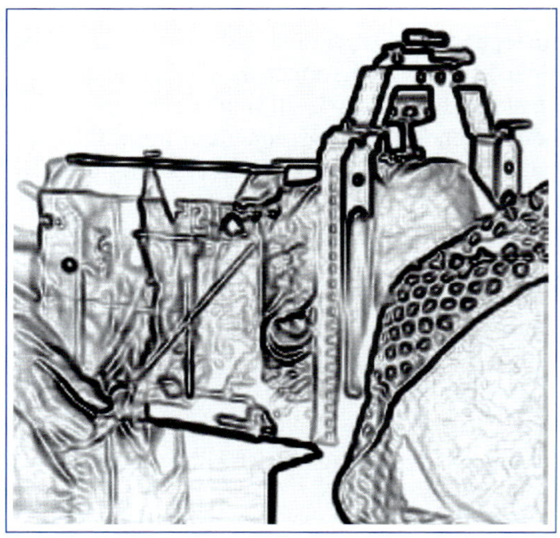

Abb. 16.18 Illustration eines stereotaktischen Rahmens, der als metallische nicht ferromagnetische aber doch leitende Struktur eine potenzielle Quelle für Wirbelströme darstellen könnte.

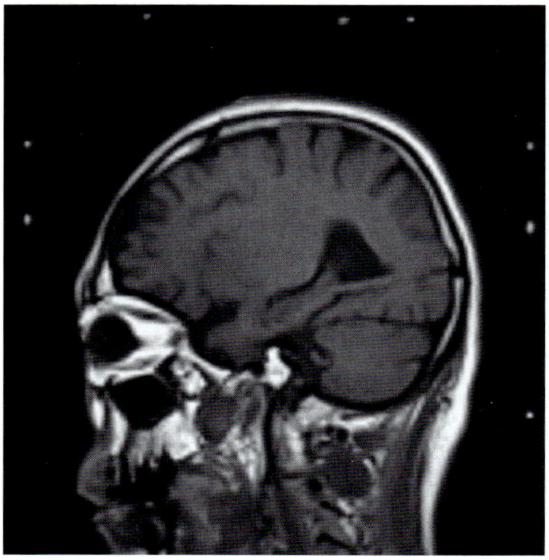

Abb. 16.17 Die T1-gewichtete sagittale Spin-Echo-Kopfaufnahme zeigt Markierungspunkte außerhalb der Schädelanatomie. Diese waren letztlich der aufschlüsselnde Hinweis auf die Verwendung eines stereotaktischen Rahmens während der MR-Untersuchung.

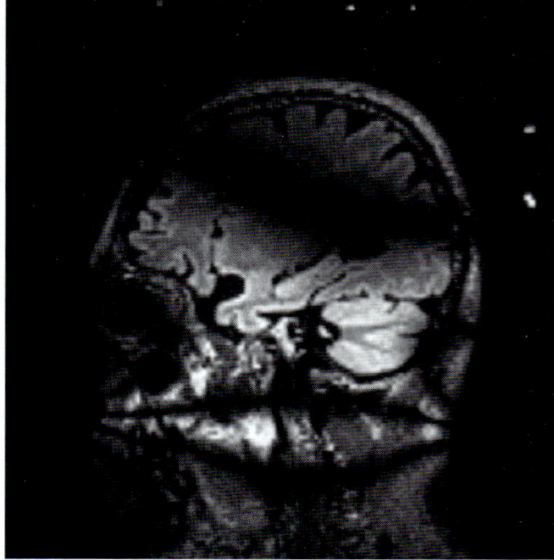

Abb. 16.19 Mögliches Erscheinungsbild beim Auftreten unerwünschter stimulierter Echos während der Datenakquisition.

Geometrische Verzeichnung

Im spezifizierten Bildgebungsvolumen herrscht die angegebene Magnetfeldstärke und idealerweise ist der Verlauf von geschalteten Magnetfeldgradienten innerhalb dieses Volumens linear. **Abb. 16.20** illustriert die real vorliegende Magnetverteilung und schon im Kapitel „Statisches Magnetfeld B0 – Anziehungskräfte“ (S. 42) wurde angedeutet, dass man bestrebt ist, das Magnetfeld außerhalb des Bildgebungsvolumens möglichst schnell auf den Wert Null zu bringen. Da das Magnetfeld im Randbereich des Bildgebungsvolumens sehr schnell abfällt, kommt es an der Stelle zu großen Feldinhomogenitäten, die für eine rasche Dephasierung des dort vorliegenden Signals führen. D. h. der einzige Artefakt, der sich aus der Magnetfeldverteilung ergibt, ist eine Signalauslöschung im Randbereich des spezifiziertem Bildgebungsvolumens. Idealerweise hätte man gerne einen linearen Magnetfeldgradientenverlauf innerhalb des Bildgebungsvolumens. In der Realität, u. a. mit der Vorgabe kurzer Patientenröhren, macht man im Randbereich des Bildgebungsvolumens Kompromisse, die sich in geometrischen Verzeichnungen widerspiegeln (**Abb. 16.21**). Die Nichtlinearität ist berechenbar und korrigierbar (gemessene Raumelemente erscheinen wegen der fehlenden Linearität kleiner und werden im Bedarfsfall korrigiert).

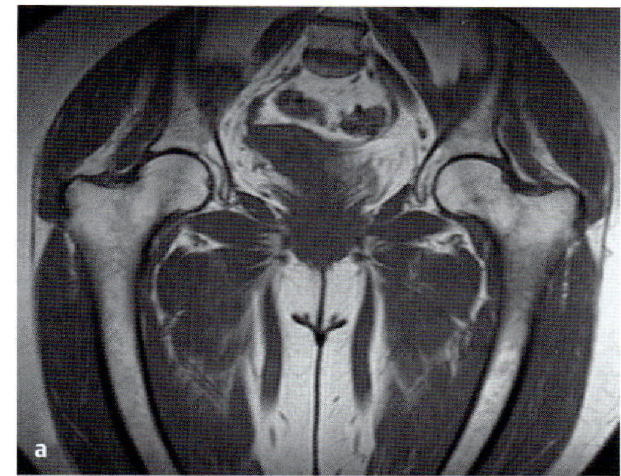

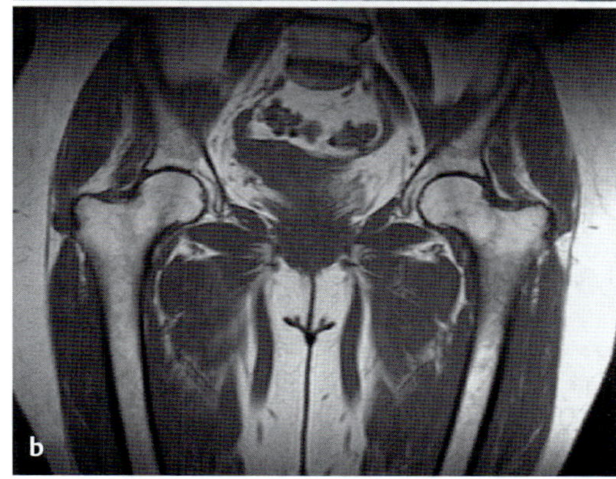

Abb. 16.21 Geometrische Verzeichnungen. **a** Abbildung ohne Verzeichnungskorrektur. **b** Abbildung mit Verzeichnungskorrektur.

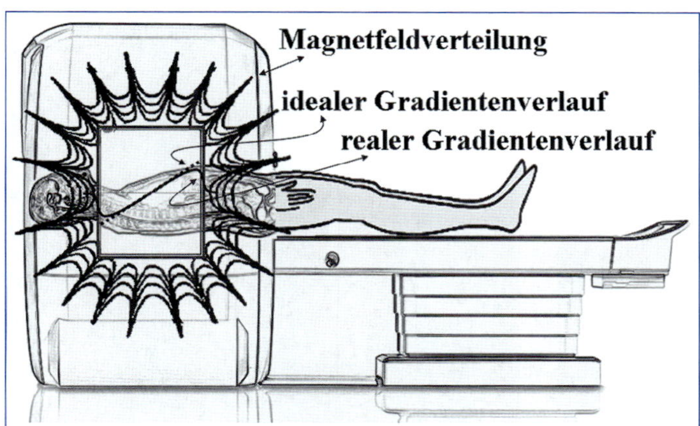

Abb. 16.20 Illustration zur Magnetfeldverteilung um das Bildgebungsvolumen und Illustration eines potenziellen Magnetfeldgradientenverlaufs innerhalb des Bildgebungsvolumens.

Parasitäre Anregung

Bei der schichtselektiven Anregung wird zum Zwecke der räumlichen Selektierbarkeit ein Magnetfeldgradient geschaltet. Damit wird die Resonanzfrequenz zu einer Funktion des Ortes in Richtung des geschalteten Magnetfeldgradienten. Über die grafische Benutzeroberfläche werden die Schichten ausgewählt und das System verwendet zur Anregung genau die Frequenzen und den Frequenzbereich für die entsprechende Schicht. Wie im vorherigen Kapitel schon angeführt und in Abb. 16.22 erneut vergrößert dargestellt, wird der Magnetfeldgradient außerhalb des Bildgebungsvolumens wieder auf Null abfallen.

CAVE

Ist der der Bereich der HF-Sendeantenne größer als der Linearitätsbereich des Magnetfeldgradienten, so besteht die Gefahr, dass parallel zur gewollten Schicht (**Abb. 16.22 a**) es zur Anregung einer „ungewollten" Schicht kommt (**b**).

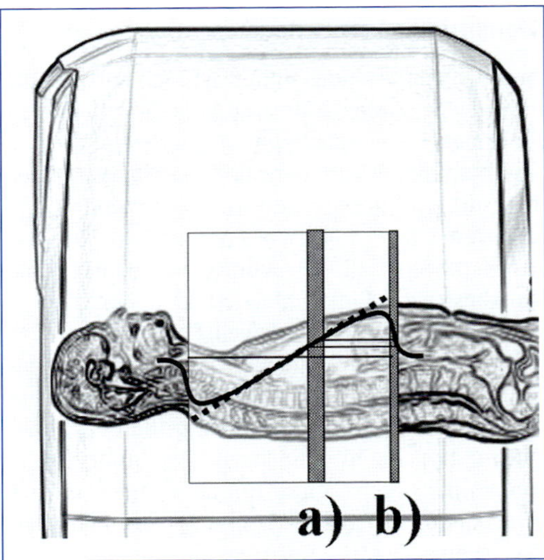

Abb. 16.22 Illustration eines möglichen Magnetfeldgradientenverlaufs. **a** Bei transversaler Anregung einer gewünschten Schicht. **b** Potenzielle Anregung einer Position außerhalb des Bildgebungsvolumens.

Man spricht in dem Zusammenhang von einer parasitären Anregung. Sollte unglücklicherweise der Empfindlichkeitsbereich der verwendeten Empfangsspule in diesen Bereich hineinreichen oder ein außerhalb des Bildgebungsvolumens liegendes Spulenelement angewählt worden sein (was bei neueren Systemen nicht mehr möglich ist), so kann es zur Darstellung von Signalen aus der parasitär angeregten Schicht in der gewollten Schicht kommen. Abb. 16.23 und 16.24 zeigen mögliche Erscheinungsformen einer parasitären Anregung.

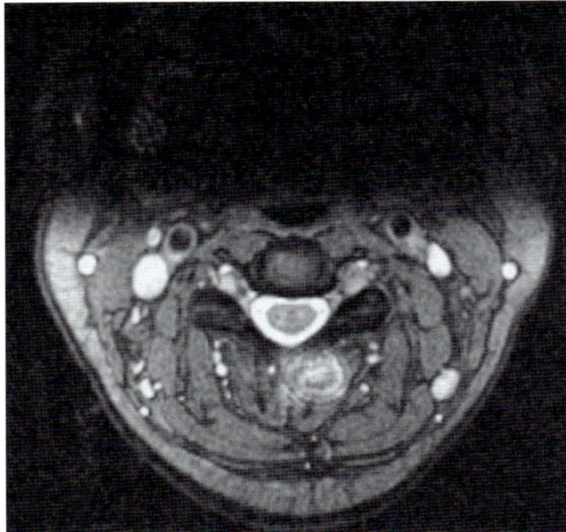

Abb. 16.23 Mögliches Erscheinungsbild einer parasitären Anregung.

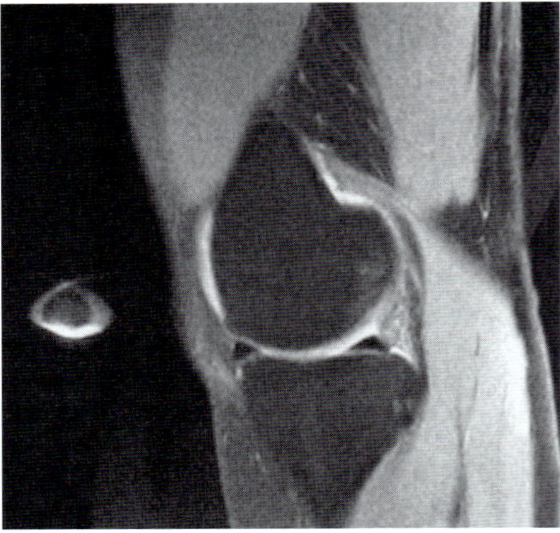

Abb. 16.24 Mögliches Erscheinungsbild einer parasitären Anregung bei sagittaler Anregung.

Systeminstabilitäten

Theoretisch gibt es eine Reihe von potenziellen Systemunzulänglichkeiten. Praktisch kann sich in der heutigen Zeit kein Hersteller Systemunzulänglichkeiten leisten, die sich in der Qualität der Bilder niederschlagen könnte. Einige der Systemunzulänglichkeiten, wie z. B. Schwankungen in der Reproduzierbarkeit von Gradientenamplituden, manifestieren sich in den Bildern ähnlich wie Bewegungsartefakte. Die Differenzierung ist natürlich schnell bewiesen, indem man das System mit Hilfe eines stationären Phantoms kontrolliert. Die in **Abb. 16.25** zu sehenden Artefakte sind typisch für einen Patienten, der sich während der Datenakquisition bewegt hat. Es ist mehr oder weniger unmöglich, die Artefakte in einem solchen Bild zu unterscheiden von einer Aufnahme, bei der der Patient sich kooperativ verhalten hat, von jenen, wo das System z. B. mit unterschiedlichen Anregungsamplituden pro Fourier-Zeile eine künstliche Unregelmäßigkeit verursacht hat. Bei einer Häufung solcher Artefakte und auch nur für den Fall der Reproduzierbarkeit lässt sich eine Systeminstabilität dadurch dokumentieren, dass man für die Bildgebung ein stationäres Phantom verwendet.

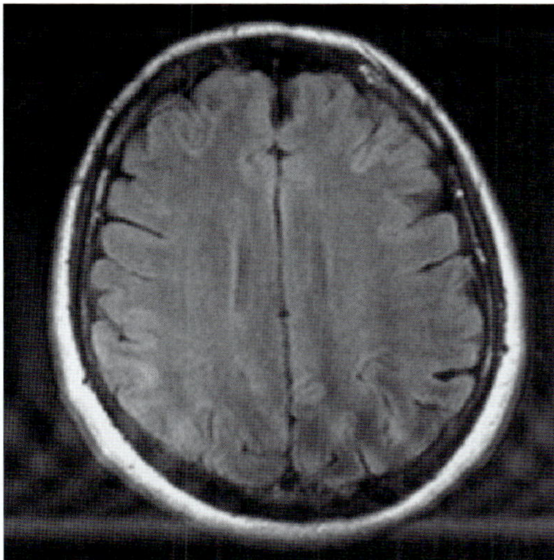

Abb. 16.25 Die hier dargestellten Artefakte könnten durch einen unkooperativen Patienten verursacht worden sein oder durch Systeminstabilitäten.

CAVE

Vorsicht ist jedoch geboten, weil die meisten Phantome nicht vollständig gefüllt sind und eine Luftblase aufweisen, die über die Vibration des Patiententisches natürlich entsprechende Bewegungsartefakte verursacht.

Nichtsdestotrotz: Sollten Phantombilder „veratmet“ sein, so wäre das ein Grund, den technischen Service des Herstellers in Anspruch zu nehmen (**Abb. 16.26**).

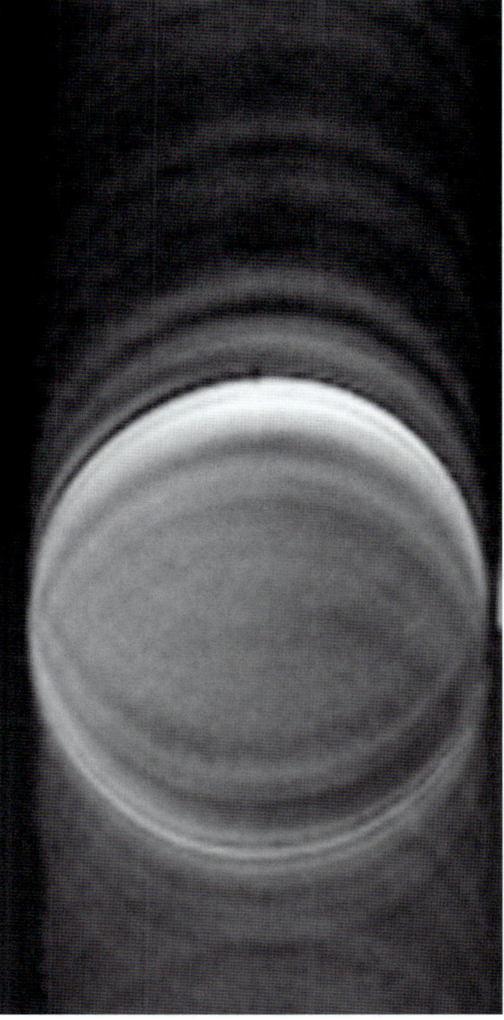

Abb. 16.26 „Bewegungsartefakte“ eines stationären Phantoms sind eine gute Dokumentation, den technischen Service des Herstellers in Anspruch zu nehmen.

17 Hochfeldbildgebung

SNR-Steigerung über Tesla

Das elektromagnetische Rauschen, welches seinen Ursprung im Patienten hat, steht in linearer Abhängigkeit zur verwendeten Magnetfeldstärke: $N \sim B_0$.

Das induzierte Kernspinsignal ist eine Funktion der Änderung der (transversalen) Kernmagnetisierung über der Zeit – also proportional zu Resonanzfrequenz und der Größe der Kernmagnetisierung (**Abb. 17.1**):

$$S \sim dM/dt \sim \nu \cdot M, \nu \sim \gamma \cdot B_0 \Rightarrow S \sim B_0 \cdot M$$

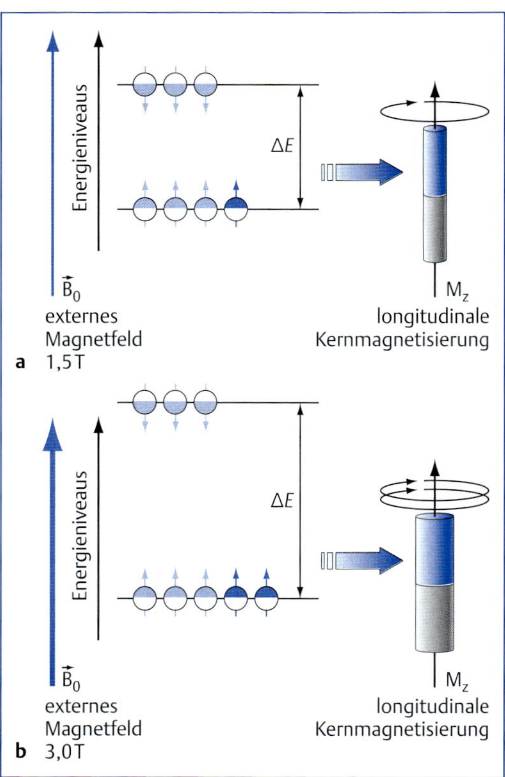

Abb. 17.1 Illustration der Zunahme der Resonanzfrequenz mit der Feldstärke bei gleichzeitiger Zunahme der longitudinalen Kernmagnetisierung. **a** 1,5 T. **b** 3,0 T.

Die longitudinale Kernmagnetisierung ist eine Funktion der Besetzungswahrscheinlichkeit der Niveaus. Die longitudinale Kernmagnetisierung steigt linear mit der verwendeten Magnetfeldstärke:

$$M \sim B_0$$

Das Verhältnis von Signal-zu-Rauschen ist damit annähernd linear mit der verwendeten Magnetfeldstärke: $SNR \sim B_0$ (**Abb. 17.2**).

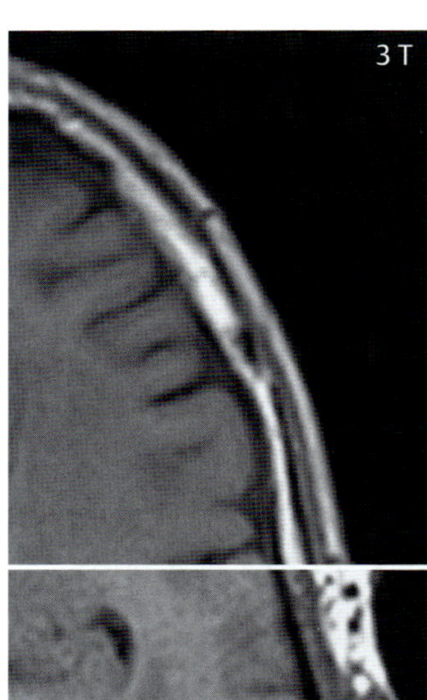

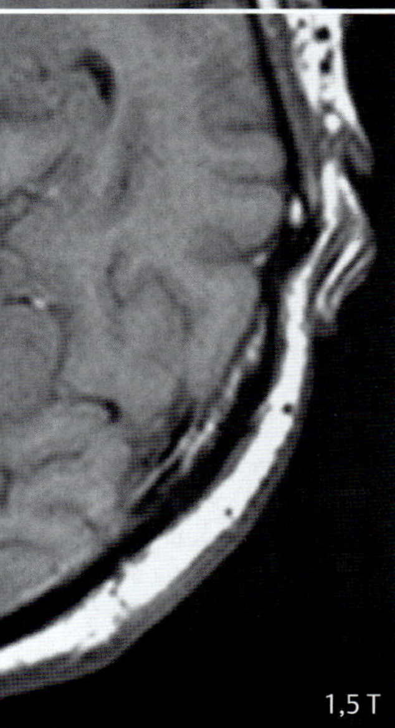

Abb. 17.2 Illustration der Zunahme des SNR in der T1w-Bildgebung bei Verwendung höherer Magnetfeldstärken.

T1-Verlängerung durch mehr Tesla

Im Kapitel „T1-Relaxation" (S. 21) wurde schon der Mechanismus der T1-Relaxation diskutiert. Zum einen gilt für die Rückkehr in den Ursprungszustand (Relaxation), dass die zugeführte Energie erst wieder abgegeben werden muss. Zum zweiten gilt, ähnlich der Resonanzbedingung bei der Anregung, dass auch der Entspannungsprozess B_1-Fluktuationen in Resonanznähe braucht. Diese B_1-Fluktuationen werden zum größten Teil durch die intramolekulare Dipol-Dipol-Wechselwirkung verursacht, also dem Magnetfeld des benachbarten Protons und in geringerem Maße auch durch Magnetfelder benachbarter Moleküle. Die Tummelfrequenzen der in unserem Körper befindlichen Wassermoleküle dürften sich wohl eher im 8 MHz-Bereich befinden, was die kurzen Relaxationszeiten bei 0,2 T erklären würde. Mit zunehmender Feldstärke erhöht sich auch die Resonanzfrequenz, was im Konflikt steht zur Resonanzbedingung. Als Konsequenz verlängern sich die T1-Relaxationszeiten mit zunehmender Feldstärke, wie in **Abb. 17.3** skizziert. Einhergehend mit einer Verlängerung der T1-Relaxationszeiten kommt es zu einer relativen Kontrastverminderung zwischen grauer und weißer Hirnsubstanz. Den besten Kontrastunterschied erzielt man offensichtlich mit einem Niederfeldsystem. Für die Differenzierungsmöglichkeit ist allerdings nicht nur der Kontrastunterschied maßgebend, sondern auch das Verhältnis der Signaldifferenz zum Rauschen, und hier punkten Hochfeldsysteme (**Abb. 17.4**).

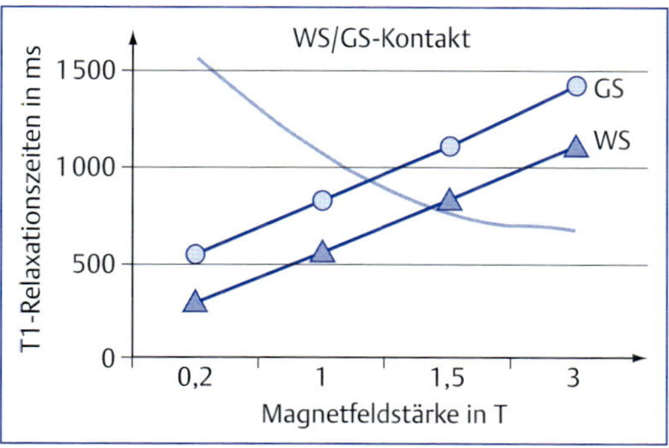

Abb. 17.3 Skizzierter Verlauf der T1-Relaxationszeiten für graue und weiße Hirnsubstanz in Abhängigkeit von der Feldstärke. Durch die Zunahme der Relaxationszeiten mit der Feldstärke wird die Differenzierungsmöglichkeit zwischen grauer und weißer Hirnsubstanz vermindert.

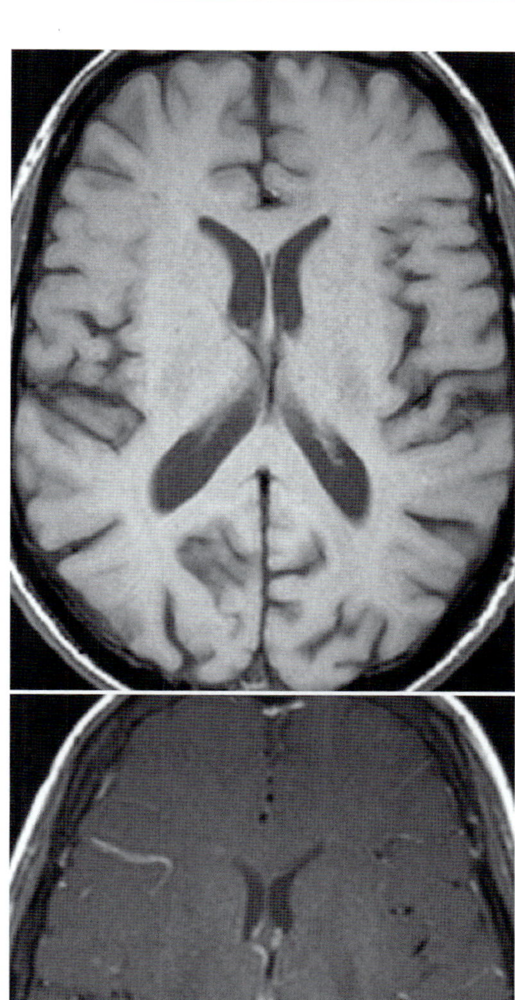

Abb. 17.4 T1w-transversale Kopfstudie unter Verwendung von Spin-Echo-Sequenzen. Oben bei 1,5 T, unten bei 3 T. Deutlich wird die verminderte Differenzierungsfähigkeit zwischen grauer und weißer Hirnsubstanz in der T1w-Spin-Echo-Bildgebung bei Verwendung höherer Feldstärken.

T1-Wichtung über GRE

In der Literatur wird allgemein empfohlen, für die T1w-Bildgebung des zentralen Nervensystems bei 3 T Gradienten-Echo-Sequenzen einzusetzen (Kapitel „GRE in der T1w (bei 3 T)“, S. 113). Durch die Abweichung von der 90°-Anregung erhält man einen weiteren Steuerparameter für den Kontrast (**Abb. 17.5**) und der fehlende 180°-HF-Refokussierungspuls erlaubt kürzere Echozeiten, was die T1-Wichtung wiederum erhöht. Des Weiteren ist in Erinnerung zu rufen, dass die Belastung des Patienten über die SAR proportional ist zum Quadrat der verwendeten Resonanzfrequenz (und damit proportional zur verwendeten Feldstärke) und proportional zum Quadrat der B_1-Amplitude eines jeden verwendeten HF-Pulses. Mit der Vermeidung eines HF-Refokussierungspulses ist also auch die SAR-Herausforderung an einem Hochfeldsystem adressiert.

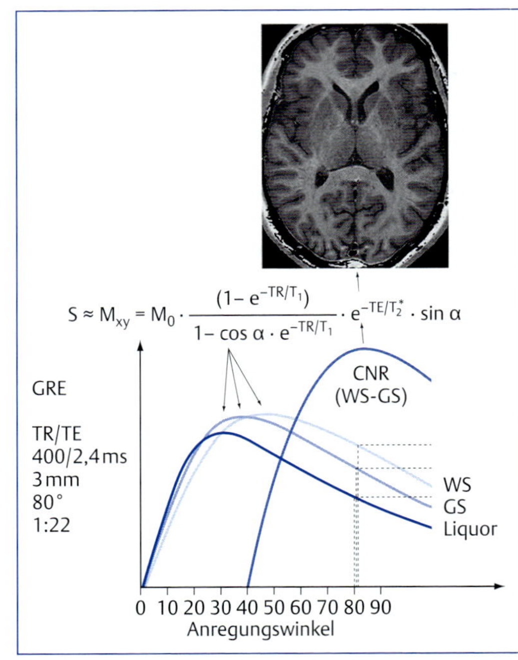

Abb. 17.5 Illustration des Signalverlaufs von Liquor, GS und WS in Abhängigkeit des Anregungswinkels bei einer bestimmten Repetitionszeit TR.

Kontrastmitteleffektivität steigt mit der Feldstärke

Die mit der Erhöhung der Feldstärke einhergehende Verlängerung der T1-Relaxationszeiten wirkt sich positiv auf die Effektivität von T1-verkürzenden Kontrastmitteln aus. In **Abb. 17.6** ist dieses Phänomen illustriert. **Abb. 17.6** zeigt eine T1w-axiale Spin-Echo-Aufnahme nach Administration eines T1-verkürzenden paramagnetischen Kontrastmittels bei einem Patienten mit einem Glioblastoma multiforme. Der gleiche Patient an einem 3-T-Gerät wird mit großer Wahrscheinlichkeit als Folge der verlängerten T1-Relaxationszeiten einen signifikant größeren Kontrastsprung aufweisen. Wie generell bei der Tendenz zu höheren Feldstärken schon beobachtet und dokumentiert, steigt die Effektivität der Verwendung paramagnetischer Kontrastmittel mit der Feldstärke.

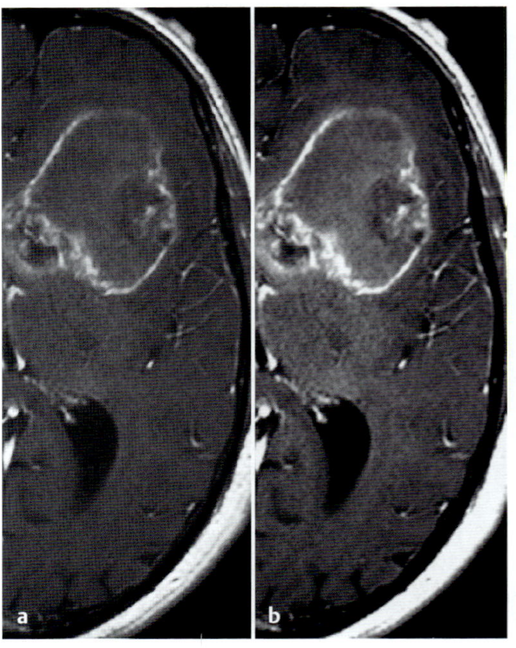

Abb. 17.6 T1w-Darstellung eines Glioblastoma multiforme nach Kontrastmittelgabe (Mit freundlicher Genehmigung des Klinikums der Universität Regensburg). **a** Durchgeführt an einem 1,5-T-System. **b** Das mögliche Erscheinungsbild an einem 3-T-System wurde entsprechend simuliert.

Qualität der ToF-MRA skaliert mit der Feldstärke

Die Vorteile der Verwendung eines Hochfeldsystems (3 T aufwärts) bei der ToF-MRA der kraniellen Gefäßversorgung sind schon von der Theorie her offensichtlich. Das SNR sollte linear zunehmen, wie es die Theorie voraussagt, dazu kommt eine weitere verbesserte Unterdrückung des Hintergrundsignals als Folge der bei höheren Feldstärken verlängerten T1-Relaxationszeiten. Die Zunahme des SNR kann und wird in der Regel dazu verwendet, ToF-MRA bei höheren Feldstärken mit einer besseren räumlichen Auflösung zu fahren. **Abb. 17.7** zeigt 2 Patienten mit unterschiedlich ausgeprägter intrakranieller Gefäßstruktur. Die filigranen Gefäßverästelungen des Patienten, der an einem 3-T-System gemessen wurde, würden bei 1,5 T nicht so beeindrucken.

Von der Zunahme der T1-Relaxationszeiten, plus der Zunahme des SNR mit der Verwendung höherer Feldstärke, profitieren damit die ToF-MRA. Bei einer Feldstärke von 7 T zeigen sich bei der ToF-MRA sogar Gefäßstrukturen, die mit dem „Goldstandard" (DSA), nicht in dieser Deutlichkeit dokumentiert werden. Auch die Diagnostik der Koronararterien wird im Prinzip mit einer ToF-MRA durchgeführt. Es gibt Veröffentlichungen zu diesem Thema, die zwar „schönere" Bilder bei 3 T im Vergleich zu 1,5 T präsentieren, aber diese Bildqualitätsverbesserung führt nach Ansicht der Autoren nicht zu einer Erhöhung der diagnostischen Sicherheit bei der Beurteilung der Herzkranzgefäße mit der MRT.

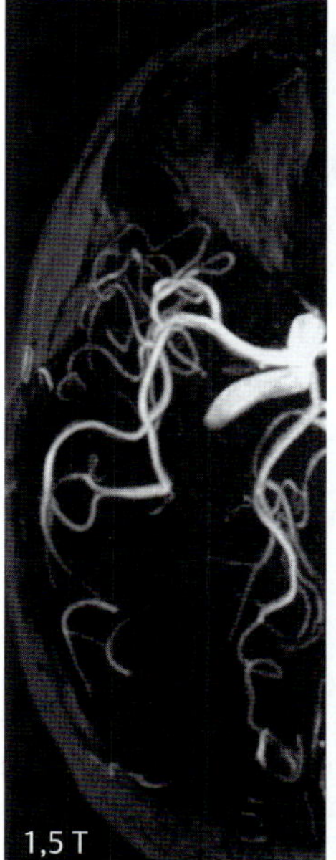

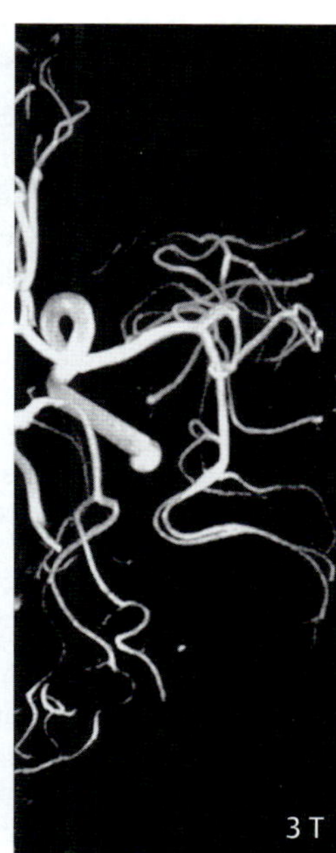

Abb. 17.7 Bei dieser Darstellung handelt es sich um 3D-ToF-MRAs bei 1,5 T respektive bei 3 T. Die filigrane Gefäßstruktur bei dem Patienten gemessen am 3-T-System lässt die Vorteile der höheren Feldstärke erahnen.

Qualität der ceMRA skaliert mit der Feldstärke

Die vorhergehend angeführten Argumente machen sofort klar, dass auch die ceMRA von der Verwendung höherer Feldstärken profitiert. Die verlängerten Relaxationszeiten führen zu einer weiteren Unterdrückung des Hintergrundsignals und die Effektivität eines T1-verkürzenden Kontrastmittels ist gesteigert. Dazu kommt der generelle Anstieg des SNR (**Abb. 17.8**).

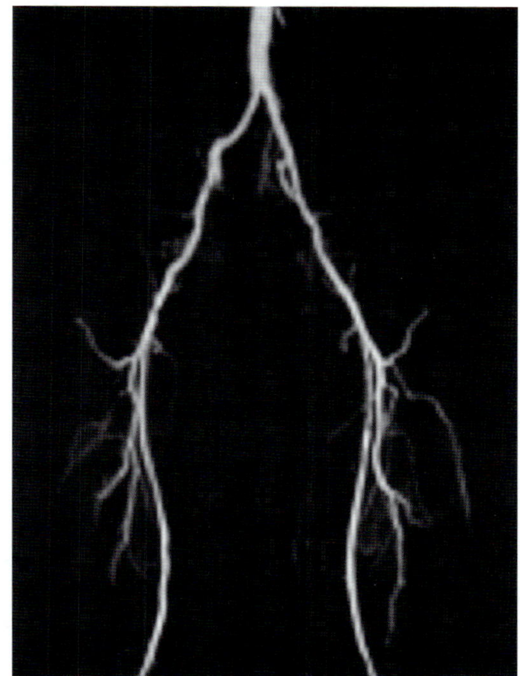

Abb. 17.8 Diese MIP einer ceMRA der Aortenbifurkation und der Oberschenkelarterien soll exemplarisch für den Bildkonstrastgewinn stehen, bei Verwendung höherer Feldstärken.

Zunahme der T2*-Empfindlichkeit mit der Feldstärke

Bei der Einführung der T2*-Relaxationszeit im Kapitel „Magnetische Suszeptibilität χ" (S. 23) wurde der Zusammenhang zwischen der magnetischen Suszeptibilität des Gewebes und der örtlich vorliegenden Magnetfeldstärke und damit auch der Larmorfrequenz erläutert. Die örtlich vorliegende Magnetfeldstärke B_{real} ergibt sich aus der Stärke des verwendeten Magnetfeldes B_0 und der örtlich vorliegenden magnetischen Suszeptibilität χ:

$$B_{real} = (1 + \chi) \cdot B_0$$

Damit wird sofort ersichtlich, dass eine potenziell verursachte Magnetfeldinhomogenität proportional ist zur verwendeten Feldstärke. Je größer diese Inhomogenität, um so mehr „strahlt" sie über ihr eigentliches Gebiet hinaus. Da die örtlich vorliegende Larmorfrequenz

$$\nu_{Larmor} = \frac{\gamma}{2 \cdot \pi} \cdot |B_{real}| = 42{,}58 \mathrm{MHz/T}$$

eine Funktion der vorliegenden Magnetfeldstärke ist, kommt es auf kleinem Raum zu einer größeren Verteilung von Resonanzfrequenzen und damit zu einer geometrisch weiter reichenden Signalauslöschung (**Abb. 17.9**).

Bessere Darstellbarkeit von Blutungen

Mit der akuten Phase einer Blutung kommt es zu einer Veränderung der magnetischen Suszeptibilität als Folge einer Erhöhung des Hämatokritanteils, einer zunehmenden Konzentration von roten Blutkörperchen und einer intrazellularen Zunahme von Deoxyhämoglobin. Die dadurch bedingte Diskontinuität im Verlauf der magnetischen Suszeptibilität führt zu lokalen Magnetfeldinhomogenitäten, die mit der verwendeten Feldstärke skalieren, d. h. je höher die magnetische Feldstärke, um so größer wird die Ausdehnung der Feldstärkenverzerrung und damit auch der Unterschied in Resonanzfrequenzen.

MERKE

Bei kleineren Blutungen, die bei niedrigeren Feldstärken kaum zu erkennen sind, empfiehlt sich also die Verwendung einer höheren Feldstärke. Die dann offensichtlichen Artefakte erhöhen die diagnostische Sicherheit. Bei ausgedehnten Blutungen ist der in Anlehnung an dem aus dem Ultraschall bekannten „Blooming-Effekt" eher lästig, weil die tatsächliche Ausdehnung der Pathologie maskiert wird.

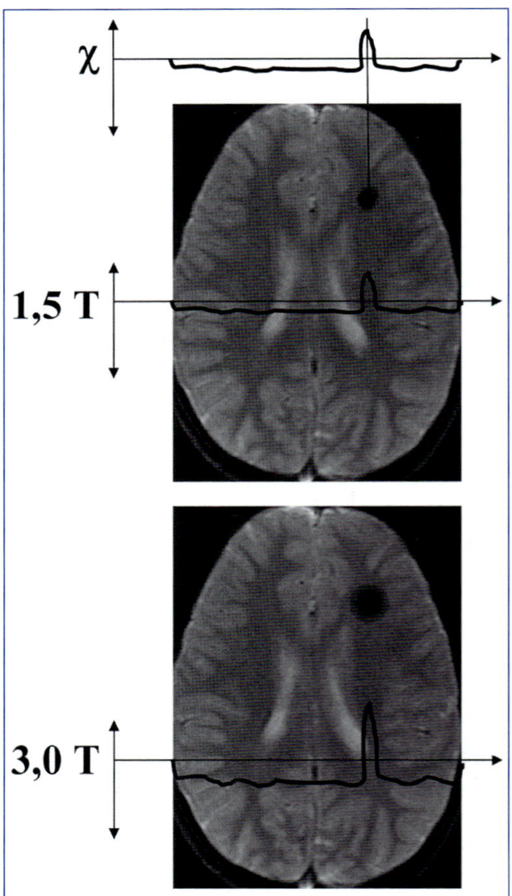

Abb. 17.9 Illustration der potenziellen Zunahme eines Artefakts (Ausdehnung der Signalauslöschung) als Folge der Verwendung einer höheren Feldstärke, bei diesem Patienten mit einem kavernösem Hämangiom.

Höhere Signaldifferenzen in der fMRI

Bei der Einführung der funktionellen Bildgebung (Kap. 15) wurde darauf hingewiesen, dass es primär der BOLD-Effekt ist, der bei der Signalanalyse eine Rolle spielt. Das als paramagnetisch geltende Deoxyhämoglobin führt zu einer lokalen Feldinhomogenität, die mit der verwendeten Feldstärke skaliert. Je höher die Feldstärke, um so höher die beobachtbare Signaldifferenz in Abhängigkeit von der Sauerstoffkonzentration.

Dramatische Zunahme von Metallartefakten

Zu Beginn des Kapitels „Qualität der ToF-MRA skaliert mit der Feldstärke" (S. 151) wurde der Eindruck erzeugt, als würde die magnetische Feldstärke mit jeder Änderung der Suszeptibilität mitspringen. Das ist nur bedingt korrekt und für kleine Änderungen eine gute Näherung. Bei isolierten ferromagnetischen Materialien kommt es zur Ausbildung eines magnetischen Dipols:

$$\vec{m} = \frac{\chi}{\mu_0} \cdot V \cdot \vec{B}_0$$

Wie man sieht, ist die Stärke dieses magnetischen Dipols proportional zu der verwendeten Feldstärke. Die Magnetfeldverteilung um diesen magnetischen Dipol hängt von einer Reihe von Faktoren ab und ist analytisch in realem Gewebe schwer zu beschreiben. Aber in erster Näherung kann man davon ausgehen, dass die Beeinflussung der Magnetfeldstärke in der Umgebung etwa mit der fünften Potenz des Abstands vom Dipol abnimmt:

$$B_{real} \sim B_0 + \Delta B \text{ mit } \Delta B \sim \frac{|\vec{m}|}{r^5}$$

Damit ist erklärt, warum es bei der Verwendung höherer Feldstärken zu einer größeren Ausdehnung der Metallartefakte kommt (**Abb. 17.10** und **17.11**).

MERKE

Je größer das sich ausbildende magnetische Moment, um so weiter die Reichweite der Beeinflussung.

An dieser Stelle soll auch auf eine weitere Komplikation hingewiesen werden, die bisher unterschlagen wurde. Die durch ferromagnetische Materialien verursachte Feldverzerrung überlagert sich natürlich auch dem zur räumlichen Selektion und räumlichen Kodierung verwendetem Magnetfeldgradienten. Es kommt zu einer offensichtlichen Bildverzerrung mit einer verfälschten Darstellung der Signalintensitäten, weil die räumlichen Dimensionen nicht linear sind (kodierte Raumelemente sind in Wirklichkeit größer als dargestellt, was zu einer Signalüberhöhung im Bild führt) und, was viel dramatischer ist, die gemessene Schicht hat nicht die in der grafischen Positionierung dargestellte einfache planare Form, sondern ist – entsprechend der Suszeptibilitätssprünge – verzerrt.

Da der Signalverlust eine Funktion des Frequenzsspektrums innerhalb eines Raumelements ist, hilft zur Artefaktreduktion eine höhere räumliche Auflösung und die Verwendung kurzer Echozeiten.

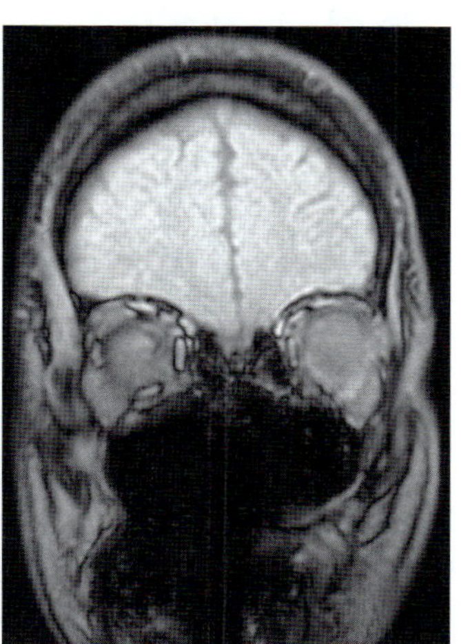

Abb. 17.10 Koronare Gradienten-Echo-Aufnahme in Gegenwart eines ferromagnetischen Materials in der oralen Kavität. Aufnahme bei 1,5 T.

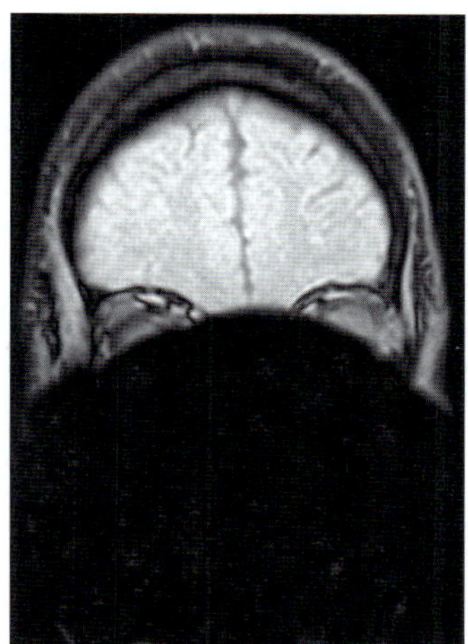

Abb. 17.11 Wahrscheinliches Erscheinungsbild der Aufnahme aus **Abb. 17.10** unter Verwendung einer Magnetfeldstärke von 3 T.

Zunahme der chemischen Verschiebung

An dieser Stelle folgt mehr oder weniger eine Wiederholung der im Kapitel „Räumliche Kodierung" (S. 27) eingeführten Frequenzkodierung, der im Kapitel „Frequenzbandbreite" (S. 76) diskutierten Frequenzbandbreite und dem im Kapitel „Methodisch bedingte Artefakte" (S. 138) vorgestellten Artefakt der chemischen Verschiebung. Die Larmorfrequenz der transversalen Kernmagnetisierungen im Fettgewebe liegt um 3,5 ppm unterhalb der Larmorfrequenz der transversalen Kernmagnetisierungen in wasserhaltigem Gewebe. Ein 3,5 Millionstel von der Wasserfrequenz bei 1,5 T beträgt 217 Hz. Bei einem 3-T-System beträgt der Frequenzunterschied demnach 434 Hz. Da die Frequenzinformation zur räumlichen Zuordnung verwendet wird, führt dieser Frequenzunterschied zu einer Verschiebung vom Fettbild relativ zum Wasserbild (**17.13**). Diese Verschiebung ist dabei abhängig von der gewählten Frequenzbandbreite (**Abb. 17.12**). Wählt man eine Frequenzbandbreite von 217 Hz, so bedeutet dies bei einem 1,5-T-System eine Verschiebung zwischen Fett- und Wasserbild von einem Pixel (Δy = 1 Pixel). Die gleiche Frequenzbandbreite würde bei einem 3-T-System zu einer Verschiebung von 2 Pixeln führen (Δy = 2 Pixel). Die Verwendung höherer Bandbreite würde dem entgegenwirken, würde aber auch gleichzeitig eine Rauscherhöhung bedeuten, da der Bildfilter automatisch auch auf eine größere Bandbreite eingestellt wird.

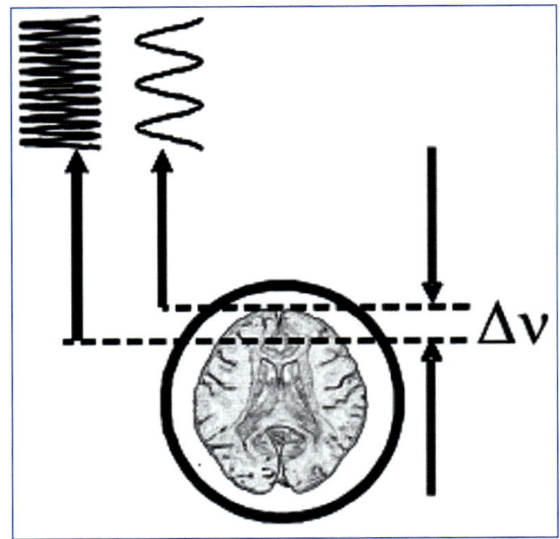

Abb. 17.12 Illustration einer a.-p. gewählten Frequenzkodierung. $\Delta\nu$ soll in dieser Grafik den Frequenzabstand zweier benachbarter Raumelemente in Frequenzkodierrichtung repräsentieren.

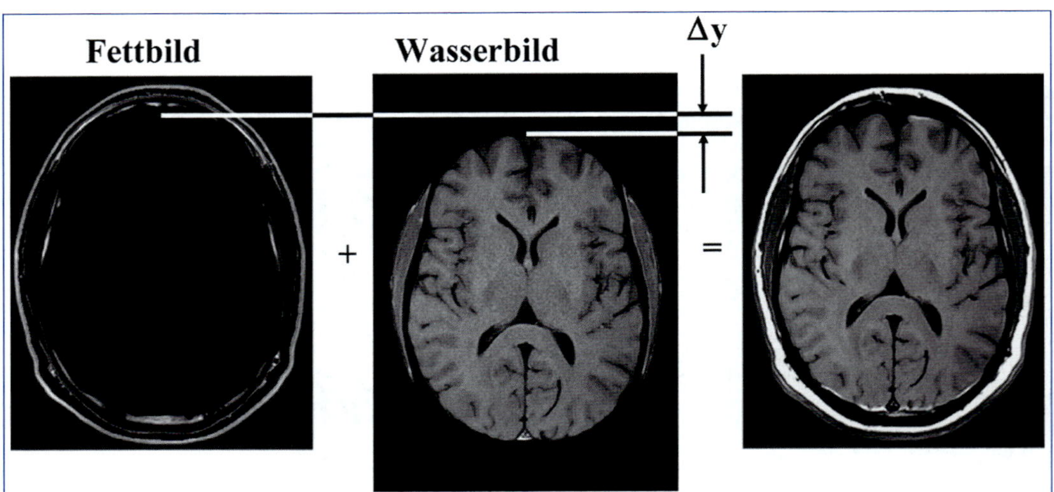

Abb. 17.13 Illustration des Phänomens der chemischen Verschiebung als eine Konsequenz der magnetfeldabhängigen Frequenzverschiebung der transversalen Kernmagnetisierung in Fettgewebe im Vergleich zur Resonanzfrequenz der transversalen Kernmagnetisierungen in wasserhaltigem Gewebe in Kombination mit der gewählten Frequenzbandbreite. Δy wird dabei bestimmt von der gewählten Frequenzbandbreite und der durch die Magnetfeldstärke bestimmten chemischen Verschiebung von Fett und Wasser.

Zunahme der B_1-Inhomogenitäten

Die Wellenlänge einer elektromagnetischen Strahlung hängt ab von der verwendeten Frequenz und der Ausbreitungsgeschwindigkeit c in dem entsprechenden Medium. Die Ausbreitungsgeschwindigkeit c ist wiederum eine Funktion der dielektrischen Leitfähigkeit ε und der magnetischen Leitfähigkeit μ.

$$c = \frac{1}{\sqrt{\mu \cdot \varepsilon}}$$

$$\lambda = \frac{c}{\nu}$$

D.h. die Wellenlänge im menschlichen Körper ist kürzer als die Wellenlänge in Luft und bei 3 T kommt die Wellenlänge in eine Größenordnung vergleichbar mit Strukturen innerhalb des Patientenkörpers (**Abb. 17.14**). Die Wechselwirkungsprozesse, die dabei potenziell aktiv werden, verursachen B_1-Inhomogenitäten, die sich als Abschattungen im Bild bemerkbar machen.

MERKE

Was im homogenen Phantom als dramatischer Artefakt zu sehen ist, ist innerhalb des Patienten in abgeminderter Form zu erkennen. Auch hier kommt es zu B_1-Inhomogenitäten, die zu entsprechenden Abschattungen führen.

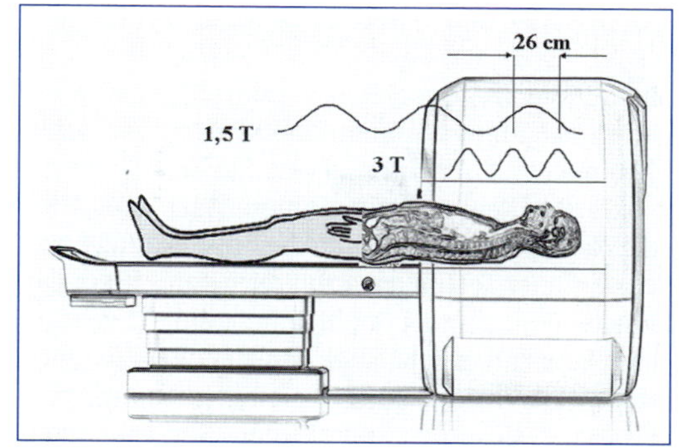

Abb. 17.14 Illustration der Wellenlängen (in Wasser) für ein 3-T-System im Vergleich zu einem 1,5-T-System.

Die einfachste Form, solchen Abschattungen zu begegnen, besteht in der Verwendung von sogenannten Normalisierungsfiltern. Es sind aber auch Justage-Scans üblich, die von vornherein die wahrscheinliche B_1-Verteilung ermitteln und bei der Anregung eine prospektive Korrektur der lokalen B_1-Amplitude vorsehen. Die **Abb. 17.15** und **17.16** zeigen einen Patienten mit einem postoperativen Astrozytom nach Kontrastmittelgabe, mit residualen kontrastmittelaufnehmenden Tumorresten.

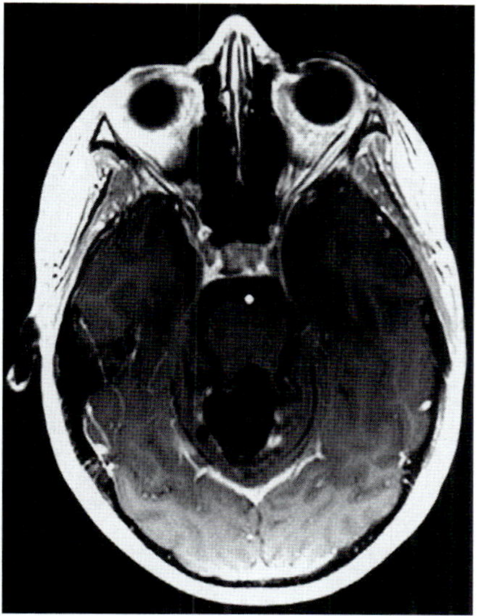

Abb. 17.15 Abschattungen als Folge sich bildender B_1-Inhomogenitäten.

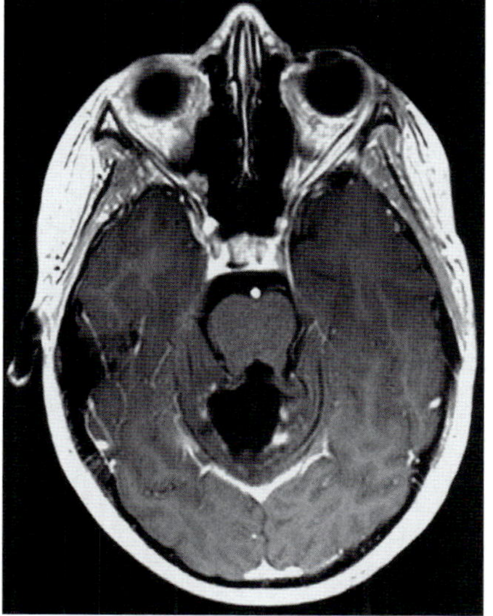

Abb. 17.16 Einfache Unterdrückung der Abschattungsphänomene von **Abb. 17.15** durch Verwendung eines Bildnormalisierungsfilters.

Zunahme von Bewegungsartefakten

Mit der Verwendung hoher Feldstärken werden, wegen des zunehmendem SNR, Fehlzuordnungen signalreicher Strukturen als lästige Bewegungsartefakte zur Kenntnis genommen. Auch hier wird eine Herausforderung durch die Entwicklung kompensierender Techniken erfolgreich gemeistert. Die radiale Akquisition erlaubt eine Inline-Detektion einer Bewegung, mit einer prospektiven als auch retrospektiven Korrektur der eingelesenen Daten. In ihren jeweils implementierten Lösungen heißen diese Akquisitionsschemata des radial abgetasteten k-Raums BLADE, PROPELLER oder MultiVane (s. Kap. „BLADE, PROPELLER, MultiVane", S. 127).

SAR-Herausforderung

Wie aus **Abb. 17.17** ersichtlich, steigt theoretisch die SAR Belastung des Patienten bei Verwendung einer höheren Feldstärke. Dies ergibt sich aus der Tatsache, dass die vom Patienten absorbierte Energie proportional ist zum Quadrat der verwendeten Resonanzfrequenz.

Hier gibt es mehrere Lösungsansätze, die sich primär auf die Reduktion der B_1-Amplitude konzentrieren, deren Amplitude ebenfall quadratisch in die SAR-Gleichung eingeht. Aus einer dieser Lösungsansätze hat sich z. B. die SPACE-Sequenz entwickelt (Kap. „SPACE, CUBE, VISTA", S. 90).

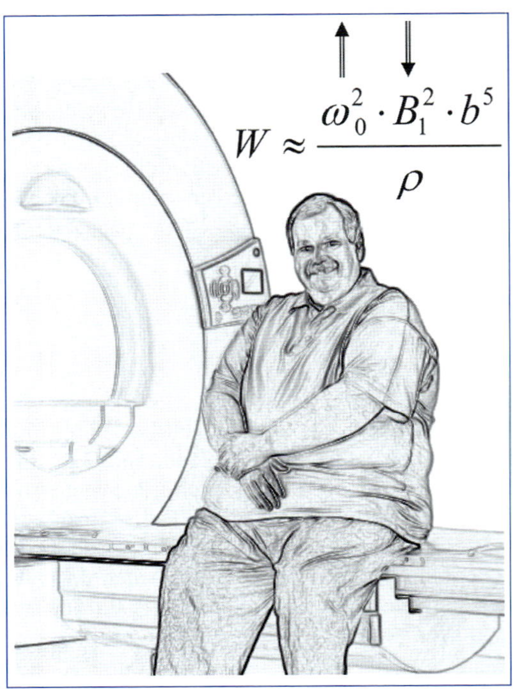

Abb. 17.17 Symbolische Darstellung der zu ergreifenden Maßnahmen zur Reduktion der SAR-Belastung bei Verwendung höherer Magnetfeldstärken (mit freundlicher Genehmigung der Siemens AG).

HF-Wechselwirkung mit Implantaten

Nicht zu unterschätzen ist die schon im Kapitel „Zunahme der B_1-Inhomogenitäten" (S. 155) eingeführte Verkürzung der elektromagnetischen Wellenlänge bei Verwendung höherer Magnetfelder. Aus der Antennentheorie ist das Phänomen der Resonanz bekannt. Letztere führt zu einem „Aufschaukeln" induzierter Ströme entlang einer ausgedehnten leitenden Struktur, wenn diese multiple Vielfache der halben Wellenlänge ausmacht (**Abb. 17.18**). Mit großer Wahrscheinlichkeit wird umliegendes Gewebe mit unterschiedlicher Leitfähigkeit eine solche Resonanz unterdrücken, bei ausgedehnten leitenden Strukturen verbleibt allerdings ein Restrisiko.

CAVE

Generell gilt bei leitenden oder ferromagnetischen Implantaten, dass bei Verwendung höherer Magnetfeldstärken die potenzielle Gefährdung des Patienten zunimmt.

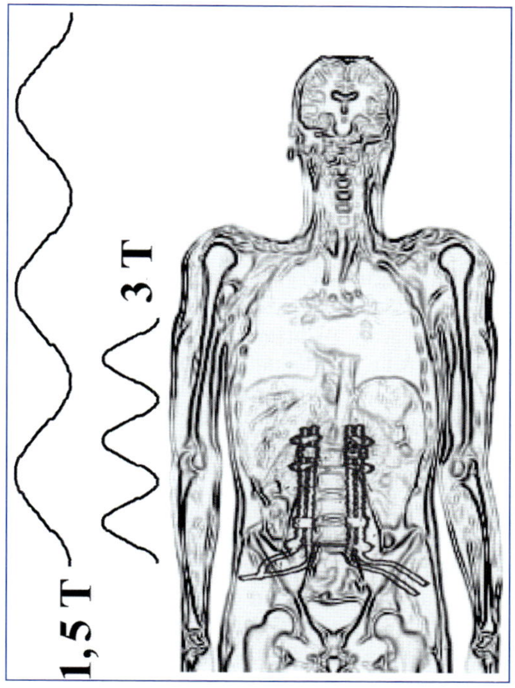

Abb. 17.18 Symbolische Darstellung zur Erhöhung der Wahrscheinlichkeit elektromagnetischer Wechselwirkung mit leitenden Implantaten bei Verwendung höherer Feldstärken.

18 Stand der Technik und Visionen

Magnet

Es gibt 3 Möglichkeiten, ein Magnetfeld zu erzeugen:

- Ein Magnetfeld mit einer maximalen Obergrenze von etwa 0,35 T lässt sich durch „Zusammenkleben" von Permanentmagneten realisieren (**Abb. 18.1**). Die Herstellungskosten für ein solches System sind „relativ" gering. Die Betriebskosten sind ebenfalls gering (kein Helium, geringe Stromkosten). Nachteilig für ein solches System sind die geringe Feldstärke (niedriges SNR), die Temperaturabhängigkeit der Feldstärke (Bildqualität und Artefakte) und das Gewicht (ca. 14 t).
- Eine zweite Möglichkeit besteht darin, wie von Hans Christian Oersted gefunden, Strom durch eine Zylinderspule zu schicken, um bei Bedarf ein entsprechendes Magnetfeld zu erzeugen (**Abb. 18.2**). Bei einer solchen Methode ist die Stärke des Magnetfeldes limitiert, auch hier findet sich eine Temperaturempfindlichkeit der Feldstärke und die Betriebskosten sind entsprechend der notwendigen Stromversorgung signifikant. Das kritischste Element wird im Gewicht gesehen. Das von der Firma FONAR vertriebene resistive System hat ein Gewicht von 40 t.
- Die Entdeckung des Phänomens der Supraleitung wird Heike Kamerlingh Onnes zugeschrieben. Bei diesem Phänomen verschwindet der resistive Widerstand komplett. Nach dem Hochfahren des Magnetfeldes (Einspeisung von z. B. 400 A) werden Anfang und Ende der Zylinderspule miteinander verknüpft und der Strom fließt permanent, ohne Verluste. Der größte Marktanteil wird derzeit durch supraleitende Systeme abgedeckt (**Abb. 18.3**). Die Herstellungskosten sind zwar relativ hoch, aber ansonsten gibt es nur Vorteile: Mit Maßnahmen zur Eindämmung des Heliumverbrauchs reduzieren sich entsprechend die Betriebskosten. Das Gewicht ist relativ moderat (4 t für ein 1,5-T-System). Die Feldstärke wird von einer Änderung der Raumtemperatur nicht beeinflusst und die erzeugbare Feldstärke ist relativ beliebig. Wie schon im vorhergehenden Kapitel diskutiert, ist das Kernspinsignal proportional zum Quadrat der Magnetfeldstärke. Da das elektromagnetische Rauschen aus dem Patienten proportional zur Magnetfeldstärke ist, ergibt sich für das SNR eine näherungsweise lineare Abhängigkeit zur Feldstärke. Das ist die primäre Motivation, Systeme mit höherer Magnetfeldstärke zu verwenden.

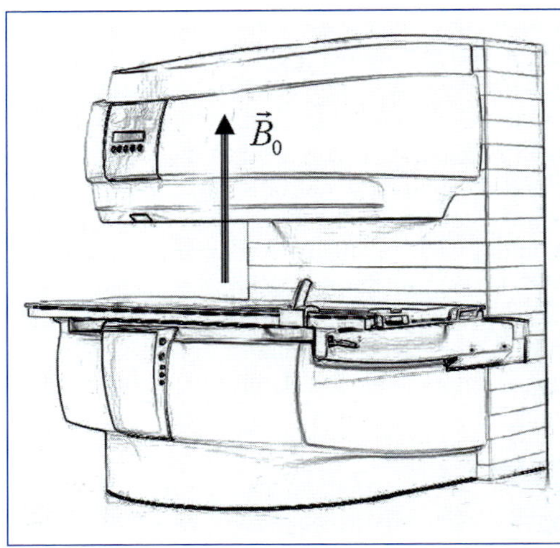

Abb. 18.1 Symbolisierte Darstellung eines kommerziell erhältlichen MRTs basierend auf einem Permamentmagneten (Feldstärke ist begrenzt ~ 0,35 T).

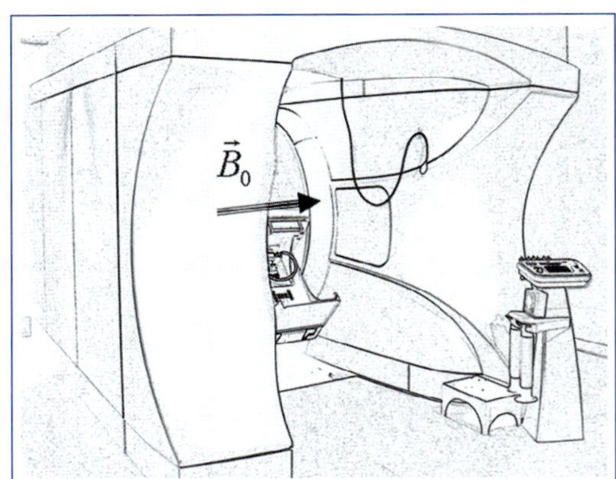

Abb. 18.2 Symbolisierte Darstellung eines kommerziell erhältlichen MRTs basierend auf einem Resistivmagneten (Gewicht ist hier der limitierende Faktor).

Auch die in **Abb. 18.4** angedeutete Idee ist schon einmal durchgespielt und verworfen worden. Wie

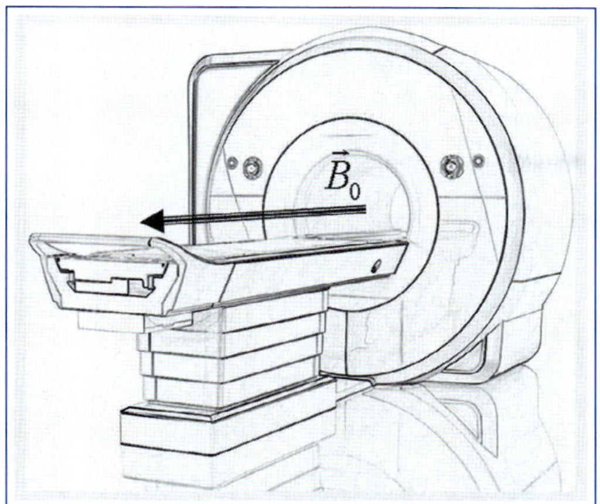

Abb. 18.3 Symbolisierte Darstellung eines MRTs basierend auf einem supraleitenden Magneten.

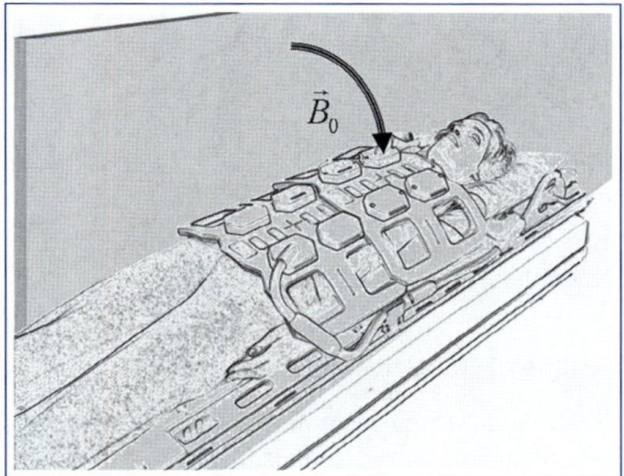

Abb. 18.4 Symbolisierte Darstellung eines kommerziell nicht erhältlichen MRTs, bei dem der Magnet in die Wand integriert ist (Bildgebung in inhomogenen Feldern) (mit freundlicher Genehmigung der Siemens AG).

wäre es, wenn man den Magneten in der Wand versteckt? Dann müsste man die Bildgebung in inhomogenen Magnetfeldern in Angriff nehmen. Näher an der Realität und langfristigen Umsetzbarkeit wird wohl die Verwendung von Hochtemperatur-Supraleitern sein. Die derzeit verwendeten technisch relevanten metallischen Niedertemperatur-Supraleiter sind auf eine Kühlung durch Helium angewiesen. Mit einer zunehmenden Verknappung der Heliumvorräte werden auch Hochtemperatur-Supraleiter in Zukunft eine Rolle spielen. Dabei versteht man unter „Hochtemperatur" eine Temperatur von über 77 °K, also von über −196 °C. Bei dieser Temperatur wäre theoretisch eine Kühlung mit flüssigem Stickstoff möglich.

Magnetfeldgradientenspule

MERKE

Magnetfeldgradienten werden gebraucht für die Vorbereitung der schichtselektiven Anregung, für die räumliche Kodierung und für die Darstellung des gewebespezifischen Parameters Diffusion.

Im Jahre 1986 war die Gradientenspule noch luftgekühlt, bei einer Stärke von 3 mT/m und einer slew rate von 3 T/m/s. Heute liegt der Stand der Technik bei 45 mT/m mit einer slew rate 200 T/m/s. Unter „slew rate" versteht man die maximal erreichbare Gradientenamplitude dividiert durch die Zeit, von 0 auf diese Maximalamplitude zu kommen. Die Schnelligkeit eines Magnetfeldgradienten etabliert sich in kürzeren Rampenzeiten und hat über entsprechend verkürzte Echozeiten und Echozuglängen direkt einen positiven Einfluss auf die Bildqualität.

MERKE

Technologisch könnte man noch stärkere und schneller Magnetfeldgradientenspulen bauen, aber letztlich ist der Patient selber der limitierende Faktor. Die Amplitudenänderung dB in einer kurzen Zeit dt (dB/dt) induzieren potenziell, je nach Orientierung, Spannungen im Patienten, die in den Bereich der biochemischen Spannungen zur Muskelstimulation heranreichen. Der Effekt nennt sich periphere Nervenstimulation (PNS).

Die Verwendung von nicht eindeutigen Magnetfeldgradientenverläufen (**Abb. 18.5**) könnte ein Ausweg sein. Bei gleicher Kodierleistung (Gradientensteigung) braucht man nicht die Amplituden der klassischen Bildgebung und das Problem der Mehrdeutigkeit hat man doch in ähnlicher Form schon einmal bei der parallelen Bildgebung gelöst.

HF-Spulentechnologie

Ein drittes Standbein für die Kennzeichnung der Leistungsfähigkeit eines MR-Systems liegt in der HF-Spulentechnologie. Schon früh wurde erkannt, dass die Platzierung einer Oberflächenantenne möglichst dicht an der Signalquelle für das SNR von Vorteil ist. Mit der Einführung neuer Anwen-

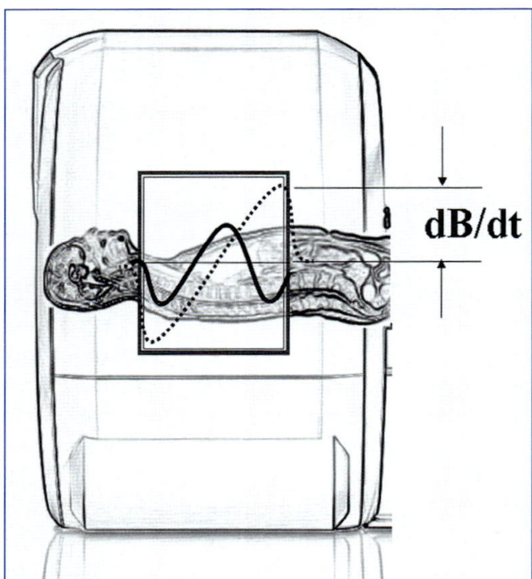

Abb. 18.5 Illustration eines möglichen Magnetfeldgradientenverlaufs. Die gestrichelte Linie steht für den derzeitig verwendetem klassischen Verlauf mit der durch dB/dt erzeugten PNS als limitierenden Faktor. Die volle Linie charakterisiert die Verwendung eines Magnetfeldgradientenverlaufs, der zwar dB/dt abschwächen würde, aber dafür die Eindeutigkeit verliert.

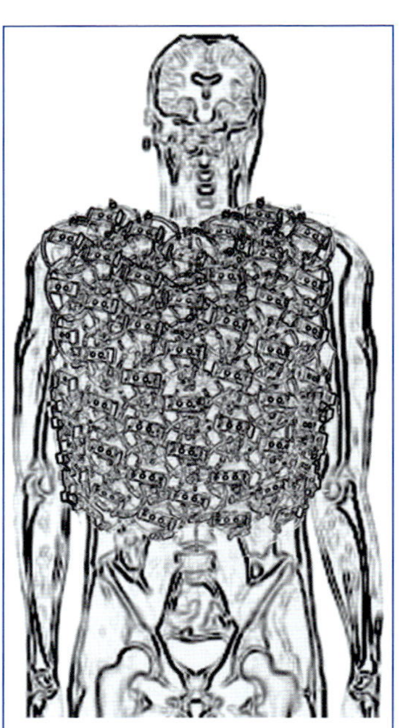

Abb. 18.6 Illustration einer 128-Kanal-Thorax-(Herz-)Spule.

dungen, wie der ceMRA der Becken-Bein-Region, haben sich neue Herausforderungen ergeben, denen mit einer entsprechenden Spulenentwicklung begegnet wurde. Um dem Anwender die Arbeit zu erleichtern, wurden sogar Konzepte entwickelt, die es erlauben, Spulen und Spulensegmente interaktiv zwischen den Messungen elektronisch abzuwählen oder zuzuschalten, sodass eine Umlagerung erspart bleibt. Mit zunehmender Vielzahl von Spulenelementen wurde der Ausdruck „imaging matrix" eingeführt. Die grundlegende Idee, die dahinter steckt, ist die, dass ein reduziertes Aufnahmevolumen den Empfang von elektromagnetischem Rauschen vermindert. Die Verwendung vieler Einzelspulen (Array von Bildmatrizen) kompensiert dabei den Verlust der Abdeckung einer Einzelspule und erlaubt große Bildgebungsvolumina.

Parallele Akquisitionstechniken (PAT)

Mit der Einführung von räumlich verteilten Oberflächenspulen wurde letztlich auch die Idee geboren, diese Information der räumlichen Verteilung in der räumlichen Kodierung zu verwenden, und so auf die damit verbundenen Kodierschritte zu verzichten (s. Kap. „PAT-Faktor", S. 73).

Modified SENSitivity Encoding (mSENSE)

In den von den Einzelspulen „parallel" empfangenen Signalen haben Einfaltungen entsprechend der Position und Lage der Spulen unterschiedliche Intensitäten. Diese Unterschiede im Bildraum können, in Kombination mit den zu bestimmenden Spulenprofilen, zu einer Korrektur der Artefakte herangezogen werden. Das gängige Akronym für eine solche Technik ist SENSE, für SENSitivity Encoding.

GeneRalized Autocalibrating Partially Parallel Acquisition (GRAPPA)

Was immer als Korrektur im Bildraum möglich ist, sollte auch mit anderen Möglichkeiten im k-Raum möglich sein. Hier lässt sich damit argumentieren, dass die fehlenden, nicht gemessenen Fourier-Zeilen, retrospektive aus der räumlichen Verteilung der Oberflächenspulen ermittelt werden können. Der entsprechende Algorithmus nennt sich GRAPPA.

Mit zunehmender Spulenanzahl steigt natürlich auch das Potenzial höherer Beschleunigungsfaktoren (PAT-Faktoren, **Abb. 18.6**).

CAVE

Für alle diese „parallele Akquisitionstechniken“ gilt, dass bei gleichbleibender räumlicher Auflösung Messzeit eingespart wird, und sich damit das SNR entsprechend verschlechtert.

TX-Arrays

Im Kapitel „Vom Kernspin zur Magnetresonanz“ (S. 19) wurde kurz darauf eingegangen, dass man eine rotierende magnetische Feldkomponente B_1 aus einem elektromagnetischem Hochfrequenzpuls gewinnen kann.

MERKE

Idealerweise spaltet man den Hochfrequenzpuls für der Einspeisung in das Antennensystem auf, verschiebt eine Komponente zeitlich, bis eine Phasenverschiebung von 90° erreicht ist, und speist diese Komponente in ein Antennensystem ein, welches orthogonal zum ersten Antennensystem steht (**Abb. 18.7** und **18.8**). Das ist die klassische Einspeisung in eine Sendespule.

Neben der Verwendung räumlich verteilter Oberflächenspulen zwecks Verbesserung in der Bildqualität und potenziellen Einsparungen an Messzeit, hat sich natürlich frühzeitig die Frage gestellt, ob auch im Sendefall (Antennen-)Arrays einen Vorteil bringen würden.

Eine Anordnung mehrerer Sendespulen heißt analog zu den Empfangsspulen ein Sende-Array (TX-Array, **Abb. 18.9**).

Einige potenzielle Vorteile, wie z. B. das Homogenisieren der B_1-Verteilung, lassen sich auch mit konventionellen Methoden erreichen. Auch die propagierte Erzeugung von gekrümmten Sättigern und stiftförmigen Anregungen für Navigatoren, die die Bewegungen dokumentieren sollen, ist keine Errungenschaft einer Verwendung von mehreren Sendespulen, sondern wäre auch schon lange mit einer klassischen Anregungsanordnung möglich. Bei aller pragmatischer Beurteilung muss man vorsichtig sein, hier vorschnell zu urteilen. SENSE und SMASH wurden lange Zeit ignoriert. Wer wollte schon schlechtere Bilder in kürzerer Zeit, dafür gab es auch klassische Realisierungsbeispiele. Jürgen Hennigs RARE demonstrierte 1984 eine lausige Bildqualität, die natürlich ignoriert wurde, um mit der „Wiederentdeckung“ 1991 durch Philippe Melki und Robert Mulkern letztlich mit FSE bzw. TSE unsere klinische Routine zu revolutionieren. Die Bedeutung und der wahre Stellenwert von TX-Arrays wird sich wohl erst in Zukunft herausstellen.

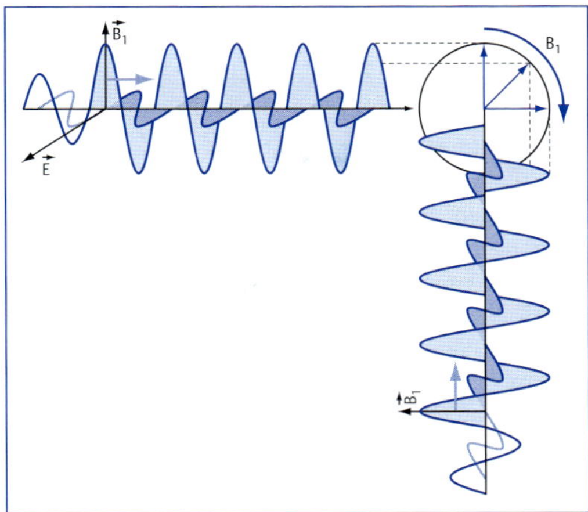

Abb. 18.7 Illustration der Erzeugung einer rotierenden B_1-Amplitude über die entsprechende Einspeisung in 2 aufeinander senkrecht stehenden Antennensysteme.

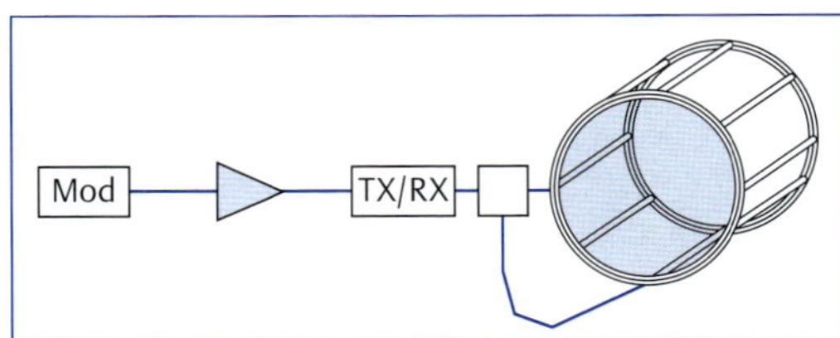

Abb. 18.8 Illustration einer klassischen Einspeisung in eine Sendeantenne. Der Modulator steuert einen Hochfrequenz-Leistungsverstärker und ein entsprechend schneller Schalter erlaubt das Umschalten zwischen Senden (Transmit, TX) und Empfangen (Receive, RX).

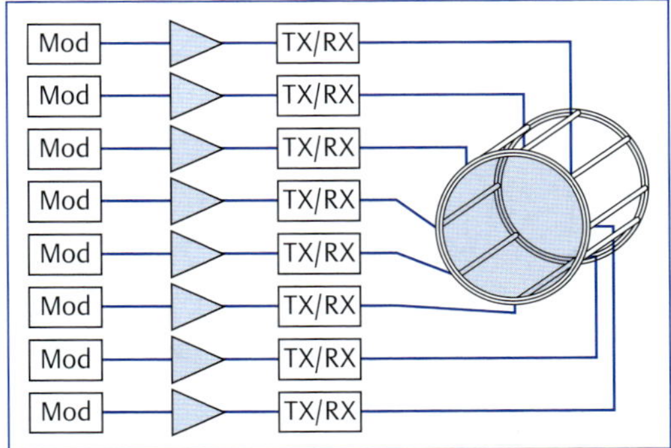

Abb. 18.9 Illustration einer achtkanaligen Ansteuerung einer aus mehreren Elementen zusammengesetzten Sendespule.

Anwendungsfelder-Applikationen

Bei den neuen Anwendungsentwicklungsfelder stehen im Vordergrund:

- Bewegungskorrekturen und Registrierungen
- Separation von Fett- und Wasserbildern
- Überlagerung zusätzlicher Informationen (parametrische Bildgebung)
- Perfusionsmessung ohne Kontrastmittel (ASL)
- MRA ohne Kontrastmittel (NATIVE)
- zeitlich aufgelöste ceMRA (TWIST und TRICKS)
- MDS
- Messung bei kontinuierlichem Tischvorschub

Bewegungskorrektur

In den letzten Jahrzehnten hat sich eine Reihe von Konzepten zur Korrektur von großräumigen Translations- und Rotationsbewegungen entwickelt, von der Kamerabeobachtung bis zur Oberflächendetektion. Mit Projektionstechniken, die immer in die Nähe des Zentrums des k-Raums führen, lassen sich innerhalb der Messung Translations- und Rotationsbewegungen identifizieren und prospektive wie retrospektive korrigieren. BLADE, PROPELLER und MultiVane sind hier ein klassisches Beispiel solcher Projektionstechniken (**Abb. 18.12**).

Die Möglichkeit, Datenakquisition synchron zur Atembewegung durchzuführen, lässt sich über einen Atemgürtel realisieren, oder über einen „Navigatorstift", der die Grenzfläche zwischen Lunge und Leber dokumentiert (**Abb. 18.10**). Über die Bewegung dieser Grenzfläche (**Abb. 18.11**) lässt sich die Datenakquisition sowohl prospektiv als auch retrospektiv synchron zur Atembewegung zuordnen. Die Kontraktion des Herzschlags ist immer noch am besten über eine EKG-Ableitung zu erfassen. Theoretisch müssten auch die Signalschwankungen verursacht durch das frisch in die Herzkammer einfließende Blut im Signal selbst zu identifizieren sein, das sog. „self-gating", aber diese Technik hat sich nicht durchgesetzt.

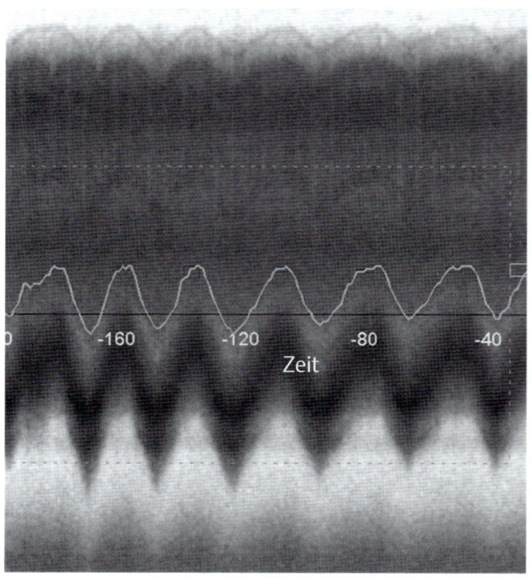

Abb. 18.11 Illustration des „Kontrollbilds" einer Herzaufnahme bei freier Atmung.

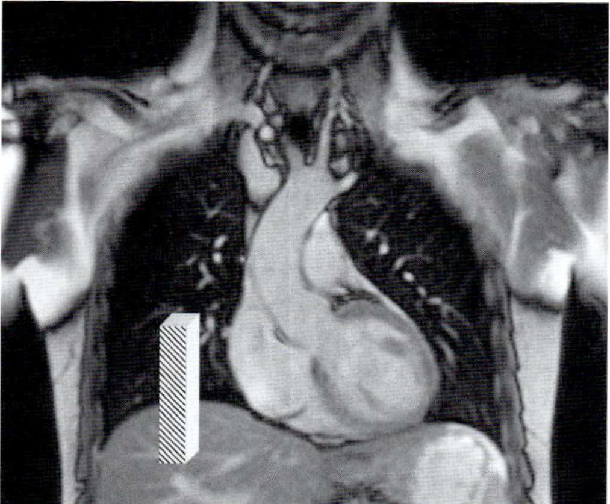

Abb. 18.10 Illustration der Platzierung einer „Navigatoranregung" zur Aufzeichnung des Atmungszustandes über die Bewegung der Leber-Lunge-Grenzfläche.

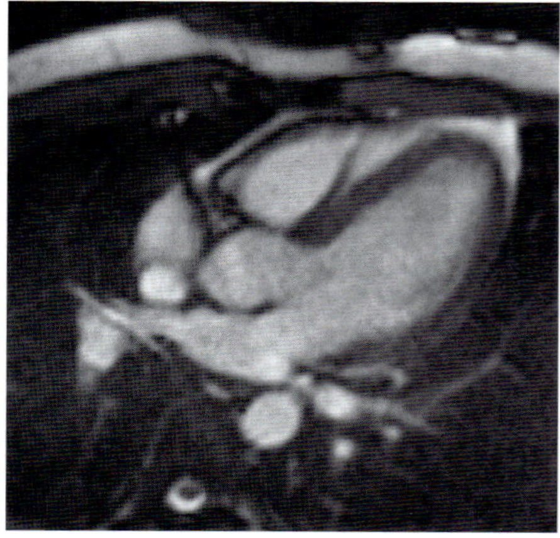

Abb. 18.12 Die Akquisition dieser Herzachse dauerte 7 Herzschläge (BLADE-Akquisitionsschema).

Separation von Fett und Wasser

Die Resonanzfrequenz der Kernmagnetisierung in Fettgewebe ist in erster Näherung etwa ein 3,5 Millionstel niedriger als die Resonanzfrequenz der Kernmagnetisierungen in wasserhaltigem Gewebe. Das führt zum Artefakt der chemischen Verschiebung (Kap. „Chemische Verschiebung“, S. 138), und zur Möglichkeit der In-Phase-/Opposed-Phase-Bildgebung (Kap. „GRE bei der In-Phase-/Opposed-Phase-Bildgebung“, S. 114). Der Unterschied zwischen den Resonanzfrequenzen von Fett und Wasser ist im Allgemeinen über die Zeit konstant und örtlich fixiert, d. h. es handelt sich um einen Dephasierungsmechanismus, der mit einem HF-Refokussierungspuls wieder rephasiert werden kann. Das einzige was verbleibt, ist das Artefakt der chemischen Verschiebung, weil die Frequenzinformation in Unkenntnis der Gewebesorte als Rauminformation verwendet und die Signalintensität dem entsprechenden Bildpunkt zugeordnet wird.

MERKE

Die Rephasierung ist aber nur dann gegeben, wenn der HF-Refokussierungspuls genau symmetrisch zwischen Anregungspuls und Zentrum des Datenakquisitionsfenster platziert wird.

Was bisher unterschlagen wurde, ist, dass bei der klassischen Spin-Echo-Sequenz im Prinzip das gleiche Gradienten-Echo erzeugt wird, durch Verwendung der Magnetfeldgradientenkombination des Auslesegradienten, wie bei der Gradienten-Echo-Bildgebung. In der klassischen Spin-Echo-Sequenz werden diese beiden Echos genau zusammengelegt. W. Thomas Dixon hat schon 1984 vorgeschlagen, das Spin-Echo und Gradienten-Echo zeitlich zu versetzen, um auch mit Spin-Echo-Sequenzen Situationen zu erzeugen, wo Magnetisierungskomponenten im Fett im Vergleich zu der in Wasser unterschiedliche Phasenlagen haben (**Abb. 18.13**). Durch Subtraktion der Daten lassen sich mit dieser Methode reine Fettbilder und reine Wasserbilder erzeugen. Je nachdem, wie viele unterschiedliche Phasenlagen man verwendet, spricht man von einer Zweipunkt- oder Dreipunkt-Dixon-Methode (**Abb. 18.14**). Die für den Anwender nicht so offensichtliche Herausforderung besteht in einer Homogenisierung der Phasenlagen und einem „Unwrapping“, da die Phasenlagen in der Realität örtlich variieren. In jüngster Zeit sind hier aber beeindruckende Ergebnisse erzielt worden, sodass die sog. Dixon-Technik mittlerweile auch ihren Einzug in die klinische Routine hält.

Die gleiche Technik lässt sich natürlich auch mit den In-Phase-/Opposed-Phase-Gradienten-Echo-Bildern zur separaten Darstellung von Fett und Wasser verwenden. In dem Zusammenhang spricht man dann auch von einer FLASH-Dixon.

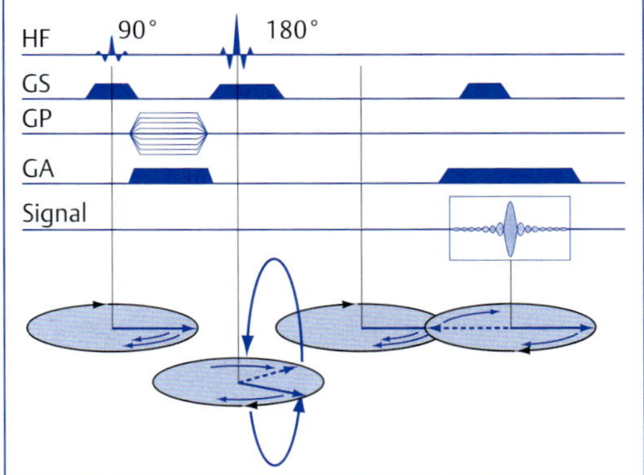

Abb. 18.13 Illustration der zeitlichen Separation zwischen Spin-Echo und Gradienten-Echo zur Erzeugung einer Opposed-Phase-Situation in der SE-Bildgebung. Aus grafischen Gründen, zur Erläuterung des Prinzips, ist die zeitliche Separation hier übertrieben dargestellt.

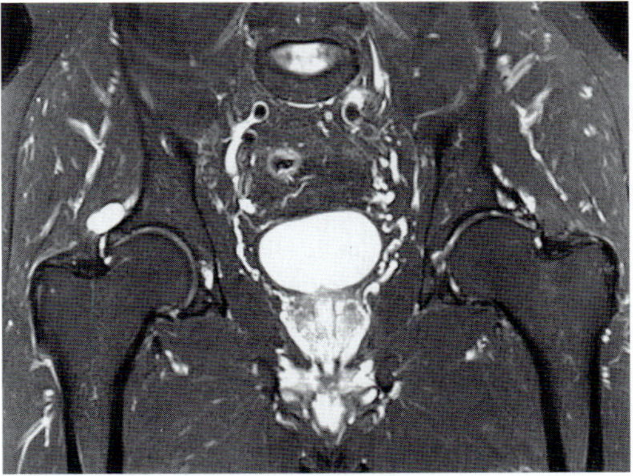

Abb. 18.14 Bild einer Koxarthrose im fortgeschrittenen Stadium, aufgenommen mit einer TSE-Sequenz unter Anwendung der Dixon-Methode.

MR-Spektroskopie (MRS)

MERKE

Die Larmorfrequenzen der transversalen Kernmagnetisierungen sind abhängig von der elektronischen Umgebung der Kerne mit ihren ursächlichen Kernspins. Über eine Frequenzanalyse des Spektrums lassen sich also Rückschlüsse auf die chemische Zusammensetzung ziehen bzw. Metaboliten quantifizieren.

Beispielhaft sei an dieser Stelle die Protonenspektroskopie erwähnt. Die gemessenen Resonanzfrequenzen werden üblicherweise auf einer ppm-Skala aufgetragen und beziehen sich dabei auf die millionste Abweichung von einer Referenzfrequenz (Tetramethylsilan). Wie aus **Abb. 18.15** ersichtlich, ist das Signal der interessierenden Metaboliten um den Faktor 100 kleiner als das Wassersignal. Eine Wasserunterdrückung ist Voraussetzung für eine Protonenspektroskopie. **Abb. 18.16** illustriert die wichtigsten Metaboliten in einem gesunden Gehirn. Bei 2,02 ppm findet sich N-Acetyl-L-Aspartat (NAA), bei 3,2 ppm das Cholin (Cho), bei 3,02 ppm und 3,9 ppm Kreatin (Cr). In **Abb. 18.17** ist das potenzielle Spektrum für ein niedergradiges Hirnstammgliom gezeigt. Das Läsionsspektrum zeigt eine reduzierte Spektrallinienamplitude für NAA, kennzeichnend für den Verlust an neuronaler Integrität. Gleichzeitig ist bei 3,2 ppm ein erhöhter Cholinpegel zu verzeichnen, eine Indikation für eine Myelinzersetzung. Da in der Spektroskopie die Frequenz als Metaboliteninformation verwendet wird, kann als Bildgebung keine Frequenzkodierung zum Ansatz kommen. Bei der räumlichen Zuordnung gibt es eine Reihe unterschiedlicher Methoden. Bei der „Single-Voxel-Spectroscopy" (SVS) werden orthogonale HF-Anregungs- und HF-Refokussierungspulse so gesetzt, dass letztlich nur ein definiertes Raumelement als Signalquelle übrigbleibt. Verwendet man keine 180°-HF-Refokussierungspulse, sondern nur 90°-HF-Anregungspulse, so bezeichnet man eine solche Technik auch als „STimulated Echo Acquisition Mode" (STEAM). Es gibt also ein SE-SVS und ein STEAM-SVS. Daneben kann man, in Analogie zur 3D-Bildgebung, eine Phasenkodierung in 2 senkrecht aufeinanderstehenden Richtungen verwenden, um eine Rauminformation zu erhalten. Einen solchen Ansatz bezeichnet man als „Chemical Shift Imaging" (CSI).

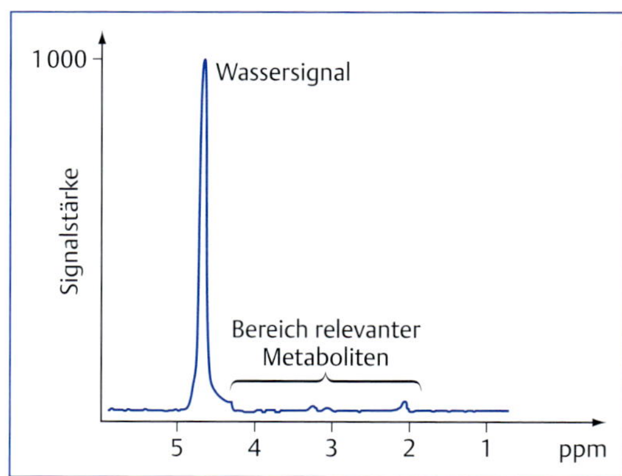

Abb. 18.15 Skala der Resonanzfrequenzen in der Protonenspektroskopie.

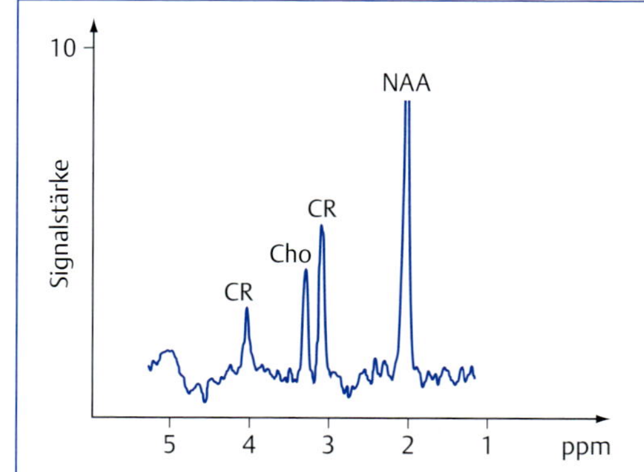

Abb. 18.16 Skala der Resonanzfrequenzen relevanter Metaboliten in der Protonenspektroskopie.

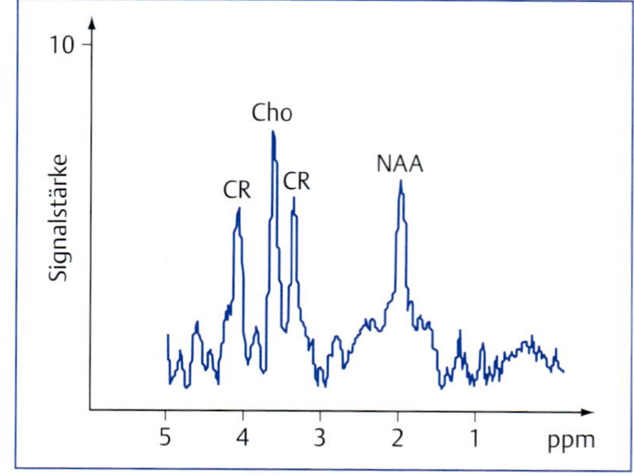

Abb. 18.17 Metabolitenspektrum indikativ für pathologische Veränderungen.

Parametrische Bildgebung

Unter parametrischer Bildgebung versteht man die Überlagerung des anatomischen Graubildes mit einer in der Regel farblich kodierten zusätzlichen Information (z.B. berechnete T1- oder T2-Werte) oder die Modifikation des Absolutbildes über ein Maskenbild (z.B. das Phasenbild bei der suszeptibilitätsgewichteten Bildgebung).

Suszeptibilitätsgewichtete Bildgebung (SWI)

Die suszeptibilitätsgewichtete Bildgebung wurde schon in Kapitel 13 und bei den Artefakten im Kapitel „SWI-Imaging" (S. 135) erwähnt. Bei der parametrischen Bildgebung kommt sie erneut zur Sprache, weil es sich ebenfalls um eine Technik handelt, bei der eine vorhandene Information extrahiert, verstärkt und noch einmal der anatomischen Darstellung überlagert wird. Parallel zum gewohnten Absolutbild der kernspintomografischen Aufnahme existiert die Information zur Phasenlage der transversalen Magnetisierung, die üblicherweise nicht gezeigt wird. Lediglich in der Flussquantifizierung kommt sie als Phasenbild explizit zur Darstellung. Dieses Phasenbild ist sehr empfindlich auf kleine Unterschiede in den räumlich vorliegenden Resonanzfrequenzen. In Blutungen kommt es zu einer Veränderung der Resonanzfrequenzen in Abhängigkeit der örtlich vorliegenden magnetischen Suszeptibilität. Im Phasenbild sind solche kleinen Veränderungen dramatisch repräsentiert.

MERKE

Mit der Verwendung des Phasenbildes als „Maske" lassen sich also Läsionen, die mit Veränderungen in der magnetischen Suszeptibilität einhergehen, im Absolutbild beeindruckend verstärken.

Farbliche Überlagerung gewebespezifischer Information

„Klassisch" arbeitet man immer mit gewichteten Bildern. Es liegt natürlich nahe, die „reine" Information in den tatsächlich vorliegenden gewebespezifischen Parametern T1, T2 oder T2* zu vermuten (**Abb. 18.18**). Mit heutiger Technologie ist es möglich, eine entsprechende schnelle Messung zu konstruieren, die eine Inline-Bestimmung ermöglicht, d.h. noch während der Bildrekonstruktion kann die Information zur Verfügung gestellt werden. Die dann automatisch extrahierte Information wird dabei farblich kodiert dem anatomischen Bild überlagert. Man geht davon aus, dass mit solchen Methoden eine erhöhte diagnostische Sicherheit erreicht wird.

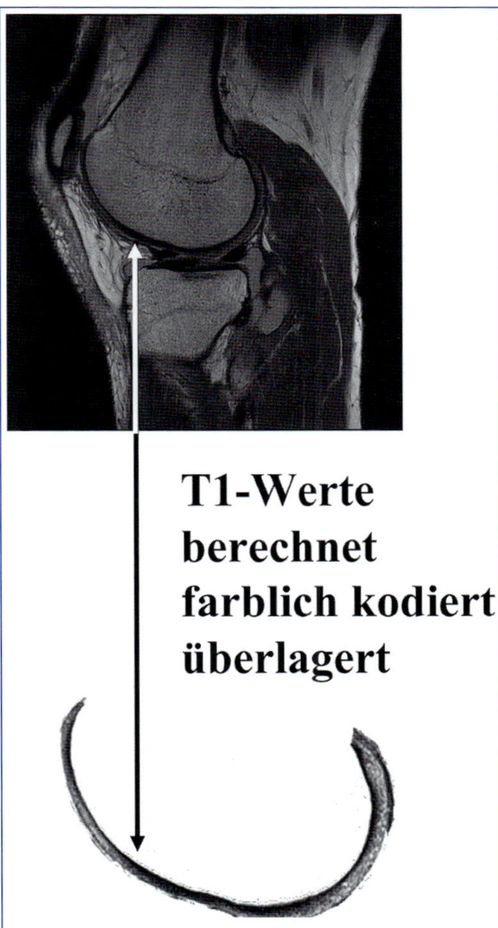

Abb. 18.18 Illustration einer in der Regel farblichen Überlagerung einer zusätzlichen oder schon vorhandenen aber verstärkten Information (T1, T2 oder T2*).

Perfusionsmessung ohne Kontrastmittel (ASL)

Die „Markierung" des in die Schicht einfließenden Blutes zur Perfusionsbestimmung (Arterial Spin Labeling, ASL), hat sich, mit Verwendung höherer Feldstärke, als alternative Methode zur Perfusionsbestimmung unter Kontrastmittelgabe etabliert. Unter Berücksichtigung der derzeitigen NSF-Diskussion in Kombination mit Gd-haltigen MR-Kontrastmitteln gewinnen solche Methoden zunehmend an Attraktivität. Prinzipiell gibt es 2 grundsätzliche Methoden zur Markierung arteriellen Blutes: Die Methode der kontinuierlichen Markierung (Continuous Arterial Spin Labeling, CASL) und die Methoden der gepulsten Markierung des arteriellen Blutes (PASL). In der Regel wird das arterielle Blut durch einen Inversionspuls markiert und verglichen (subtrahiert) mit einer Messung ohne Inversionspuls. Eine der derzeit favorisierten Methoden scheint QUIPSS II zu sein (QUantitative Imaging of Perfusion using Single Subtraction). Bei dieser Technik wird nach der Markierung durch Inversion ein Sättigungspuls auf das invertierte Volumen gesetzt. Dadurch wird ein eindeutiger Bolus definiert, der eine quantitative Bestimmung einer Perfusion möglich machen sollte.

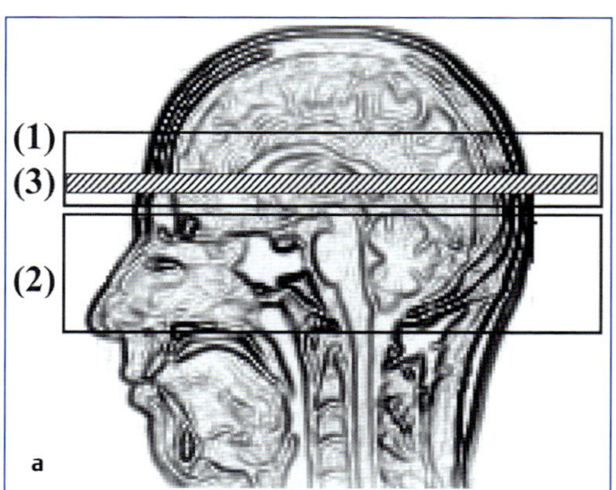

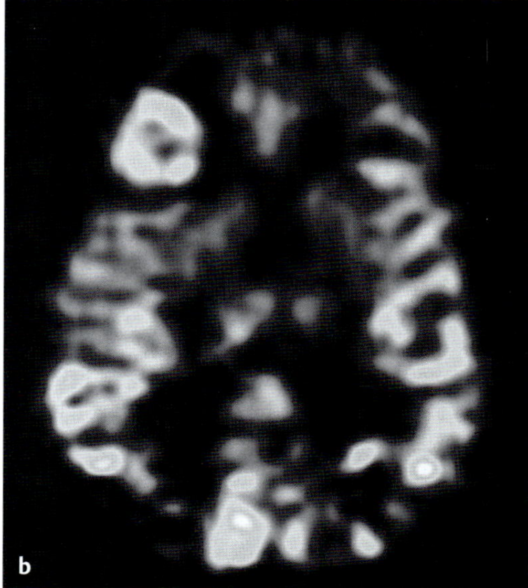

Abb. 18.19 Illustration und Beispielresultat einer Perfusionsmessung ohne Kontrastmittel, unter Verwendung einer ASL-Methode.

a Die hier illustrierte Methode (QUIPSS II) sättigt in einem ersten Schritt die Region, in der ein Bild erzeugt werden soll (1). Danach erfolgt eine Markierung des arteriellen Blutflusses (2), gefolgt von einer Bildgebung in der zu untersuchenden Schicht (3).

b Zeigt das Ergebnis einer solchen Perfusionsmessung durch arterielle Markierung durch HF-Anregung.

MRA ohne Kontrastmittel (non-ceMRA)

Nicht mit Kontrastmitteln durchgeführte MR Angiografien werden nach aktuellen Publikationen als „Nonenhanced MR Angiography" bezeichnet. Darunter fallen auch die ToF-MRA (Kap. „Flugzeit-MR-Angiografie (3D-ToF-MRA", S. 95, und „2D-ToF-MRA", S. 100) und die PC-MRA (Kap. „Phase Contrast MR Angiography", S. 101). Alternative Entwicklungen erhielten, mit der Einführung der kontrastmittelgestützten MRA durch Martin Prince im Jahre 1993, eine niedrige Priorität. Die Robustheit der ceMRA außerhalb der intrakraniellen Gefäßstruktur war einfach zu bestechend.

MERKE

Die 3D-ToF-MRA hat auf Grund ihrer zum Teil besseren räumlichen Auflösung ihren Stellenwert bei der Diagnose des intrakraniellen arteriellen Gefäßversorgung behalten.

Für die Beurteilung der venösen intrakraniellen Gefäßstruktur findet die 2D-ToF-MRA oder alternativ die PC-MRA-Anwendung. Letztere wird in der Regel als Übersichtsaufnahme für die Positionierung der ceMRA der Becken-Bein-Angiografien verwendet. Mit der Veröffentlichung der potenziellen Komplikation der nephrogenen systemischen Fibrose, bei Patienten mit terminaler Niereninsuffizienz, haben alternative Entwicklungen wieder eine Priorität bekommen. EKG-getriggerte MRAs (ohne Kontrastmittel) wurden schon 1985 publiziert. Damals unterstützte man das Erscheinungsbild durch zusätzliche flussbedingte Rephasierung und Dephasierung mit nachfolgender Subtraktion. Die derzeitigen Methoden stützen sich auf bewegungsempfindliche Bildgebungssequenzen, die in der Regel bei systolischem Fluss einen Signalverlust zeigen (**Abb. 18.20 a links**) und bei diastolischem langsamen Fluss eine Signalerholung verzeichnen (**Abb. 18.20 a rechts**). Die nachfolgende Subtraktion zeigt die erwartete Gefäßstruktur (**Abb. 18.20 b und c**). Bei der FSE/TSE mit langen Echozügen, wie der SPACE, CUBE, VISTA, HASTE, SS-FSE etc., führt die Verletzung der k-Raum-Symmetrie auf Grund des T2-Zerfalls zu einer Verschmierung.

TIPPS FÜR DIE PRAXIS

Um diesen Effekt zu minimieren, wird empfohlen, die Phasenkodierung parallel zum Gefäßverlauf zu legen.

Neben der SPACE lassen sich SSFP-Sequenzen wie die trueFISP, FIESTA oder bFFE unter Verwendung der EKG-Triggerung zur Darstellung von Gefäßstrukturen verwenden (NATIVE-trueFISP).

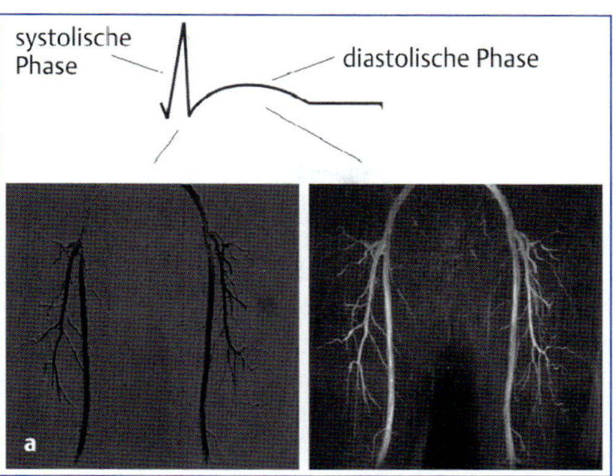

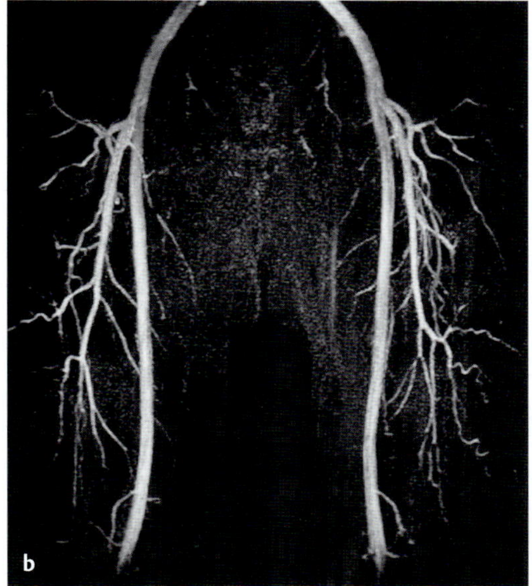

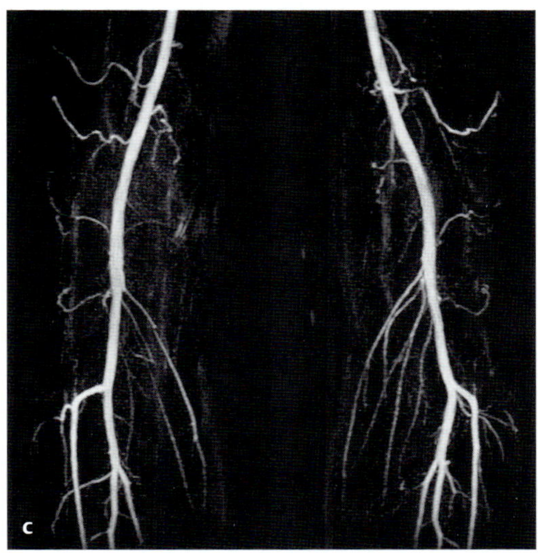

Abb. 18.20 Illustration und Beispielresultat einer EKG-getriggerten SPACE-Akquisition (NATIVE-SPACE).

a Im Gefäß zeigt sich ein Signalverlust in der systolischen Phase u. a. durch flussbedingte Dephasierung (links). Im Gefäß zeigt sich ein höheres Signal in der diastolischen Phase im Vergleich zur systolischen Phase (rechts).

b Mit dieser Methode erzielte Darstellung der A. femoralis auf Höhe des Abgangs der A. profunda femoris.

c Mit dieser Methode erzielte Darstellung des Übergangs der A. femoralis in die A. poplitea einschließlich der Aufspaltung der A. tibialis.

MR-geführter fokussierter Ultraschall (MRgFUS)

Temperaturänderungen und Gewebeveränderung beeinflussen gewebespezifische Eigenschaften, die mit MR zur Darstellung gebracht werden können. Viele dieser Veränderungen sind in „Echtzeit" abbildbar, sodass MR eine Kontrollmöglichkeit während der Therapie darstellt. Die thermalen Zerstörungsmöglichkeiten tumorösen Gewebes reichen von der Kryoablation über die HF-Ablation und der laserinduzierten Thermoablation bis hin zum „High Intensity Focused Ultrasound" (HIFU), auch „MR-geführter Fokussierter UtraSchall" (MRgFUS) genannt. Es gibt eine Reihe von gewebespezifischen temperaturabhängigen Parametern, die bei bestimmtem Bildkontrast zur Darstellung gebracht werden können. Die häufigste und vielversprechenste Methode ist die temperaturabhängige Verschiebung der Wasserresonanzfrequenz (Proton Resonance Frequency, PRF), manchmal auch chemische Verschiebung genannt. Der temperaturbedingte Frequenzunterschied ist sehr klein und wird über eine entsprechende Phasenverschiebung der transversalen Kernmagnetisierung ausgewertet. Die erwartete Frequenzverschiebung beträgt etwa – 0,01 ppm/°C.

CAVE

Es gibt andere Gewebeparameter, die sich verändern und wenn diese nicht zum Nachweis der Temperaturänderung herangezogen werden, so müssen sie zumindest als das Ergebnis potenziell beeinflussende Fehlerquellen berücksichtigt werden.

Eine Erwärmung führt zu einer Veränderung der Wechselwirkungsprozesse zwischen den beobachtbaren freien Wassermolekülen und den nicht beobachtbaren und in ihrer Beweglichkeit eingeschränkten Wassermolekülen an Oberflächen von Zellmembranen und Proteinen und damit zu einer Beeinflussung der T1-Relaxationszeit. Es gibt Veröffentlichungen über Veränderungen in der Größenordnung von 1 %/°C. Eine T1-Messung ist nicht nötig, da sich die Änderung der Relaxationszeit direkt auf die Signalgröße auswirkt. Eine Temperaturerhöhung verursacht ebenfalls eine Verschiebung der Besetzungswahrscheinlichkeiten entsprechend dem Curie-Gesetz (Kap. „Vom Kernspin zur Magnetresonanz", S. 19) und damit zu einer Verringerung der longitudinalen Kernmagnetisierung. Sowohl T1-Veränderung als auch die Abnahme der verfügbaren Kernmagnetisierungen führen zu einer Signalreduktion in aufgeheiztem Gewebe (Hypointensität). Ebenfalls zu berücksichtigen ist die Zunahme der Diffusion.

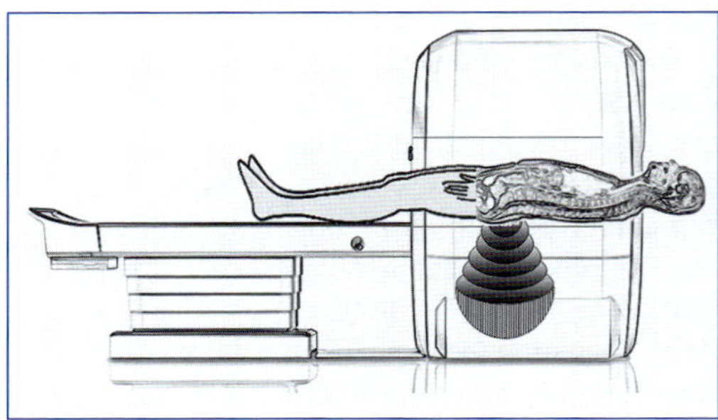

Abb. 18.21 Illustration zur Ultraschallablation unter MR-Bildgebung.

Eine Erhöhung der Temperatur führt zu einer Erhöhung der brownschen Molekularbewegung und damit zu einem höheren Diffusionskoeffizienten. Gleichzeitig muss berücksichtigt werden, dass sich im Fall einer Koagulation die Diffusionsprozesse drastisch ändern. Obwohl sich auch die magnetische Suszeptibilität ebenfalls mit der Temperatur ändert, so hat sich der Einfluss auf die PRF-Methode doch als vernachlässigbar herausgestellt.

Die Ultraschallablation genießt als äußerlich offensichtlich rein nicht invasive Methode eine öffentlichkeitswirksame Attraktivität (**Abb. 18.21**). Innerhalb des Körpers muss sie natürlich invasiv sein, sonst würde man keine Tumorzerstörung durchführen können. Die Ultraschallablation ist kommerziell schon seit einigen Jahren erhältlich. Die Anzahl der Firmen, die sich auf diesem Gebiet engagieren, ist aber überschaubar.

MR-Elastografie (MRE)

MERKE

Ähnlich der Tumorerkennung durch Abtastung, versucht die Elastografie eine Abbildung der viskoelastischen Eigenschaften von Gewebe.

Bei den bildgebenden Verfahren ist die elastische Bildgebung zuerst bei der Sonografie zur Anwendung gekommen, bevor sie auch in die MRT Einzug gefunden hat. Wie in Kapitel „Gradient Motion Rephasing (GMR) in der ToF-MRA" (S. 93) und „Phase Contrast MR Angiography" (S. 101) schon diskutiert, lässt sich durch Wahl der Abfolge von Magnetfeldgradienten eine Bildgebungssequenz bewegungsunempfindlich oder bewegungsempfindlich machen. Diese Empfindlichkeit äußert sich in der Möglichkeit der Beeinflussung der Phasenlage der transversalen Kernmagnetisierungen je nach Geschwindigkeit der Signalquelle. Die Vorgehensweise zum Nachweis der elastischen Gewebeeigenschaften zeigt also Ähnlichkeiten mit der PC-MRA. In der MRE wird das Gewebe mechanisch zu Schwingungen angeregt, wobei die Anregungsperioden mit der Bildgebungssequenz synchronisiert werden. Als Bildgebungssequenzen werden in der Regel 2D-GRE-Sequenzen verwendet mit „Motion Encoding Gradients" (MEG). Die Synchronisation erlaubt die Akkumulation von Phasenverschiebungen. Die Information dieser Phasenverschiebungen kann verwendet werden, um die mechanischen Wellen zur Darstellung zu bringen, wie in Abb. 18.22 b angedeutet, oder um aus diesen Wellenbildern letztlich eine relative Gewebesteifheit zu berechnen. Bekannte Anwendungen der Elastografie beziehen sich auf die Erkennung von Brustkrebs und Prostatakrebs. Für die MRE scheint die Beurteilung der Leberfibrose einen potenziellen Stellenwert zu haben. Bei der Behandlung der Leberfibrose ist eine regelmäßige Therapiekontrolle obligat. Dabei ist die Standardmethode die invasive Leberbiopsie. Hier erhofft man sich von der MRE eine nicht invasive Kontrollmöglichkeit. Durch Einkopplung unterschiedlicher Gewebeschwingungen lassen sich die viskoelastischen Gewebeeigenschaften der Leber dokumentieren und Grad und Verlauf der mit der Leberfibrose verbundenen Bindegewebsvermehrung beurteilen.

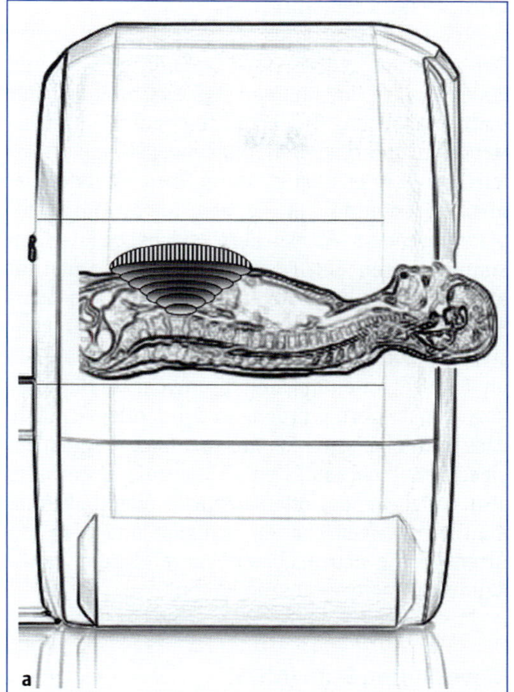

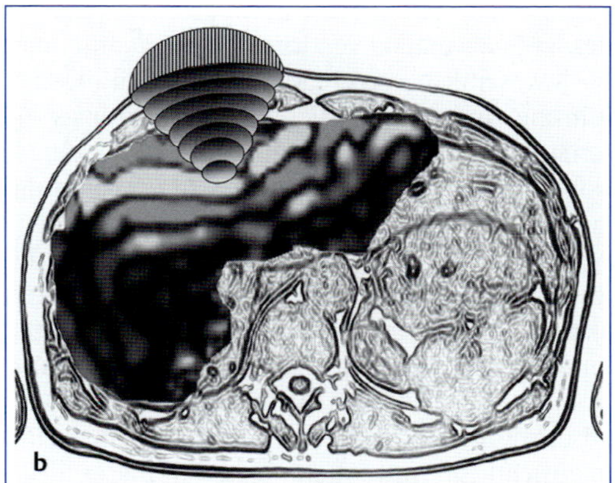

Abb. 18.22 Illustration zur MR-Elastografie.
a Illustration der durch einen mechanischen „Aktor" erzeugten mechanischen Schwingungen.
b Illustration zur Darstellung der „Wellenausbreitung" mechanischer Schwingungen während einer MRE.

Compressed Sensing (CS)

Der Ausdruck „Compressed Sensing" (CS) wurde 2006 geprägt, im Rahmen der Beschreibung der mathematischen Möglichkeiten zur Bildrekonstruktion unter Verwendung unvollständiger Datensätze. Vergleichbar ist dieser Ansatz mit der Bitmap-Präsentation von digitalen Bildern und dem platzsparenden Abspeichern solcher Bilder im komprimierten JPG-Format. Betrachtet man in **Abb. 18.23** das dargestellte Bild der Becken-Bein-Arterien und bezieht sich auf die zur Bildrekonstruktion notwendigen Raumfrequenzen, wie sie im Kap. 3 „Anregung und räumliche Kodierung" (S. 25) diskutiert wurden, so wird offensichtlich, dass man eine ganze Reihe von Raumfrequenzen eigentlich nicht abtasten müsste. CS verwendet also naheliegende, offensichtliche oder bekannte Kontinuitätseigenschaften in Raum und Zeit, um Artefakte, die sich aus einer Unterabtastung des k-Raums ergeben, herauszurechnen.

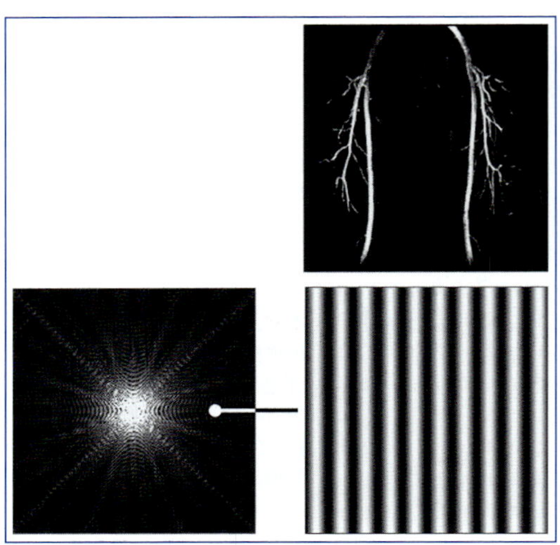

Abb. 18.23 Illustration zum CS.

Move During Scan (MDS)

Könnte man auf eine kraniokaudale Ausdehnung des FoV weitgehend verzichten, dann könnte man noch wesentlich kürzere MRTs bauen. Für die Einführung eines „Spiral-MR" müssten allerdings Alternativen für alle bisherigen etablierten Akquisitionsprotokolle gefunden werden. In Vorbereitung auf der Suche nach einem solchen Paradigmenwechsel wurde das MDS etabliert (**Abb. 18.24**). Bei dieser Methode werden kontinuierlich MR-Daten akquiriert, während sich der Tisch mit dem Patienten in Bewegung befindet, die Schichtposition also in einer mechanischen Art und Weise geändert wird, wie man das von der Spinal-CT kennt. Eine offensichtliche Anwendung bietet an dieser Stelle eine 2D-ToF-MRA.

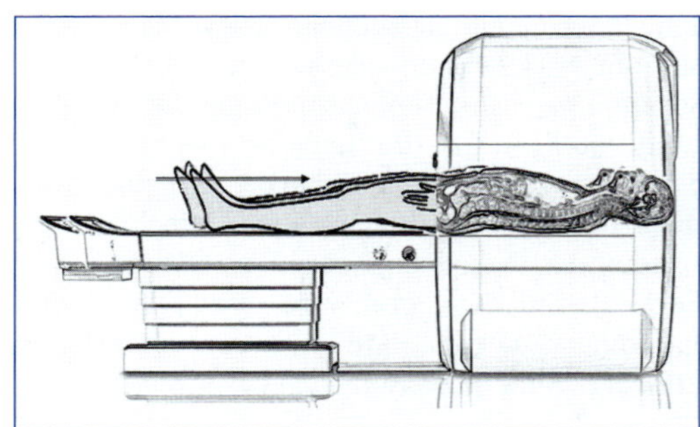

Abb. 18.24 Illustration zu MDS.

Arbeitsflussoptimierung

MERKE

Die Profitabilität eines MR-Systems steigt mit dem Patientendurchsatz und einer für den Überweiser offensichtlichen reproduzierbaren Bildqualität.

Viele Optimierungs- und Einstellmöglichkeiten lassen sich zu Entscheidungskriterien zusammenfassen, die – in Algorithmen implementiert – von einem MR-System automatisch ablaufen könnten.

Automatische Positionierung

Ein Beispiel für einen solchen „automatisierten" Prozess ist die automatische Positionierung eines Schichtpakets im Kopf (**Abb. 18.25**).

Die Richtlinien der Bundesärztekammer geben hier sowohl die Abdeckung als auch die Schichtorientierung vor, und entsprechende Algorithmen können dies reproduzierbarer bewerkstelligen, als jeder Mensch. Diese Methode beruht in der Regel auf einer schnellen 3D-Übersichtsaufnahme mit folgender Identifizierung ganz charakteristischer anatomischer Strukturen. Nach einer solchen Identifikation folgt eine automatische Angulierung des Schichtpakets. Oft kann auch die Anzahl der Schichten zur Erfüllung der geforderten Abdeckung gleich mit eingestellt werden, da auch Bereiche der Schichtdicke und Vorgaben zur erlaubten Schichtlücke ebenfalls vorliegen.

Bei der Wirbelsäulenbildgebung erleichtert die automatische Identifizierung des Bandscheibenverlaufs die korrekte automatische Angulierung der Schichten. Beim Kniegelenk kann die parakoronare Orientierung parallel zu der identifizierten Begrenzung des Condylus medialis femoris und des Condylus lateralis femoris ebenfalls automatisch erfolgen.

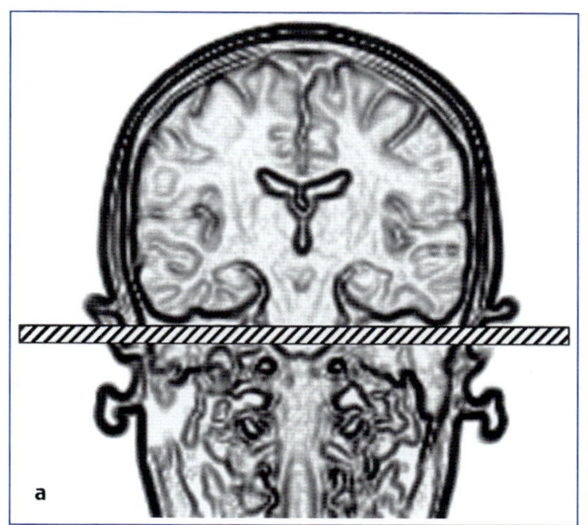

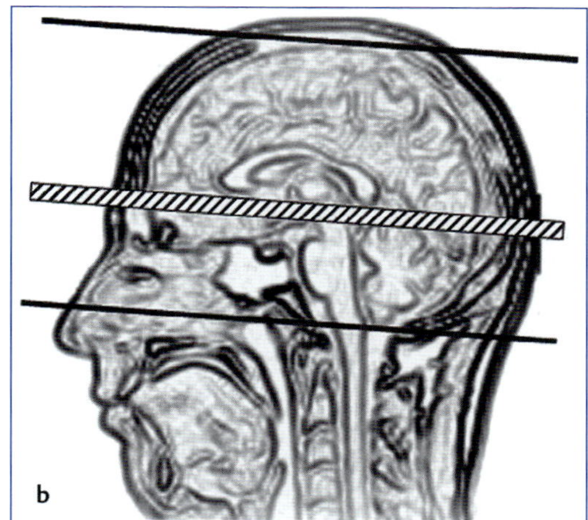

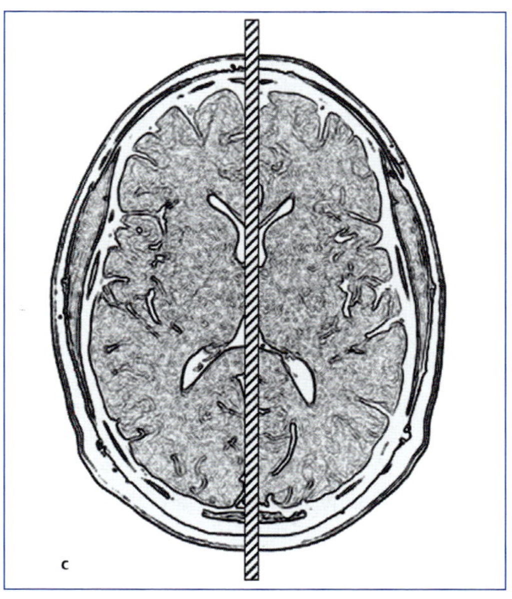

Abb. 18.25 Illustration der Identifikation anatomischer Strukturen und automatischer Positionierung, entsprechend den Regeln der Bundesärztekammer.

a Darstellung der automatischen Positionierung transversaler Schichten parallel zum Verlauf der Fossa cranii anterior.

b Darstellung der automatischen Positionierung transversaler Schichten parallel zur Bikommissurallinie, einschließlich Festlegung der vorgeschriebenen Volumenabdeckung.

c Darstellung der automatischen Positionierung sagittaler Schichten entsprechend dem Verlauf der Fissura longitudinalis cerebri.

Patienten- und situationsangepasste Untersuchungsprogramme

Strategieentscheidungen während der Patientenaufnahme hinsichtlich einer möglichst schnellen Untersuchung (z.B. bei eingeschränkter Kooperation des Patienten) oder einer Untersuchung mit höherer räumlicher Auflösung(evtl. erforderlich bei bestimmten Verdachtsmomenten), können mittlerweile über entsprechende Programmauswahlalgorithmen unterstützt werden.

Hybrid-Technologien

In Anlehnung an die Erfolgsgeschichte des PET-CT kommen natürlich zwangsläufige Überlegungen zur Realisierung eines MR-PET-Systems.

Die Kombination von Röntgentechnik und MR-Bildgebung hat sich bisher nicht durchgesetzt, obwohl es akademische Lösungsansätze gibt, als auch kommerziell erhältliche Produkte.

CAVE

Bei vaskulären Interventionen, wie sie unter konventioneller Durchleuchtung schon seit Jahrzehnten durchgeführt werden, sind metallische oder metallisch verstärkte Materialien, wie Führungsdrähte und stahlarmierte Katheter, eine Kontraindikation für die bei der MR-Bildgebung verwendeten elektromagnetischen Felder.

Ein Dauerthema ist ebenfalls die Kombination einer bildgebenden Modalität, wie MR mit einer Strahlentherapie-Einrichtung. Hier wird sowohl mit Kobaltquellen als auch mit LINACs experimentiert.

MR-PET

Ein MR-PET-System stellt eine Verknüpfung dar aus einer Modalität, welche sich durch überlegenen Weichteilkontrast auszeichnet, und einer Modalität, die als Alleinstellungsmerkmal biochemische funktionelle Information zur Verfügung stellt.

Potenzielle wissenschaftliche Anwendungen sind:

- simultane Akquisition von fMRI-Daten
- Kombination von DTI, 3D-CSI und PET
- Verteilung pharmazeutischer Produkte innerhalb anatomischer Strukturen
- Bewertungen auf zellulärer Ebene

Potenzielle klinische Anwendungen sind:

- Differenzialdiagnostik zwischen Rezidiven und Nekrosen
- Alzheimer-Früherkennung
- Diagnostik und Erfolgskontrolle in der pädiatrischen Onkologie
- Tumor-Staging und Therapiekontrolle
- Herzinfarktdiagnostik: Hibernating vs. Stunning

Mit der Zielsetzung, ein PET-System in einem MR zu integrieren, sind einige Herausforderungen zu meistern, beginnend mit der Entwicklung von MR-kompatiblen PET-Detektoren.

Die Integration profitiert natürlich von der schon frühen Entwicklung von MR-System mit großer Patientenöffnung.

MR-LINAC

Der Erfolg einer Strahlentherapie hängt von der Planung der Dosisverteilung in Bezug auf Ort und Ausdehnung des zu zerstörenden Tumors ab. In Kombination mit den derzeitigen Schnittbildverfahren sind hier beachtliche Fortschritte erzielt worden.

TIPPS FÜR DIE PRAXIS

Bei der Bestrahlung ist essenziell, dass der Patient so fixiert wird, dass die Strahlendosis auch wirklich auf die definierte Zielregion wirkt.

Problematisch sind jene Tumoren, die sich nicht durch eine äußere Fixierung des Patienten in ihrer Position halten lassen. Das betrifft vor allen Dingen Tumoren der Lunge und Tumoren im abdominellen Bereich. Hier wird die Zukunft darin gesehen, dass über eine Echtzeitbildgebung eine Steuerung bzw. Nachführung der Strahlentherapie ermöglicht wird. Es gibt tatsächlich schon Prototypen kleinerer Firmen und akademischen Institutionen, die mit einer Kombination aus MR-System mit einer Kobaltquelle oder einem LINAC eine strahlentherapeutische Methodik entwickeln.

Literatur

Historische Entwicklung der MRT und MR-Grundlagen

Bloch F, Hanson WW, Packard M. Nuclear induction. Phys Rev 1946; 69: 127

Bloch F. Nuclear Induction. Physical Review 1946; 70: 460 – 473

Damadian R. United States Patent no. 3789832. Filed 17 March 1972, awarded 5 February 1974. Apparatus and method for detecting cancer in tissue. Inventor: Raymond V. Damadian

Damadian RV. Tumor detection by nuclear magnetic resonance. Science 1971; 171: 1151 – 1153

Entdeckung des „Kernspins" zur Erklärung der Hyperfeinstruktur der Atomspektren. Naturwissenschaften, Bd. 12; 1924

Estermann I, Stern O. Über die magnetische Ablenkung von Wasserstoff-Molekülen und das magnetische Moment des Protons. Z Phys 1933; 85: 17

Frisch R, Stern O. Über das magnetische Moment eines rotierenden Wasserstoffmoleküls. Z Phys 1933; 85: 4

Gerlach W, Stern O. Das magnetische Moment des Silberatoms. Z Phys 1922; 9(1): 353 – 355

Gerlach W, Stern O. Über die Richtungsquantelung im Magnetfeld. Ann Phys 1924; 74: 673 – 699

Gerthsen C. Gerthsen Physik. Berlin: Springer; 2002

Gorter CJ, Broer LJF. Negative result of an attempt to observe nuclear magnetic resonance in solids. Physica (The Hague) 1942; 9: 591

Hollis DP, Economou JS, Parks LC, Eggleston JC, Saryan LA, Czeisler JL. Nuclear magnetic resonance studies of several experimental and human malignant tumors. Cancer Research 1973; 33: 2156 – 2160

Kumar A, Welti D, Ernst RR. NMR Fourier zeugmatography. J Magn Res 1975; 18: 69 – 83

Lauterbur PC. Image formation by induced local interactions: examples of employing nuclear magnetic resonance. Nature 1973; 242: 190 – 191

Odeblad E, Bhar BN, Lindström G. Proton magnetic resonance of human red blood cells in heavy water exchange experiments. Arch Biochem Biophys 1956; 63: 221 – 225

Partain CL. Magnetic Resonance Imaging (MRI). Philadelphia: W.B. Saunders Company; 1989

Purcell EM, Torrey HC, Pound RV. Resonance absorption by nuclear magnetic moments in a solid. Phys Rev 1946; 69: 37 – 38

Rabi II, Zacharias JR, Millman S, Kusch P. A new method of measuring nuclear magnetic moment. Phys Rev 1938; 53: 318

Stark DD, Bradley WG jr. Magnetic Resonance Imaging. St. Louis: C.V. Mosby; 1999

Räumliche Kodierung in der MRT

Köchli VD, Marincek B, Weishaupt D. Wie funktioniert MRI? Berlin: Springer; 2003

Schild H. MRI made easy. Berlin: Schering AG; 1990: 35 – 38

Siemens Medical. Magnete, Spins und Resonanzen. Eine Einführung in die Grundlagen der Magnetresonanztomographie. Erlangen: Siemens Medical; 2003

Bildkontrastberechnung (SE, FS, IR, TSE)

Demaerel P, Casteels I, Wilms G. Cranial imaging in child abuse. Eur Radiol 2002; 12(4): 849 – 857

Melhem ER, Itoh R, Folkers PJ. Cervical spine: three-dimensional fast spin-echo MR imaging-improved recovery of longitudinal magnetization with driven equilibrium pulse. Radiology 2001; 218: 283 – 288

Mugler JP 3rd, Bao S, Mulkern RV, Guttmann CR, Robertson RL, Jolesz FA, Brookeman JR. Optimized single-slab threedimensional spin-echo MR imaging of the brain. Radiology 2000; 216(3): 891 – 899

Nitz WR, Runge VM, Schmeets SH, Faulkner WH, Desai NK. Praxiskurs MRT. Anleitung zur MRT. Physik über klinische Bildbeispiele. Stuttgart: Thieme; 2007

Nitz WR. Fast and ultrafast non-echo-planar MR imaging techniques. Eur Radiol 2002; 12: 2866 – 2882

Okuda T, Korogi Y, Shigematsu Y, Sugahara T, Hirai T, Ikushima I, Liang L, Takahashi M. Brain lesions: when should fluid-attenuated inversion-recovery sequences be used in MR evaluation? Radiology 1999; 212(3): 793 – 798

Park J, Mugler JP 3rd, Horger W, Kiefer B. Optimized T1-weighted contrast for single-slab 3D turbo spin-echo imaging with long echo trains: application to whole-brain imaging. Magn Reson Med 2007; 58(5): 982 – 992

Sie LT, Barkhof F, Lafeber HN, Valk J, van der Knaap MS. Value of fluid-attenuated inversion recovery sequences in early MRI of the brain in neonates with a perinatal hypoxic-ischemic encephalopathy. Eur Radiol 2000; 10(10): 1594 – 1601

Stark DD, Bradley WG jr. Magnetic Resonance Imaging. St. Louis: C.V. Mosby; 1999

Steen RG, Emudianughe T, Hankins GM, Wynn LW, Wang WC, Xiong X, Helton KJ. Brain imaging findings in pediatric patients with sickle cell disease. Radiology 2003; 228(1): 216 – 225

Bildkontrastberechnung (GRE, SSFP)

Bruder H, Fischer H, Graumann R, Deimling M. A New Steady-State Imaging Sequence for Simultaneous Acquisition of Two MR Images with Clearly Different Contrast. Magnetic Resonance in Medicine 1988; 7: 35 – 42

Deimling M, Laub G. Constructive interference in steady state (CISS) for motion sensitivity reduction. In: Book of abstracts, procceedings of the SMRM. 1989; 2: 842

Duerk JL, Lewin JS, Wendt M, Petersilge C. Remember true FISP? A high SNR, near 1-second imaging method for T2-like contrast in interventional MRI at 2 T. J Magn Reson Imaging 1998; 8: 203 – 208

Freeman R, Hill HDW. Phase and Intensity Anomalies in Fourier Transform NMR. Journal of Magnetic Resonance 1971; 4: 366 – 383

Haacke EM, Brown RW, Thompson MR, Venkatesan R. Magnetic Resonance Imaging: Physical Principles and Sequence Design. New York: Wiley-Liss; 1999

Haase A, Frahm J, Mathaei D. FLASH imaging. Rapid imaging using low flip-angle pulses. J Magn Reson 1986; 67: 256 – 266

Haase A, Matthaei D, Bartkowski R. Inversion recovery snapshot FLASH MR imaging. J Comput Assist Tomogr 1989; 13: 1036 – 1040

Hinshaw WS. Image formation by NMR: The sensitive-point method. Journal of Applied Physics 1976; 47 (8): 3709 – 3721

Kuhl CK, Träber F, Schild HH. Whole-body high-field-strength (3.0-T) MR Imaging in Clinical Practice. Part I. Technical considerations and clinical applications. Radiology 2008; 246(3): 675 – 696

Mansfield P. Multi-planar image formation using NMR spin-echoes. J Phys C 1977; 10: L55 – L58

Mugler JP, Brookeman JR. Three-dimensional magnetization-prepared rapid gradient-echo imaging (3D MP RAGE). Magn Reson Med 1990; 15: 152 – 157

Nitz WR, Runge VM, Schmeets SH, Faulkner WH, Desai NK. Praxiskurs MRT. Anleitung zur MRT. Physik über klinische Bildbeispiele; Stuttgart: Thieme; 2007

Oppelt A, Graumann R, Barfuss H. FISP. A new fast MRI sequence. Electromedica 1986; 54: 15 – 18

Ruehm S, Zanetti M, Romero J, Hodler J. MRI of patellar articular cartilage: evaluation of an optimized gradient echo sequence (3D-DESS). J Magn Reson Imaging 1998; 8(6): 1246 – 1251

Stehling C, Niederstadt T, Krämer S, Kugel H, Schwindt W, Heindel W, Bachmann R.; Comparison of a T1-weighted inversion-recovery-, gradient-echo- and spin-echo sequence for imaging of the brain at 3.0-Tesla. Rofo 2005; 177(4): 536 – 542

MRA

Miyazaki M, Lee VS. Nonenhanced MR Angiography. Radiology 2008; 248(1): 20 – 43

Moran PR. A flow velocity zeugmatographic interlace for NMR imaging in humans. Magn Reson Imaging 1982; 1(4): 197 – 203

Nitz WR, Lenhart M, Völk M, Paetzel C, Brettschneider T, Feuerbach S. MRI angiography. Methods and clinical application. Radiologe 1999; 39(6): 495 – 506

Norris DG, Hutchison JM. Magnetic Resonance Imaging. Radiology 1990; 8(1): 33 – 37

Potchen EJ, Haacke EM, Siebert JE, Gottschalk A. Magnetic Resonance Angiography: Concepts & Applications; St. Louis: C.V. Mosby; 1993

Silbernagl S, Despopoulos A. Taschenatlas der Physiologie. Stuttgart: Thieme; 1983

DWI, DTI, PWI, SWI

Abragam A. Principles of Nuclear Magnetism. Oxford: University Press; 1996

Basser PF. MR Diffusion Tensor Spectroscopy and Imaging. Biophysical Journal 1994; 66: 259 – 267

Bernstein MA, King KF, Zhou XJ. Handbook of MRI Pulse Sequences. Academic Press; 2004

Haacke EM, Brown RW, Thompson MR, Venkatesan R. Magnetic Resonance Imaging: Physical Principles and Sequence Design. New York: Wiley-Liss; 1999

Hagmann P. Understanding Diffusion MR Imaging Techniques. Radiographics 2006; 26: 205 – 223

Le Bihan M. MR imaging of Intravoxel Incoherent Motions. Radiology 1986; 161: 401 – 407

Mori S. Diffusion Tensor Imaging of the Developing Mouse Brain. Magnetic Resonance in Medicine 2011; 46: 18 – 23

Moseley ME. Diffusion-weighted MR Imaging of Anisotropic Water Diffusion in Cat Central Nervous System. Radiology 1990; 176: 439 – 445

Norris DG, Hutchison JM. Magnetic Resonance Imaging. Radiology 1990; 8(1): 33 – 37

Reese TG. Reduction of Eddy-Current-Induced Distortion. MRM 2003; 49: 177 – 182

Stejskal EO, Tanner JE. Spin Diffusion Measurements. J Chem Phys 1965; 42: 288 – 292

Wintermark M. CT perfusion. Eur Radiol 2001; 11: 1220 – 1230

fMRI (BOLD)

Liu HL, Feng CM, Li J, Su FC, Li N, Glahn D, Gao JH. Disparity of activation onset in sensory cortex from simultaneous auditory and visual stimulation: Differences between perfusion and blood oxygenation level-dependent functional magnetic resonance imaging. J Magn Reson Imaging 2005; 21: 111 - 117

Ogawa S. Brain MRI with contrast dependent on blood oxygenation. Proc Natl Acad Sci USA 1990; 87: 9868 - 9872

Sicherheitsrelevante Aspekte in der MRT

Condon B, Hadley DM. Potential MR Hazard to Patients With Metallic Heart Valves: The Lenz Effect; J of Magn Res Imag 2000; 12: 171 - 176

Schenck JF. Safety of Strong, Static Magnetic Fields. J of Magn Res Imag 2000; 12: 2 - 19

Shellock FG. Reference Manual for Magnetic Resonance Safety, Implants, and Devices. Los Angeles: Biomedical Research Publishing Company; 2012

Sequenzüberblick

Nitz WR. Magnetresonanztomographie. Sequenzakronyme und weitere Kürzel in der MR-Bildgebung; Radiologe 2003; 43(9): 745 - 763

Nitz WR, Runge VM, Schmeets SH, Faulkner WH, Desai NK. Praxiskurs MRT. Anleitung zur MRT-Physik über klinische Bildbeispiele. Stuttgart: Thieme; 2007

Sachverzeichnis

A

B

C

D

E

F

G

H

I

K

R

S

T

U

V

W

Z